LA COVID-19 EN AFRIQUE

PERCEPTIONS, ENJEUX, DÉFIS ET GOUVERNANCE

Sous la direction de :

Mouhamadou Mawloud Diakhaté, Cheikh Samba Wade
et Mamadou Ndong Touré

LA COVID-19 EN AFRIQUE

PERCEPTIONS, ENJEUX, DÉFIS ET GOUVERNANCE

Préface du Pr Ibou SANE

Sénégal
L'Harmattan

10 VDN, Sicap Amitié 3, Lotissement Cité Police, DAKAR

Direction@senharmattan.com
librairie@senlibrairie.com

ISBN : 978-2-336-42046-2
EAN : 9782336420462

Ce travail a été réalisé dans le cadre du Fonds de subventions rapides COVID-19 pour l'Afrique, soutenu sous les auspices de la Science Granting Councils Initiative in SFONRID-Saharan Africa (SGCI) et administré par la National Research Foundation (NRF) d'Afrique du Sud en collaboration avec le Centre de recherches pour le développement international (CRDI) du Canada, l'Agence suédoise de coopération internationale au développement (Sida), le ministère sud-africain de la Science et de l'Innovation (DSI), le Fonds de recherche du Québec (FRQ), le ministère britannique du Développement international (DFID), le ministère britannique de la Recherche et de l'Innovation (UKRI) par le biais du Newton Fund, et les conseils participant à la SGCI dans 15 pays d'Afrique subsaharienne. "

Remerciements

Sincères remerciements au Dr Yakham Diop pour la relecture de nombreux textes de l'ouvrage

Sommaire

Préface

C'est pour moi un grand honneur et un plaisir, de préfacer cet ouvrage « La Covid-19 en Afrique : Perceptions, enjeux, défis et gouvernance ». J'aimerais, avant d'aller plus loin, remercier l'équipe du Laboratoire LEIDI de l'Université Gaston Berger et particulièrement le Professeur Mouhamadou Mawloud Diakhaté pour son aimable invitation et aussi pour avoir associé l'Ambassade de la République d'Afrique du Sud à l'atelier de restitution des résultats du Projet Covid 19 Africa Rapid Grant.

En effet, dans un contexte mondial marqué par la crise sanitaire de la pandémie à Covid 19, le Fonds National de Recherche (NRF) s'est engagé à appuyer les centres de recherche africains à développer des projets qui permettent de générer des évidences scientifiques pour orienter la prise de décision et préparer des plans de riposte aux futures pandémies.

Le COVID-19 Africa Rapid Fund Grant, doté d'un financement initial total d'environ 4,75 millions USD, a été lancé en 2020 pour répondre à des questions de recherche et mettre en œuvre des activités d'engagement scientifique liées à la pandémie.

Après deux ans de mise en œuvre au Sénégal, l'équipe du Laboratoire LEIDI de l'Université Gaston Berger de Saint-Louis a eu la brillante idée de publier un ouvrage collectif qui permet de présenter les résultats du projet, mais aussi de recueillir les articles d'autres pays, sur des thématiques complémentaires allant de la gestion transfrontalière de la Covid 19, aux incidences socioéconomiques, culturelles et spatiales de la pandémie. Cette recherche témoigne de la résilience, de la créativité et de la détermination du continent africain face à l'une des crises sanitaires les plus dévastatrices de notre époque.

Les leçons apprises de cette recherche donnent beaucoup d'espoir quant à nos futures capacités de riposte contre de probables pandémies qui ne manqueraient de survenir avec le réchauffement climatique et les changements globaux.

Notre devoir de transmettre aux générations futures un environnement propice au développement durable ne nous laisse guère le choix. Nous devons donc agir avec détermination et intelligence. C'est pourquoi, je salue à sa juste mesure l'engagement de nos Etats Africains à bâtir un partenariat fort avec les acteurs de la recherche et du développement. Je voudrais particulièrement remercier :

- *Le ministère sud-africain de la science et de l'innovation (DSI) ;*
- *le Centre de recherches pour le développement international (CRDI) du Canada ;*
- *le Fonds de recherche du Québec (FRQ) ;*
- *l'Agence suédoise de coopération internationale au développement (Sida) ;*
- *le ministère britannique du développement international (DFID) ;*
- *le ministère britannique de la recherche et de l'innovation (UKRI) par l'intermédiaire du Fonds Newton ;*
- *l'initiative des conseils scientifiques en Afrique subsaharienne (SGCI) ;*
- *le Fonds National de Recherche (NRF) d'Afrique du Sud qui a administré le Fonds au nom de tous les partenaires.*

Chers lecteurs, ce livre prouve à suffisance que la solidarité, la science et la coopération sont les clefs du développement dont nous avons besoin pour renforcer la résilience de nos communautés face aux défis sanitaires, économiques, environnementaux et sociaux de notre époque.

M. Ibou SANE

Professeur titulaire des universités

Chevalier de l'Ordre national du lion du Sénégal

Introduction générale

En novembre 2019, l'humanité est sous l'emprise d'un nouveau virus (SARS-CoV-2) apparu dans la mégapole chinoise de Wuhan. Plus connu sous le nom de Coronavirus ou Covid-19, il est certainement moins létal que les éprouvantes maladies tropicales comme le paludisme[1], mais s'est imposé comme le sujet le plus traité dans tous les pays du monde. Sur toutes les lèvres, à la radio, à l'écran, dans les réseaux sociaux, sur toutes les pages dans les journaux, magazines et autres, reviennent en boucle des idées, des mots qui, malgré la distance qui vous sépare du support, évoquent invariablement l'Afrique, notamment le sud du Sahara. Quand elle est atteinte à son tour par la pandémie de la Covid-19. (A Y DIAHOU, 2020)

Le 11 mars 2020, l'OMS qui dénombrait 118 000 cas dans plus de 114 pays avec 4 291 décès qualifiait la situation de pandémie. La crise sanitaire s'est révélée un terreau favorable de la coopération scientifique et un temps opportun pour les collaborations scientifiques multipolaire et polynucléaire entre équipes de recherche scientifiques.

Des organismes de financement public et des conseils subventionnaires de la recherche scientifique (CSRS) ont ainsi joué un rôle crucial pour faciliter la recherche et les activités liées à la recherche à l'appui des mesures de contingence mises en œuvre partout pour la construction de la résilience locale.

En appui à l'Afrique dans la lutte contre la COVID-19, et sous les auspices de l'IOSRS[2], le Fonds National de Recherche (NRF) d'Afrique du Sud et ses partenaires[3] ont collaboré à la mise en œuvre d'un Fonds de recherche et d'interventions rapides contre la COVID-19 pour répondre

---

[1] Cheikh Samba WADE « La COVID-19 au Sénégal : Perceptions et gouvernance » in Alphonse Yapi-Diahou. Cahier " COVID 19 au quotidien ". 125 p., 2020. hal-02859844

[2] L'initiative des organismes subventionnaires de la recherche scientifique en Afrique subsaharienne (IOSRS)

[3] CRDI, SIDA, DFID, United Kingdom Research and Innovation (UKRI), à travers le Fonds Newton, le ministère des Sciences et de l'Innovation de l'Afrique du Sud (DSI), les Fonds de recherche du Québec (FRQ), les organismes participant à l'IOSRS,

aux questions de recherche et implémenter des activités de mobilisation scientifique liées à la COVID-19.

C'est dans ce cadre que s'inscrit ce projet de recherche-action porté par le Laboratoire LEIDI de l'Université Gaston Berger de Saint- Louis. Cette recherche ambitionne d'expliquer les facteurs de propagation du virus de la Covid 19 dans la région de Dakar et la ville de Touba. L'intérêt du thème est lié au fait que la propagation du virus au Sénégal découle de ce que les autorités sanitaires ont qualifié de « transmission issue des cas communautaires ».

Les lieux de rassemblement que sont les marchés, les transports publics, les lieux de culte, notamment les mosquées, les événements sociaux (baptême, mariage, funérailles…) ont été indexés en premier. En recherchant le lien entre la propagation du virus et les aspects socioculturels et spatiaux, le projet cherche à expliquer la dynamique socioculturelle de la transmission de la Covid 19 au Sénégal.

Même si les enjeux sont scientifiques, sociétaux et spatiaux, il faudrait toutefois tenir compte de la vulnérabilité et de la pauvreté des communautés locales qui sont les premières concernées par les plans de riposte.

Dans le cadre de ce projet de recherche, l'intervention a permis de générer des connaissances et des données concrètes pour renforcer les plans de riposte à la Covid 19. Cette recherche permettra aussi d'anticiper les futures pandémies.

Le projet a généré des produits de recherche qui ont porté sur :

- les zones et les secteurs socioéconomiques les plus vulnérables à la COVID 19 ;
- l'analyse des taux de couverture sanitaire par rapport au nombre de cas positifs à la Covid 19 ;
- les comportements sociaux et leurs incidences sur la propagation de la pandémie ;
- les modes de déplacements en lien avec la pandémie ;
- la faible atteinte des zones rurales, par rapport aux zones urbaines;
- la cartographie des zones les plus touchées par rapport à leur degré d'urbanisation….

Les principales questions de recherche qui ont été abordées dans le cadre de ce projet sont les suivantes :

1-Quelles sont les zones et les secteurs socioéconomiques les plus vulnérables au COVID 19?

Il s'est agi d'observer les inégalités des densités par commune, mais aussi la répartition des personnes vulnérables à la Covid 19, notamment les personnes âgées et celles vivant avec des pathologies chroniques, les personnes évoluant dans des zones recevant du public, les marchés, par exemple. Cette recherche a été combinée aux indicateurs de couverture sanitaire. Les ratios (nombre de médecins par habitants, le nombre de structures sanitaires, leur couverture géographique) sont analysés en les croisant avec la distribution spatiale des cas de Covid 19.

2- Quelles sont les communes où le taux de couverture sanitaire est faible par rapport au nombre de cas déclarés positifs à la Covid 19 ?

Le Sénégal présente également un déficit d'équipements et dans le cas de la crise sanitaire, certains patients ont développé des formes graves nécessitant une assistance respiratoire. En effet, le pays compterait au 1er avril 2021, 56 lits de réanimation, 40 autres lits supplémentaires étant en cours de mise en place[4]. Il a fallu augmenter en quelques semaines le nombre de lits disponibles pour les malades atteints de la Covid-19. Tant que le nombre n'explose pas, le système de santé pourra faire face, selon le Directeur du Centre des Opérations d'Urgence du Sénégal.

3- Quels sont les comportements sociaux (cérémonies culturelles et cultuelles) qui influent sur la propagation de la Covid 19 ?

Les cérémonies familiales culturelles continuent à se tenir, malgré la présence de la Covid 19. Pourtant, il a été fortement recommandé d'éviter les rassemblements ; malgré tout, les mariages, baptêmes et funérailles ont fait légion. Les Sénégalais ne sont-ils pas conscients de la pandémie ? Où en ont-ils une fausse perception ? Qu'en est-il de ceux qui nient la réalité de la Covid 19 ? Notre recherche a permis de cerner les raisons évoquées par les *"covido-sceptiques"* et leur perception de la communication gouvernementale.

---

4 Source : MSAS, Avril 2021

4- Les modes de déplacements (clandos, cars rapides, Ndiaga Ndiaye, bus…) ne sont -ils pas un mode de propagation de la pandémie ?

Il s'agira de suivre les modes et lieux de transports et de comparer les données avec celles de la Covid 19 afin d'établir des liens de causalité. Prendre les transports en commun augmente-t-il le risque de contamination au Coronavirus ?

5- La faible atteinte des zones rurales par rapport aux zones urbaines de Dakar et de Touba n'est-elle pas liée à la densité, à la promiscuité et aux activités économiques ?

Il est constaté que les deux plus grandes villes du pays sont les plus touchées par la pandémie. A quoi cela est-il dû ? Les populations respectent-elles les mesures barrières ? Croient-elles à la maladie ? Sont-elles prêtes à "rester chez eux", surtout face à la précarité des moyens de subsistance ?

Méthodologie de mise en œuvre du projet

La méthodologie de mise en œuvre du projet repose sur une combinaison d'outils techniques et de méthodes basées sur l'approche spatiale de la Covid 19, la collecte des données statistiques et la consultation des acteurs et des parties prenantes. Les méthodes d'approches participatives ont été utilisées afin de déterminer le lien de causalité entre les aspects socio-économiques, culturels, spatiaux et la propagation du virus de la Covid 19 au sein de la population.

Cette démarche a permis d'analyser la perception des populations sur la Covid 19 dans le contexte marqué par la reprise des activités économiques et du transport interurbain. Les enjeux liés à ces mesures, la prise en compte des aspects socio-économiques et culturels ont été étudiés à partir des outils de la Méthode Active de Recherche Participative (MARP). Ainsi des outils comme le Diagramme de Venn, les focus group, les enquêtes par questionnaire, les outils Atouts, Faiblesses, Opportunités et Menaces (AFOM) nous ont permis de faire le lien entre les facteurs socio-spatiaux et la Covid 19.

Les outils SIG nous ont aussi permis de faire des analyses multicritères afin de cartographier les zones les plus touchées par la Covid 19 et leur proximité par rapport aux lieux d'intérêts, aux lignes de transport, aux structures sanitaires...

D'une manière générale, la démarche a consisté à :

- la revue de la littérature sur la Covid 19, son évolution dans le Sénégal, sa propagation au niveau des districts sanitaires dans le but de faire la corrélation entre la pandémie et les facteurs socioculturels et spatiaux ;

- l'analyse des différentes contributions, articles et études existant dans le cadre d'une meilleure connaissance de la Covid 19, mais aussi dans le but de proposer des plans de riposte et contre la propagation de la pandémie. Cette phase a permis d'étudier les actions des institutions sanitaires (OMS, Croix rouge, ministère, autorités déconcentrés, chercheurs) ainsi que les rôles de différentes parties prenantes dans la gestion de la riposte ;

- l'analyse comparative des données au début de la pandémie et celles actualisées à partir du suivi des interventions des acteurs de la lutte contre la maladie ;

-l'analyse de la perception que les communautés ont de la maladie à partir d'une enquête de perception qui a porté sur un sondage de 1000 personnes adultes (de 18 à 70 ans) interrogées au niveau des zones épicentres de la Covid 19 à Dakar et Touba.

Les retombées des connaissances produites

Depuis une dizaine d'années, les milieux d'intervention, de recherche et les organismes subventionnaires tendent à se mobiliser pour accroître la production et l'utilisation des connaissances dans le domaine des sciences sociales, humaines, arts et lettres (SSHAL, 2016). Dans le cadre de ce projet de recherche, notre intervention a produit des connaissances et données probantes qui devront servir à la mise en œuvre des futurs plans de riposte à la Covid 19, mais aussi aux futures pandémies.

Nous avons ainsi contribué au débat sur la relation entre la culture, le milieu et son importance dans les politiques publiques et les plans de riposte, notamment. C'est une recherche pluridisciplinaire qui se trouve à la jonction de la sociologie (basée sur la prémisse que les gens sont inclus dans des groupes sociaux complexes), l'anthropologie (centrée sur la prémisse culturelle selon laquelle les groupes humains résolvent leurs besoins) ou de la géographie (basée sur l'étude de l'interaction entre la matrice culturelle et la matrice biophysique) (Butzer, 1990).

Il s'est agi donc de produire des documents de contribution scientifique, mais aussi d'aide à la prise de décision à partir des données dites « probantes » (Hanney, 2010). Les connaissances ainsi produites constituent aujourd'hui un enjeu essentiel dans les milieux politique, professionnel et académique... Ainsi, on ne compte plus les déclinaisons pour désigner les pratiques et la prise de décision fondées sur des données probantes : *evidence-based medicine, evidence-based decision making, evidence-based policy*, etc. Par exemple, en modélisant la propagation de la Covid 19 à partir de la cartographie des points de concentration humaines (marchés, gares routières) combinée à l'analyse des modes de transport, les autorités ont pu décider des heures d'ouverture et de fermeture des marchés, du nombre de passagers à autoriser dans un bus, etc.

E) Les contributions attendues en capital humain, ainsi que les considérations explicites du point de vue de la sexospécificité.

Aujourd'hui, la question du cloisonnement au niveau des unités de formation et de recherche et des différentes disciplines ne permet pas d'avoir des spécialistes pluridisciplinaires qui sont en mesure d'analyser les problématiques actuelles de façon holistique. La Covid 19 est venu exacerber ce constat. Par ailleurs, le même constat est fait au sein d'une même discipline. Par exemple, l'organisation est telle qu'en géographie, l'on a des géographes environnementalistes, urbanistes, cartographes, aménageurs... En sociologie, il y a les sociologues du développement, les sociologues des organisations et du travail, les sociologues de l'éducation et de la famille...A travers ce projet, nous avons voulu participer à la formation d'experts pluridisciplinaires en mesure de procéder à des analyses qui allient les outils et méthodes des diverses disciplines pour appréhender le phénomène de propagation de la pandémie de la Covid 19.

H. Description de collaboration

Le projet a mobilisé les chercheurs de l'Université Gaston Berger (Sections de sociologie, géographie, UFR Santé, sciences juridiques...) de l'Université de Dakar (département géographie, IFAN, notamment) et de l'Université Autonome de Barcelone (Institut des Sciences et Technologies de l'Environnement (ICTA). Différents profils sont ainsi définis : géographes, anthropologues, médecins, juristes, spécialistes SIG, mathématiciens, statisticiens...

Le projet s'est ouvert vers la société civile fortement impliquée dans la recherche participative et la Croix-Rouge, dont les volontaires sont en première ligne de la riposte. Les agents des ministères de la santé, des collectivités territoriales, des infrastructures et du transport ont aussi été fortement impliqués dans le projet.

L'appel à contribution de l'ouvrage collectif n'a pas souhaité s'enfermer sur les seuls objectifs du projet de recherche initial mais s'est voulu plus ouvert pour avoir la chance de brasser plus de perceptions et de vécus de la pandémie en accordant la latitude aux choix et inspirations des auteurs, en fonction de leur sensibilité inspirée par la diversité des domaines concernés très complémentaires.

LA RESURGENCE DES FRONTIERES AU TEMPS DE LA COVID-19 : UNE ANALYSE À PARTIR DU CONTINENT AFRICAIN

Alphonse YAPI-DIAHOU, Agnès GNAMMON-ADIKO, Gilbert Assi YASSI

Résumé

Au plus fort de la pandémie de la Covid, à la réactivation des frontières internationales souvent gelées ou fondues depuis des décennies, correspond également l'émergence de frontières infranationales et intercommunales à l'échelle des grandes métropoles. Les collectivités publiques, de l'Etat aux Régions en passant par les communes, s'avisent alors de circonscrire leurs actions dans des territoires de leurs ressorts politiques, sociaux et économiques, à leurs yeux, échelles pertinentes de gestion de la crise sanitaire. Les bouclages des frontières, de par le monde, laissent ainsi de part et d'autre des lignes, des populations confinées plus ou moins durement... Dans ce chapitre, nous souhaitons revenir à une problématique vive de la géographie, à savoir les frontières. Des matériaux bibliographiques consacrés à la pandémie de la Covid-19 ; des observations sur différents terrains, des données recueillies sur des plateformes, des articles et analyses de la presse écrite renforcent, en les diversifiant, sur le plan de la méthodologie, les sources de cette réflexion.

Il en ressort que les mouvements de personnes et de biens ravivent, en effet, les frontières au temps de la Covid et cela à différentes échelles. De part et d'autre des lignes, l'évolution des interactions entre acteurs, des pratiques sociales et des facteurs mobilisés permet de questionner les effets de la Covid-19.

Mots clefs : *Covid-19-Frontières-Confinement-Territoire-Gouvernance-Etat*

Summary

At the height of the Covid pandemic, the reactivation of international borders that had often been frozen or melted away for decades was also matched by the emergence of sub-national and inter-municipal borders - on the scale of major cities. Public authorities, from the State, Regions down to the communes, are now looking for ways to limit their actions to territories within their political, social and economic jurisdictions, which they consider to be the most appropriate scales for managing health crises. The sealing off of borders around the world has left populations on both sides of the lines confined to varying degrees of severity. In this aspect, we wish to return to a live issue in geography, namely borders. Bibliographical material on the Covid-19 pandemic, observations in the field, data collected on platforms, articles and analyses in the press, reinforce and diversify the sources of this reflection. The results show that the movement of people and goods does indeed revive borders at the time of Covid, and on different scales. On both sides of the lines, the evolution of interactions between stakeholders, social practices and the factors mobilized raise questions about the effects of Covid-19.

Key words: *Covid-19-Borders-Confinement-Territory-Governance-State*

Introduction

C'est par une nuée de questionnements que la planète entière vit l'annonce de la Covid-19. La quête de compréhension, l'attentisme des édiles politiques et sanitaires, le besoin de mesurer et d'évaluer l'ampleur de la pathologie, le besoin aussi de saisir la cartographie, la controverse et la polémique sur les modes de gestion, la crainte des effets pluri formes et plurisectoriels, sont au cœur des débats imposés. A l'étal des réponses idéales ou appropriée pour freiner l'expansion, et en réduire les effets, les citoyens découvrent la pluralité des écoles de santé, d'économie ainsi que des enjeux géopolitiques.

Des origines du virus à sa diffusion, les déclarations gouvernementales laissent entrevoir un virus en mouvement, qui traverse les continents, les pays et leurs composantes infranationales, régions et villes. La Covid-19 rétablit les frontières physiques, quand surviennent des politiques sanctionnées par des mesures « punitives » limitatives des mouvements dans l'espace géographique.

Déjà la provenance même de la Covid-19 et sa propagation transcontinentale suggère son insensibilité aux frontières établies. Alors que la gestion de la pandémie est du ressort de chaque Etat, défini dans son périmètre de souveraineté internationalement reconnu, la Covid-19 fait ressortir la question des frontières. Cette problématique des frontières s'était d'ailleurs invitée, dans une production collective[5], réalisée à chaud en pleine pandémie de Covid, et à laquelle contribuèrent les cosignataires de ce chapitre.

Avec le recul, et dans l'attente de solutions qui consacrent la victoire collective sur le virus, la pandémie impose une réévaluation des frontières, comme avant elle, d'autres maladies, telle la fièvre Ebola, circonscrites au continent africain.

Dans la batterie des mesures anti-Covid, nous nous attacherons à analyser celles qui mettent en jeux les configurations territoriales, des continents aux Etats et à leurs entités infranationales. Ce texte tente également de mettre en perspective certes les mesures en question, mais surtout d'en analyser les conséquences sociales, spatiales, ainsi que les

[5] YAPI-DIAHOU A., 2020 (Coord), Cahier« *COVID 19 au quotidien. Témoignages et questionnements en Afrique subsaharienne* », CCSD, Cnrs : https://hal-univ-paris8.archives-ouvertes.fr/hal-02859844_YAPI-DIAHOU

pratiques témoignant de la variété des réponses émergées dans les sociétés.

Ce texte mobilise, sur le plan méthodologique, des éléments de cette production collective, ainsi que des matériaux bibliographiques consacrés à la régulation de la pandémie de la Covid et aux ajustements qu'elle a dictés dans la gouvernance des milieux. Des observations sur différents terrains en milieu rural et urbain, notamment en Côte d'Ivoire et au Sénégal, des données recueillies sur des plateformes, et corroborées par la presse écrite renforcent, en les diversifiant, les sources de cette réflexion.

1- La distanciation rétablit les frontières

La survenue du virus, son origine, et les circuits de propagation font ressortir la question des territoires, des espaces de souveraineté, d'une part, et celle des échanges et des mobilités d'autre part. L'annonce de sa présence et la présentation des circonstances de cette présence sont révélatrices de la mobilité internationale du virus, et, par-delà, des mouvements migratoires dans un contexte de mondialisation. Comme partout ailleurs, elle aborde le continent africain et se diffuse dans les différents pays selon son propre agenda, dès février 2020.

Les premières mesures officielles les plus partagées, ont une portée territoriale, dès lors qu'elles jouent sur les éléments de souveraineté territoriale des Etats, à savoir les frontières. Les gouvernements se hâtent, en effet, de fermer leurs frontières nationales et d'enfermer ainsi les citoyens. Le cloisonnement est partout la règle. Ces premières mesures adoptées vont dans le sens de la remise en question des piliers de la mondialisation et de la mobilité. Physiques ou non, les frontières bougent, dans une configuration plutôt réglementaire, par l'adoption de normes sanitaires et de dispositifs de protection sociale et de soutiens économiques. Les niveaux de revenus et autres critères de discrimination implicite qui sont bien connus de part et d'autre des frontières, s'amplifient (A. Yapi-Diahou, 2020).

1-1-Un virus en mouvement transcontinental

Dans le répertoire des mesures et décisions qui suivent l'annonce, par les Etats, des premiers cas de Covid-19, celles à caractère territorial viennent en tête. De son pays de départ, la Chine de l'aire asiatique, la Covid 19 entame son tour du monde dès février 2020. Et d'après les communiqués officiels qui annoncent sa localisation, le virus est d'origine étrangère et la notion d'importation fait florès dans le discours politique et sanitaire. Comme dans la plupart des pays, A. Macaba-Bazagari (2020), rapporte pour le Mozambique, la provenance du premier cas détecté et le profil du porteur : un septuagénaire de sexe masculin âgé qui rentrait du Royaume-Uni au milieu du mois de mars. Un autre cas a également été confirmé sur une femme, trentenaire, de nationalité sud-africaine résidant à Maputo, qui revenait de Johannesburg, en Afrique du Sud. Les deux derniers cas testés positifs, sont des résidents de Maputo, tous deux des trentenaires, de sexe masculin. Le premier est rentré du Portugal avec une escale en Autriche et en Suisse dans la 1ère quinzaine du mois de mars ; et le second de retour de Dubaï avec une escale en Afrique du *Sud* (A. Macaba-Bazagari, 2020). Au Sénégal, le premier cas Covid-19 détecté est importé de la France via l'Aéroport Blaise Diagne (C.S. Wade, 2020). Les autorités ivoiriennes font également état d'une maladie "importée", et elles en précisent l'origine européenne, pour ensuite détailler les pays de provenance des six premiers cas confirmés : la France et l'Italie.

Cette liste des régions exportatrices établie par les Etats évolue d'un pays à l'autre, sans doute en fonction de l'intensité de leurs relations, mais également en fonction de la progression située de la crise. Le Mozambique cible par exemple, à l'échelle transcontinentale, l'Union Européenne, la Chine, la Corée du Sud et les États-Unis. Ses frontières avec ces « exportateurs » du virus sont géographiquement discontinues, et les actions de surveillance sont alors concentrées sur l'aérien et le maritime. Pour autant, ces charnières ne sont pas exclusives pour les échanges entre ensembles transcontinentaux. Elles sont aussi physiques et inscrites dans une continuité géographique, avec des limites contiguës ou non.

1-2-La réactivation des frontières régionales en Afrique

En Afrique, continent morcelé en regroupements économiques régionaux, les frontières internationales sont appréhendées comme un levier de l'intégration des ensembles géopolitiques d'une même région cardinale. Visant à stopper la circulation du virus et la propagation de la pandémie sanitaire à Covid-19, les Etats réactivent leurs frontières internationales ; celles-ci étant considérées comme les lignes d'infiltration du virus des différents pays. Les gouvernements isolent dès lors des populations qu'elles enferment à l'intérieur des frontières internationales, alors que le déploiement des dispositifs de surveillance se concentre sur ces fronts. En cela, du Mozambique au Sénégal, du Gabon à la Tanzanie, les Etats affichent leur sensibilité aux directives de l'OMS, où les premières mesures d'endiguement rétablirent de fait les frontières. Dans le même temps elles en créèrent d'autres, notamment à l'échelon infranational. Comme toutes les sociétés du monde, les sociétés africaines découvrent ou redécouvrent leurs frontières, ainsi que la nature diverse de celles-ci : aériennes, terrestres, maritimes ou fluviales. Elles en cernent également les échelles de composition[6], comme l'illustre ci-dessous ce récit de A. Macaba-Bazagari, sur l'Afrique australe, l'espace de la COMESA, dont elle doit franchir différentes frontières :

Une expérience de la frontière avant les cas Covid-19 mozambicains

> « En effet, je dois effectuer une mission de travail au Malawi, le 08 mars, au moment où la Chine atteint le pic de la maladie et où d'autres pays atteints commencent aussi à enregistrer de nouveaux cas de contagion et parfois avec des cas de décès.
>
> Aucun cas de Covid-19 n'était encore rapporté au Mozambique et au Malawi. Mais le risque zéro ne pouvait être écarté. Ma mission au Malawi est donc en jeu! C'est donc |…] par la peur d'être contaminée par la Covid-19 mais sans me laisser le choix, que mon voyage se concrétise. Le plan de déplacement prévu par avion, comprend différentes escales : un départ de Maputo pour Blantyre avec escale à Johannesburg, et un retour de Blantyre-Lilongwe- Johannesburg-Maputo.
>
> Mais, au vu de la situation sanitaire en Afrique du Sud, qui enregistre déjà des dizaines de cas, la peur prend le dessus. Je décide alors, pour le retour vers Maputo, de changer mon parcours en contournant Johannesburg. J'obtiens alors la possibilité d'effectuer le retour par voie terrestre, de Lilongwe à Tété, une province mozambicaine frontalière avec le Malawi. Je boucle mon périple par un vol domestique reliant Tété à Maputo. »

Cet empressement à franchir les frontières, ne s'explique que par l'approche préventive adoptée par la plupart des Etats, afin d'éviter sinon réduire la circulation de la Covid. Les Etats ferment leurs frontières, sans attendre la détection de cas sur leur territoire national. Ainsi à l'annonce du premier cas de Covid-19 au Cameroun voisin, les autorités gabonaises

[6] Les exemples du Mali, de la Guinée, du Burkina Faso et du Niger vis-à-vis desquels les Etats d'Afrique de l'ouest voisins bouclèrent leurs frontières, en rétorsion aux coups d'Etat.

passent à l'acte : elles réactivent leurs frontières avec ce pays. Tout se passe comme si une veille sur les frontières est établie. Cette approche des solutions par les frontières atteste le caractère politique de celles-ci. Ce sont des lignes de démarcation, des charnières, qui en font un instrument de pouvoir, et de souveraineté territoriale des Etats (J. Debrie& B. Steck, 2001 ; J.O. Igue, 1995). La stratégie de lutte anti-Covid par le jeu des frontières introduit des disparités et inégalités entre les populations dans les limites à franchir ; elle les exacerbe parfois. Elles coupent les pays continentaux et insulaires de leurs proximités parfois vitales, tels que les pays sahéliens ou encore l'Ethiopie de ceux des côtes dont ils sont dépendants des ports. De plus, et en cohérence avec cette stratégie, le bouclage des frontières, s'accompagne de mesures, qui consistent à restreindre les mouvements de populations, qu'elles confinèrent à différentes échelles.

On peut sur ce point se référer à Ebola où les Etats affectés furent mis à l'index par les Etats transfrontaliers qui réactivèrent leurs frontières avec ceux du foyer de départ. La Covid-19 dédoubla les frontières internationales, par des frontières infranationales réactivées : ici, ce sont les collectivités territoriales qui prennent à témoin leurs administrés comme pour démontrer leur aptitude à maîtriser leur territoire et rassurer les populations et autres acteurs sociaux et économiques situés. La formation de ces frontières procède de la volonté des Etats et de leurs actions, et les mesures portant « enfermement » dans ces frontières sont également de son fait, alors que les applications sont du ressort des collectivités infranationales aux capacités de réponses inégales face à des directives venues d'en haut et qui doivent symboliser l'unité de la nation. Des attestations de déplacement sont établies à renseigner pour justifier le franchissement des frontières, y compris infra-urbaines. Une série de motifs sont établis par les gouvernements où les concernés doivent cocher les bonnes cases : les services de contrôle retrouvent une utilité sociale et politique avec toutefois des moyens constants. La liberté de mouvement est surveillée.

Comme toutes les frontières, les Etats assortissent leur franchissement à de nouvelles règles définissant des critères et conditions d'entrée ou de sortie dans les espaces de souveraineté sous peine d'être en infraction. Ce qui ouvre la porte à des positions d'illégalité et de clandestinité, même internes des pays. Les villes, en particulier les villes capitales ou les métropoles économiques d'intégration à la mondialisation, sont les plus exposées. Aussi comme Dakar, Abidjan, etc., sont-elles les lieux d'enregistrement des premiers cas ou de la propagation ultérieure. Ce qui leur vaut d'être objet de mesures spécifiques, par rapport aux autres agglomérations de l'armature urbaine des pays.

1-3-Des frontières infranationales

A de rares exceptions près, les appels à l'isolement des métropoles furent observés par une majorité d'Etats. En revanche, quelques-uns comme l'Etat tanzanien affichait une position à contre-courant de ce mouvement. « The position of the state in Tanzania up to the end of April 2020-was that it would not lockdown the city of Dar es Salam despites calls from some quarters to do so » (C.T. Msoka, 2020).

Le confinement total des populations ou la mise en quarantaine des villes, le premier remède contre la propagation du virus, coupe celles-ci de leurs hinterlands urbains. La mesure n'épargne pas les campagnes qui se trouvent subitement isolées encore, par des lignes qui les coupent alors des villes et centres administratifs proches. Les continuités spatiales sont ainsi en veilleuse. Ces métropoles, à l'instar du Grand Abidjan, du district métropolitain de Maputo, le Caire, Alger, le Cap, Lagos, Nairobi, le Grand Libreville ou encore Casablanca, etc. sont dans le viseur des autorités nationales, qui décident de les isoler. Leurs frontières, plus généralement aériennes, sont en effet les plus actives des pays. Ce positionnement associé à leur poids démographique, met en évidence l'effet de la taille démographique des territoires (C.S Wade, 2020). Cette combinaison explique que ces métropoles soient les épicentres de la pandémie à l'échelle des pays, et les centres névralgiques de la pandémie par le nombre de patients et de cas de contaminations. C'est la situation d'Abidjan qui enregistra plus de 95% des cas déclarés sur le territoire. C. S. Wade signale des cas de contamination dits communautaires, où se distinguent, pour le Sénégal, la métropole Dakaroise et la ville de Touba, la capitale du *Mouridisme* et attraction de fidèles. Dans des villes touchées par la Covid-19, et affectées par les mesures d'isolement, certains auteurs établissent une relation soutenable, selon nous, dans leur rapport avec l'Etranger ou leur proximité forte avec la capitale. A. Dabo (2020) cite les villes de Kayes dans l'ouest malien, bassin d'émigration réputé, et de Koulikoro (satellite de Bamako, à 60 km de celle-ci). Les villes de Cabo-Delgado et Pemba (Mozambique), villes secondaires qui vivent aussi de leur internationalisation : 54 des 56 patients infectés avaient été répertoriés sur le site des campements de l'entreprise pétrolifère Total à Afungi et 47 autres dans le district de Palma et 7 à Pemba capitale de la province éponyme (A. Macaba-Bazagari, *ibid.*).

Ces exemples corroborent les analyses mettant l'accent sur les relations entre la dynamique sociale et spatiale des villes et leur degré de connexion à l'international, d'une part, et leur degré d'exposition à l'épidémie d'autre part. Dans les métropoles sous cloche, l'enfermement s'étend aux limites de l'agglomération, sans distinction de zones ou de quartiers, ainsi que le révèle L. Guigma (2020) à Ouagadougou.

Le bouclage des grandes villes millionnaires, que l'on isole du reste du territoire national, réveille ainsi les coupures internes[7] et externes des villes. Le phénomène des disparités et des déséquilibres régionaux, territoriaux à l'échelle des pays, s'en trouve un peu plus visible. Les décrets et arrêtés qui se suivent pour réglementer les dispositifs de gestion de la crise sanitaire, tendent d'amplifier ces coupures. La liste des mesures s'allonge de celles, de nature hygiéniste, et désormais planétaires les fameux « gestes barrières », lesquels ont une résonnance géographique bien notée : distanciation physique, confinement, tests antigéniques et sérologiques PCR, et vaccins en ajoutent ainsi aux manifestations de la résurgence des frontières. L'introduction d'un visa sanitaire vient encore renforcer le dispositif sanitaire sans distinction de la nature des frontières. Plus emblématiques de la démonstration de la force dans cette lutte, ce sont les décrets qui instaurent l'état d'urgence d'une part, et le couvre-feu d'autre part. Ces deux mesures, décrétées partout, ont des visées dissuasives évidentes[8]. Leur rayon d'application correspond à l'étendue du territoire national, soit l'emprise du pouvoir d'Etat, et leur validité s'étend du crépuscule à l'aube. Le recours au jargon militaire et à ses mécanismes, adopté ailleurs sur d'autres continents, fut caractéristique dans la majorité des pays africains : citons les exemples du Sénégal, du Mali, de la Côte d'Ivoire, du Mozambique, du Cameroun, du Ghana, etc. Cette militarisation, loin d'être neutre, atteste une situation de belligérance, de guerre contre le virus. La restriction des déplacements, qui sont de plus soumis à contrôle correspond à cette logique de guerre. Le confinement des populations, recluses dans leurs quartiers, est donc insuffisant, en dépit des effets critiques pour le fonctionnement du

---

[7]C'est le cas à Kinshasa, la capitale de la République Démocratique du Congo, où La Gombé, la commune des pouvoirs, est confinée la première.

[8] A de rares exceptions près les collectivités territoriales se trouvent impliquées, au mieux elles sont assignées à des missions de surveillance, comme à Ouagadougou : la commune a ordonné la fermeture de trente-six marchés de la capitale, la limitation des services des restaurants, bars et maquis à la livraison de plats et de boissons à emporter (dès le 26 mars 2020).

système social et économique. L'encadrement des flux et des pratiques de sociabilités, sont ainsi l'objet de décrets.

Dans ce contexte de guerre, il s'avère alors indispensable d'installer des centres de dépistage et de vaccination, ainsi que des cadres de confinement et de mise en quarantaine, pour donner une cohérence à la politique imposée. Mais ici, la couverture des territoires nationaux est inégale, révélant les discriminations territoriales explicites. Le centre d'Inhambane, d'une capacité de 60 lits[9] bien équipés de matériels de protection et de respiration, devra servir les zones sud et centre du pays ; un autre dans la province de Maputo et trois autres dans la ville de Maputo. Tout le pays dispose de 14 centres pour recevoir des malades, ce qui, représente un plus dans la situation où il se trouve.

2-Des barrières sociales aux limites des frontières économiques

L'ensemble des mesures sont toujours encadrées par un arsenal juridique ; elles sont coercitives dans leurs prétentions, et surtout dans leurs modes opératoires. Par-delà les enjeux sécuritaires affichés, les Etats y affirment leurs « pouvoirs souverains » dans les territoires bornés, et en même temps leurs obligations sociales. De là à convaincre l'opinion sur leur maîtrise du territoire, il n'y a qu'un pas à franchir.

2-1-Des mesures coercitives ou l'ouverture des discriminations

Le rétablissement des frontières et la création de barrières sanitaires s'accompagne partout de mesures coercitives, où les autorités étatiques entendent contrôler le respect et l'efficacité des mesures sanitaires éditées. Les documents officiels résultant des conventions internationales de franchissement des frontières et de contrôle des identités, à savoir les passeports, les visas, les cartes nationales d'identité, ne suffisent plus. Les dispositifs sanitaires viennent doubler ces derniers dans l'encadrement des mobilités, afin de contrer les entraves aux mesures de lutte contre la pandémie. Le voyageur a désormais l'obligation de renseigner sur son état sanitaire par rapport à la Covid-19, et d'attester son observance des nouvelles règles : résultat de test de dépistage PCR, justificatif de vaccination anti-Covid, etc. Des formulaires et attestations de déplacement, édités par l'Etat renseignent sur l'état sanitaire du voyageur concerné ainsi que sur l'itinéraire et les différentes étapes dudit déplacement. Les autorités veillent aussi à vérifier les motifs comme pour contrôler tous les éléments requis par ces flux. Les Etats, en situation de

[9] O País, 30 mars 2020, Inhambane

guerre contre le virus, peuvent contrôler les déplacements de populations confinées, recluses dans des quartiers - comme pour contrôler les mouvements de population sur des frontières dont la littérature souligne, par ailleurs la porosité (J.O. Igue, 1995).

Partout, et concernant les mesures sectorielles, le secteur des transports est logiquement le plus exposé. Toutes les échelles confondues, en effet, il est celui qui prend en charge tous les déplacements, et indifféremment des modes de transports : aériens, terrestres ou fluviomaritimes. Le gouvernement burkinabé décide, dès le 23 mars 2020, de l'arrêt des transports en commun urbains et intra urbains (J.Y. Kiettyetta, 2020), avec effet immédiat pour Ouagadougou. Les autorités ivoiriennes, comme d'autres, catégorisent les déplacements en distinguant ceux qui seraient essentiels et les autres, et appellent à restreindre les premiers. Dans ce même schéma de régulation des transports interurbains, intercommunaux, intra-communaux ; elles distinguent les déplacements, entre ceux qui sont autorisés et ceux qui ne le sont pas, et en définissent les rayons. Elles déclarent l'interdiction des déplacements non autorisés entre Abidjan et l'intérieur du pays, jusqu'au 27 mai 2020. Sur le front aérien, des dérogations laissent entrebâillées des frontières internationales, sans contrevenir à la logique « guerrière ». Il y va de la réussite des politiques et plans de lutte contre la pandémie, prescrivant des produits où la dépendance du continent se révèle patente : masques, dépistage, vaccin. Les autorités gabonaises ont décidé de réduire à un seul vol hebdomadaire, la fréquence de rotations assurées par chaque compagnie exerçant ou desservant le pays.

Comme dans toute économie en temps de guerre, les Etats doivent-ils veiller à protéger les bases de leur économie et à ménager l'ensemble des acteurs et facteurs de production. Outre les mesures de soutien aux activités économiques et aux populations vulnérables, des dispositifs d'accompagnement des entreprises complètent, sur le front économique et social, l'arsenal militaire des Etats en lutte contre la Covid-19.

Ces mesures spatiales ouvrent de nouvelles lignes de fractures de portée économique d'une part, et sociale de l'autre. Il faut rappeler les déséquilibres territoriaux caractérisés entre les principaux bassins.de production des biens et services et les marchés de consommations. Ceux-ci étant représentés essentiellement par les villes et les métropoles, quand le degré de concentration ou de répartition de celles-là varient selon la nature des biens produits.

La Covid-19 introduit des discriminations géopolitiques, lorsque des Etats vont plus loin avec des restrictions sur les critères de délivrance des documents de franchissement des frontières. Des régions les plus infectées, à savoir l'Union Européenne, la Chine, la Corée du Sud et les États-Unis, sont pénalisées pour l'accès aux visas touristiques.

L'introduction d'un visa sanitaire vient en renfort du dispositif sanitaire au niveau de toutes les frontières : aériennes, terrestres et portuaires. Et quand les frontières peuvent être franchies, les voyageurs font l'objet de discrimination renforcée. Les autorités ivoiriennes distinguent ainsi les nationaux et les résidents permanents qui sont soumis à une mise en quarantaine obligatoire (de 14 jours) dès leur entrée sur le territoire ivoirien dans les centres réquisitionnés par l'Etat. Les autres sont suspendus d'entrée en Côte d'Ivoire, s'ils arrivent d'un pays ayant plus de 100 cas confirmés de maladie à coronavirus (Covid-19).

L'obligation faite au voyageur de signaler ses déplacements et de les motiver, et son assujettissement à des mesures réglementaires (fiches ou attestations de déplacement), comme celle prescrivant le confinement ou la mise en quarantaine, ces dispositions ont une résonnance spatiale qui conduit, à l'analyse, à un glissement vers la problématique des frontières.

2-2-Les rapports ville campagne à l'épreuve.

Aux métropoles, en effet, la concentration des industries et des productions manufacturières nationales et des capacités d'accueil, de stockages et de diffusion des produits et services importés, quand l'approvisionnement des usines et des marchés en biens de consommation intermédiaires ou courantes est d'origine plus variée en fonction des marchandises. Ces provenances, faut-il le souligner, reflètent bien les stratégies nationales de localisation des activités et de spécialisation ou non des territoires.

En effet, l'accessibilité aux mesures à caractère social orientée vers les ménages pauvres repose sur ce schéma déséquilibré et des localisations des bénéficiaires, en milieu urbain ou rural. Elle fait ressortir la dichotomie éprouvée des rapports villes-campagnes, que les restrictions des déplacements réintroduisent (J.L. Piermay, 2020).

Au jeu de la libre circulation des véhicules transportant des produits agricoles, en particulier les vivriers, qui préserve ainsi les métropoles de l'asphyxie, les campagnes sont plutôt perdantes. Il est vrai, les marchés sont relativement bien approvisionnés en fruits et légumes, en produits carnés importés des pays du voisinage, valorisant les avantages de la proximité géographique.

Quant aux distributeurs, commerçants et artisans ils doivent s'ajuster aux nouveaux rythmes, conséquences des restrictions et surtout des couvre-feux. Ainsi, suite aux changements d'horaires d'ouverture et de fermeture des marchés, ateliers et autres kiosques, les commerces se vident dès 14 h, pour une fermeture effective à 15 heures. Cette réduction évidente des temps travaillés se traduit par un manque à gagner, pour les commerçants, confrontés à la mévente des marchandises et surtout à la dégradation rapide des stocks de denrées périssables. Les acheteurs se faisant rares, consécutivement à la fermeture des restaurants, mais aussi de l'isolement d'Abidjan qui constitue le gros marché d'approvisionnement de nombreuses localités périphériques dans un rayon de plus de 100 km, voire au-delà. Koffi-Didia et Yapi-Diahou (2018), avaient observé cette dépendance à la ville de plus en plus nourricière de ses campagnes, dans une enquête antérieure à la crise sanitaire. Tous les villageois qui s'approvisionnaient dans les villes et métropoles sont bloqués, de Cotonou à Kampala, etc. Aussi, les nostalgiques des rythmes horaires d'avant la crise, se plaignent-ils de l'effondrement de leur chiffre d'affaires. Surtout quand les dispositifs d'appui et de relance sont orientés principalement vers les seules entreprises dites modernes. Sur les marchés, selon Koffi-Didia (2020), qui analyse des témoignages recueillis sur des marchés abidjanais, les commerçants se plaignent de la baisse de la valeur marchande des biens, voire des pertes de stocks.

2-3-Ruptures d'approvisionnement et des chaînes de solidarité ?

Les ruptures, quand elles ne sont pas établies, elles menacent certains produits de base, composante des régimes alimentaires locaux. D'après Yaya, un garagiste, « entre un masque de 500 FCFA pour moi seul, je préfère acheter 1 kilogramme de riz pour nourrir toute ma famille » (G.A. Yassi, 2020). Comme cet artisan, nombre de personnes vulnérables risquent de l'être davantage en raison du chômage partiel constaté dans l'industrie, l'hôtellerie, le tourisme, les écoles privées, l'évènementiel et le transport aérien, Covid-19 oblige. Ces ruptures affectent autant les supermarchés, que les marchés, espaces marchands et sociaux à la fois. Ainsi des produits importés de grande consommation sont en pénurie, d'autres, de production, sont introuvables sur les marchés. Les difficultés d'approvisionnement, renvoient-elles mêmes à une chaîne de causalités amplifiées par les mesures d'endiguement de la Covid. Pour les distributeurs, les difficultés à ravitailler les marchés de consommation, urbains et ruraux, est la conséquence des barrières sanitaires qui se greffent sur des situations de sous-équipement infrastructurelles[10]et compliquent l'accès aux bassins de production.

Paradoxalement, le rétablissement des frontières fait craindre des ruptures d'approvisionnement, par l'effet de la remontée de la demande en biens de consommation, alors que l'offre est pénalisée par les restrictions de déplacements et l'isolement des métropoles. La fermeture, même temporaire des grands marchés comme « *Rood-woko* » à Ouagadougou, ou des gares routières, ces espaces commerciaux de grande promiscuité et foyers potentiels de propagation de la pandémie, renforce ces craintes. Dans ce jeu économique qui se déroule de part et d'autre des frontières de la production et de la consommation, ou encore des services, les populations sont prises dans le piège de l'inflation sur les prix des denrées, en contexte de confinement.

Dans un autre registre, celui de la culture et de l'expression des solidarités, les funérailles et les transferts de corps furent impossibles sinon difficiles à organiser. L'effet des frontières est visible sinon vécu par des populations confinées, dans leurs gestuels comprimés au format du distanciel comme mode de fonctionnement et de rapport sociaux. La rupture des chaînes de solidarité est d'autant manifeste que les mesures de distanciation sociale sont consommées. Les restrictions sont sans frontière sociale, surtout dans les manifestations sur un sujet de l'importance des funérailles. « Only four people would attend a funeral of a relative who passed away not far from where the larger family resides, where he or she is well known, some of them popular leaders in their community, a member of parliament, government commissioner and similar other high respects in the society», ainsi que l'illustre C.T. Msoka (2020), au plus fort de la crise, en avril 2020. Les familles endeuillées vivent de ce fait dans un fort sentiment d'isolement, n'ayant d'autre alternative que d'accompagner leurs défunts selon des étapes qui sont en totale décalage avec les manifestations et festivités de l'avant-Covid (A. Gnammon-Adiko, 2020).

Les ruptures d'approvisionnement redessinent aussi les lignes, lorsque les consommateurs se détournent de leur espace quotidien, défini entre

[10]Par exemple selon les pays, à la dégradation saisonnière de l'état des routes, qui sont impraticables surtout lors des saisons de pluie, s'ajoute la faible couverture des territoires par un réseau routier viable et fiable.

autres par la localisation de leurs fournisseurs, marchés, distributeurs, ateliers d'artisans, etc. De grandes enseignes sont poussées à intégrer de nombreux produits locaux dans leurs rayons (fruits et légumes, céréales, protéines animales, produits d'entretien, etc.), et détournent ainsi une part de la clientèle des marchés qui peut, dès lors, se ravitailler dans de meilleures conditions d'hygiène et de prix (A. M. Koffi-Didia, 2020). Cette configuration en rappelle une autre, quand fournisseurs et consommateurs se rabattirent sur les productions locales, au lendemain de la dévaluation du CFA, ou encore au plus fort des politiques d'ajustement structurel : la remise en cause des systèmes de subventions publiques sur des denrées importées de grande consommation telles que le riz (G. Duruflé, 1990).

A la baisse de la demande sur les marchés, consécutive au confinement, correspond, chez les producteurs, des pertes de récoltes significatives. Face à de tels déclins, les réactions de l'opinion vont dans le sens d'un questionnement de la capacité des Etats africains à maitriser la transformation des productions nationales, dans le cadre de politiques volontaristes de diversification des bases de l'économie. A l'évidence, l'enjeu est celui des politiques de transformation et de valorisation des ressources, et, plus spécifiquement, celui des conditions de production permettant de garantir un approvisionnement pérenne aux entreprises manufacturières, des petites et moyennes entreprises, et des sphères artisanales qui, en l'état, manquent dans ce pays.

D'autres sociabilités ont émergé sur ces lignes de contraction ; elles tracent leurs limites à tous les échelons et échelles de l'organisation sociale voire professionnel.

3- Derrière les frontières, de nouvelles frontières

Les barrières, de par leurs modes de gestion, introduisent de nouvelles frontières ou accentuent ou réinventent les lignes existantes. Dans le même temps émergent des inégalités sociales et territoriales qui interrogent le mode de gestions des frontières : des mesures en trompe l'œil ?

La gestion des frontières a ses propres exigences, que le dépassement du politique et l'entrée en scène du sanitaire viennent bousculer. La frontière est un cordon sanitaire qui requiert, pour sa sécurisation, la mobilisation d'une armée de spécialistes du domaine de la santé, avec des spécialités pour le diagnostic et la prise en charge des personnes contaminées. Les forces régaliennes de surveillance des territoires

(Armée, Gendarmerie, Douane, Police, etc.), ne suffisent plus. Franchir les nouvelles frontières érigées par la Covid-19 a un coût ; et son financement est souvent à la charge du voyageur, pour couvrir les différentes opérations donnant droit à l'accès au pass sanitaire : tests PCR, vaccins, taxes aéroportuaires. Les montants fixés par les Etats, hors de toute harmonisation dans le cadre des Communautés économiques régionales (CER) : 100 000 FCA au Bénin, 90 000 au Burina Faso, 50 000 en Côte d'Ivoire, 20 000 au Gabon, etc. Avec les populations, il est loisible de reprendre, avec le recul, les questionnements suscités par bien des mesures, surtout des mesures emblématiques à priori décalées de leurs environnements d'application. Leur efficacité plus que leur opportunité, nourrit le doute dans une opinion tentée par une posture de défiance. Dans le même temps, la durée de ces mesures fait débat, et certaines institutions les analysent comme économiquement asphyxiantes (BAD, 2020).

3-1-Des mesures contournées ou résistances aux barrières aux nouvelles frontières

Les mesures anti-Covid ont été suivies de réactions diverses dans l'ensemble de la société, en fonction des contextes et surtout des catégories socio-spatiales. Et nombre d'entre elles sont contournées, intenables pour des populations qui témoignent ainsi leur capacité de résilience.

Les appels à l'isolement des métropoles plus généralement des villes, ou à l'auto-confinement sont vite dévoyés, au vu des conditions d'habitation et de la promiscuité caractérisée dans les cours communes (A. Gnammon-Adiko, 2020), comme dans le ménage d'Auguste Tchouna, à Abidjan où une vingtaine de membres se serre dans un logement de 2 pièces. L. Guigma (2020) signale également la situation des quartiers non lotis à Ouagadougou, où la forte densité humaine, procède de l'exiguïté des terrains et des habitations par rapport au reste de l'agglomération. Il se trouve que ce type d'établissements y représentent « un tiers de la superficie de Ouagadougou et abritent quatre Ouagalais sur dix, avec des poches de densités deux à trois fois plus fortes que celles de la plupart des quartiers lotis ». Les gestes barrières réduisent le rayon des déplacements et mouvements de sociabilité.

Les décalages entre les mesures et les pratiques sociales sont des plus patents dans le secteur des transports. L'enjeu des décalages, c'est la catégorisation même des déplacements, entre ceux qui sont estampillés non essentiels et les autres plutôt essentiels. Les conditions de transport sont des facteurs aggravants, notamment la limitation du nombre de passagers dans les transports en commun comme les véhicules personnels. La faisabilité des décisions sur la réduction de dix à cinq passagers fait débat, en raison de la surcharge systématique d'une proportion non négligeable des véhicules de transports interurbains et ruraux.

Des pratiques irrégulières et clandestines, comparables à celles plus courantes sur les frontières maritimes, ont alors émergé ou sont consolidées pour répondre à la demande de mobilité. Ainsi, en plus des circuits qui sont reconfigurés, de nouvelles modalités se sont imposées, à l'exemple des motos qui profitent d'un effet d'aubaine. Elles concurrencent redoutablement les minibus et autres camions sur le marché des transports. Le système de transport dit informel, illégal et clandestin, qui opère dans la plupart des villes africaines est indexé, comme étant le principal diffuseur de la maladie dans les pays, car assurant des liaisons interurbaines et interrégionales qui empruntent souvent des voies détournées, « à l'abri de la surveillance routière », pour décloisonner la plupart des communautés. Sur ce point C.S Wade (2020) rapporte un article de presse sénégalaise décriant plus spécifiquement l'avènement d' « *une mafia de transporteurs et de conducteurs de motos Jakarta est en train d'infecter tout le pays* ». Et dans une Afrique conquise par ce mode de transport, tous les témoignages et explications convergent sur la responsabilité des agents de sécurité et des autorités locales, dans ce trafic. Ces acteurs jouent, en effet, un rôle facilitateur du fonctionnement des circuits non conventionnels ou par la délivrance d'autorisations à des non ayant-droits, alors qu'ils sont chargés de la surveillance de l'application des mesures sanitaires ainsi que du contrôle de l'authenticité des documents.

La conjoncture sanitaire fait bouger les frontières infra métropolitaines. Les postes de péages comme les corridors deviennent des lignes, érigées en points de contrôle de l'application des interdictions d'entrée et de sortie de personnes autour des capitales. Les transporteurs développent ici et là des stratégies d'adaptation, d'après cet exemple de Jogo, un transporteur abidjanais, desservant plusieurs villes satellites d'Abidjan (enquête, juin 2021). La multiplication des rotations fut une solution de recours dans la corporation. « *Jusqu'à la fin des limitations à cause de la Covid, les chauffeurs descendaient les passagers à la limite d'Abidjan, d'où ils étaient pris en charge par d'autres véhicules* » de son parc. « *Cela n'a pas été facile, soupire-t-il, parce qu'il fallait jongler pour être présent sur toutes les lignes. Les contrôles et les fouilles compliquaient les choses, mais on finissait par trouver des arrangements* ». Des transporteurs-routiers de plus en plus rares, des difficultés d'accès à leurs fournisseurs, limitent les marges de manœuvre des commerçants contraints de décomposer leur trajet et de recourir à un choix multimodal, entre marche à pied, moto taxi, puis véhicules pour relier les sites d'approvisionnement et les marchés de commercialisation (A. S. Ondo-Azi, 2020). Transporteurs et usagers s'adaptent ainsi aux restrictions, y compris dans les villes. Dans les agglomérations urbaines où les systèmes de transports sont chaotiques et hétéroclites, les usagers-confrontés aux heures de couvre-feu, déjouent les consignes et gestes barrières de distanciation sociale ; la seule marge à leurs yeux étant de s'entasser dans les moyens de transports collectifs pour rallier les banlieues.

En fait, de Maputo à Dakar et Lomé, ou encore à Douala, tous les acteurs du secteur mais aussi les usagers s'interrogent-ils sur la cohérence d'un couvre-feu quand celui-ci n'est pas suivi d'un plan d'accompagnement dans les transports. Ils jaugent ainsi les conséquences de l'établissement des frontières et des mesures de contrôle, en explorant les possibilités de pérenniser les nouvelles, de les diffuser.

Ces pratiques de contournement ou de résistance, selon les cas, renvoient à différentes explications. D'abord le schéma de représentation de la pathologie dans les sociétés notamment africaines, acquises à l'idée d'une maladie importée, une maladie de riches. Et, dans une posture de défiance, une part de l'opinion populaire sous le couvert de l'humour, demeure attachée à l'idée selon laquelle «[le] *microbe ne tue pas Africain* » (entendez est résilient). Par-delà les formules de défiance, et les différentes formes de résistances aux mesures sanitaires, le numérique s'impose comme un outil de maintien des liens sociaux, d'une part, et de construction innovant les rapports économiques transfrontaliers d'autre part , atténuant ainsi les effets du confinement.

Par ailleurs, certains dispositifs sont hors de portée du plus grand nombre, en raison de leurs coûts (G. A. Yassi, 2020), grevés des inégalités territoriales, plutôt profitables aux métropoles mondialisées (S. Sassen, 2004), riches de leurs capacités d'attraction.

3-2-Le numérique, ou les NTIC, la parade à la distance et à l'isolement

Le numérique s'invite dans la gestion de la pandémie, dès l'aube de son apparition. Déjà présent dans la vie sociale économique des pays, il en est devenu un élément structurant, avec le confinement. La téléphonie mobile accentue son emprise générale dans un continent où elle demeure le moyen de communication le plus répandu et inégalé. Il est le support des documents sanitaires de voyage et ses différents outils continuent d'assurer aussi les transferts et transactions financiers. C. T. Msoka (2020) relate cet apport de la téléphonie à partir d'un exemple tanzanien: «*thanks to technology, people can support the bereaved by sending money via cell phones and smart phones. COVID-19 has changed practices in ways which were not even imagined*». Des Etats ont même franchi le pas pour faire de la téléphonie mobile, un outil de leurs relations avec leurs administrés. Ainsi, pendant le confinement, l'Etat togolais a opté pour le versement par téléphonie mobile, le paiement d'une aide de 12250 CFA mensuels, à un demi-million de citoyens (C. Gouverneur, 2020). La messagerie numérique via l'Internet et les nombreuses applications telles que WhatsApp, et une forte consommation des médias (TV, films, radio, etc.), permettent la diffusion des communications sur la pandémie au niveau local, national et international. Les interactions y transitent également. Tous les acteurs de l'économie mondiale, à commencer par la Banque mondiale, vantent sans relâche ses atouts, et incitent les Etats, les entreprises et les acteurs sociaux à se doter de politiques en la matière et à les mettre en œuvre[11]. Le numérique représente une opportunité pour les Etats, surtout pendant la crise, pour en suivre l'évolution. Le Mozambique s'est ainsi doté de plateformes d'information sur la Covid-19, en plus de celle lancée par le ministère de la Santé, pour l'auto-évaluation du risque et l'identification des zones de propagation du Coronavirus dans le pays.

Le numérique, profitant de la crise sanitaire, tel un conquérant, gagne de plus en plus de domaines, afin de s'accommoder des nouvelles frontières de la globalisation. Son essor atteint ainsi de nombreuses institutions nationales qui, à la suite des entreprises de droit privé, l'intègrent dans leurs canaux de communication et de relation avec les usagers, tous domaines et secteurs confondus : éducation, santé, cadastre, eau, électricité, etc. Les régies financières et l'administration fiscale s'adressent de plus en plus aux usagers et aux contribuables et collectent ainsi les impôts. Dans un autre registre, celui des déplacements, et aux différentes phases de leur préparation, la plupart des institutions et organismes invitent désormais à visiter leurs sites pour y consulter et renseigner des documents y afférents. Différents auteurs analysent sa

[11] Voir l'article de Cédric Gouverneur dans Afrique Magazine, N°410, novembre 2020, pp 30-36.

pénétration dans la chaine de production et de distribution des sphères de l'artisanat. Les commerçants et artisans, traitent autant avec des fournisseurs que des clients, soit sur les plateformes, soit et surtout par la téléphonie mobile. Les cours en ligne disposent de supports variés, dont les médias nationaux notamment la radio et la télévision, mais aussi les réseaux sociaux. Les effets de la fermeture des écoles s'en trouvent réduits, même chez les détracteurs et autres résistants au tout numérique ou ceux qu'il rebute, sans détruire les frontières de la fracture sociale. Les incitations à la réorganisation du travail, et dans ce cadre, la mise en œuvre du télétravail et des visioconférences, permettent d'assurer la continuité du fonctionnement des entreprises et des services, etc. En dehors des secteurs hospitaliers, de surveillance et de sécurisation des frontières qui se trouvent déplacées, le numérique fusionne ainsi l'espace de vie et d'activité, réorganise les flux et leur chronogramme ; elle réduit d'autant les mobilités physiques et leurs charges singulières. La Covid-19 dynamise ainsi les NTIC en élargissant ses domaines d'actions.

Cette évolution laisse entrevoir des inégalités d'accès et d'appropriation du numérique, qui revient dans la littérature comme des signes d'un illectronisme[12] et d'une fracture dans ce domaine (B. Mvé Ondo, 2005). La Banque Mondiale (2020) admet et déplore cette fracture numérique caractérisée de l'Afrique. Aussi la lutte contre cette fracture numérique préoccupe-t-elle de nombreux analystes, lesquels invitent les sociétés à s'ouvrir aux TIC afin de décloisonner et partager le savoir, pour l'avènement d'une culture numérique (A. S. Fall, 2017). Mais une telle évolution n'est possible, que soient levés bien des préalables que la littérature passe en revue, pour pointer en tête la volonté politique des Etats africains. En effet, le numérique a de multiples exigences naturelles. Celles-ci sont d'ordre budgétaire, pour le financement des infrastructures de base, en équipements et logistique (licence pour les logiciels) ; elles relèvent aussi du registre des compétences en information, des compétences transférables et des compétences en TIC. La notion de « compétences en information » désigne la capacité à rassembler, traiter et diffuser les informations, tandis que la notion de « compétences transférables » désigne les compétences applicables dans des contextes divers, complexes et changeants (L.C. Van Jaarsveldt et J.S Wessels, 2015). En somme, il s'agit de mettre le numérique à portée de ses usagers potentiels. A. Manso (2021) analyse, dans un exemple du système de

---

[12] Voir Myriam Dubertrand *Le Monde*, jeudi 22 juin 2022, p. 20 « qualité de vie au travail : les entreprises s'attaquent à l'illectronisme ».

formation mozambicain, comment les infrastructures éclectiques constituent une barrière à la connexion, et ainsi à l'utilisation du numérique comme support, tant dans l'enseignement que la recherche. Cet exemple est caractéristique dans la plupart des pays d'Afrique, comme le sont les réflexes politiques de censures numériques, qui dénotent d'un déficit démocratique préjudiciable à la promotion et diffusion « d'une culture numérique, [ ] partie de ces attributs attendus des travailleurs dans le monde du travail » (Ungerer, 2012, cité par A. Manso, 2021).

Dans ce contexte marqué par l'emprise croissante et accélérée du numérique, les pays africains ne peuvent plus jouer les spectateurs, dans les débats et controverses sur la souveraineté numérique qui postule le contrôle d'un domaine stratégique comme levier de la souveraineté des Etats. Et les alertes et prises de position sur les stratégies se font entendre ailleurs, sans jurer au repli impensable dans un monde où les devenirs sont encore plus interdépendants (P. Bellanger, 2012). La crise sanitaire liée à la Covid en constitue une preuve saisissante.

3-3-La Covid 19, un accélérateur ou générateur d'interaction et de coopération ?

La crise de la Covid fait ressortir plus explicitement les problèmes de gouvernance institutionnelle « d'une planète uniforme », indifféremment des domaines. L'unité des mesures pour contenir la pandémie trébuche, en effet, sur les réalités de terrains aussi divers que l'espace européen, le continent africain, les sous-continents américains ou encore ceux de la péninsule indopakistanaise, etc., par-delà les objectifs partagés, à savoir : prévenir l'effondrement économique, réduire les risques d'extension de la pauvreté ou d'accentuation des vulnérabilités socio-spatiales. Ici et là, à l'initiative des gouvernements, ont fleuri des dispositifs incitatifs et de soutien aux activités, des allocations ciblées sur des groupes sociaux précaires et vulnérables. Les conditions de mise en œuvre de ces mesures, dépassent cependant et souvent, les seules capacités des décideurs, pour mobiliser des acteurs composites, aux échelles nationale et internationale. Survient alors, pour les autorités confrontées à la gestion de la pandémie, le choix du mode de gouvernance, ouvert et capable de fédérer les intérêts spécifiques autour d'un seul et même agenda, celui de la lutte contre la pandémie.

D'abord aux échelles nationales, la mobilisation des acteurs sociaux est à géométrie variable. J.B. Ettien (2020) cite l'exemple de la mobilisation des entreprises et industries locales, en Côte d'Ivoire, qui firent « de nombreux dons en nature et en espèces » pour aider le gouvernement dans sa gestion de la crise sanitaire. De nombreux gouvernements réactivent des dispositifs sommeillants ; ils en inventent, ou redonnent vie à des mécanismes, non sans légitimer des organismes en panne de fonctionnement. Citons l'exemple du Conseil National de Sécurité (CNS) ivoirien en sa première réunion de crise (16 mars 2020), présidée par le chef de l'Etat. Le Gabon en fait de même en remettant en selle ses comités départementaux de lutte contre les épidémies (A.S Ondo-Azi, *Ibid*). La cellule gabonaise de veille de l'Institut d'Épidémiologie et de Lutte contre les Endémies (IELE) et d'autres équipes du Ministère de la Santé s'activent dans des campagnes de sensibilisation de la population dès février 2020[13].

Une floraison de comités nationaux de riposte associant des scientifiques et des médecins, s'empare de certains pays, comme au Bénin et au Mali. Dans ce dernier pays, une commission scientifique assiste le Fonds national de lutte contre la Covid-19, en qualité de structure de conseil auprès du gouvernement sur les mesures à prendre (A. Dabo, 2020). La recherche scientifique retrouve dans ce cadre son utilité sociale, comme dans cet exemple de l'université Zambèze au Mozambique. Elue pour mettre en œuvre la recherche universitaire sur la Covid-19, elle mobilisa un panel de chercheurs et d'universitaires de vingt pays du continent autour d'un projet international sur les changements de comportements et habitudes alimentaires face à la pandémie. Le renforcement en équipements des laboratoires grimpe au rang des urgences, pour les besoins du dépistage de la Covid-19. A l'initiative des Etats, des structures ad hoc représentant un cadre d'échanges et de collaboration entre différents experts censés jouer de leur complémentarité pour lutter contre la pandémie.

En revanche, l'implication des collectivités décentralisées semble imperceptible, dans un continent pourtant acquis à la décentralisation et à l'émergence d'institutions et d'acteurs de la gouvernance territoriale. Des observateurs notent l'absence de ces acteurs infranationaux de la gouvernance territoriale, dans la gestion de la crise sanitaire y compris dans leurs aires de compétence. Les Etats s'arrogent ainsi le monopole de cette gestion et des ressources mobilisables, manifestant en cela leur pouvoir

[13] Des cas isolés et spectaculaires de contributions sont signalées, parfois initiatives personnelles de chefs d'Etat, et sous la forme de fonds spécial pour la riposte contre la Covid-19 : Mali, Gabon, Voir A. Yapi-Diahou, 2020.

souverain sur les composantes du territoire national en ce temps de guerre contre la Covid-19. Par ce jeu, des instances se sentent tenues à l'écart de leurs administrés et certains paraissent alors dessaisis de leur mission.

J. B. Ettien (2020) voit dans cette polarisation, un défaut de gestion participative des dons par les pouvoirs publics au sens d'une implication des populations, en particulier dans les communes du district d'Abidjan. Il note par ailleurs la mise à l'écart des ONG nationales et internationales dans le recensement des couches défavorisées et la distribution des vivres, à un moment pourtant propice à l'implication des composantes de la nébuleuse société civile. Surtout celles qui, sur la liste de ces organisations, de la Croix Rouge au Programme Alimentaire Mondial (PAM), et autres CARITAS, capitalisent une expérience dans la gestion des urgences humanitaires.

Quand les Etats jouent le jeu de la participation, comme au Gabon, les collectivités locales, départementales et provinciales, sont reléguées dans une mission de relayer des informations et de la communication gouvernementales auprès des populations.

Les interactions avec la communauté internationale sont symptomatiques de la dépendance des différents Etats, quels que soient les continents. Loin d'avoir baissé le rideau, cette communauté vole au secours du système de santé, avec des effets de rupture et de reconfiguration des espaces et des frontières, comme dans les crises socio-politiques et armées. En première ligne du système de santé, l'OMS s'active et se fait concepteur et promoteur des mesures sanitaires, et du dispositif Covax, symbole de la solidarité internationale contre la Covid-19 (mais aussi les décès liés à des maladies chroniques). La Côte d'Ivoire (600 000 doses de vaccins) et le Ghana (505 000 de doses) furent les premiers élus de ce pari de 90 millions de doses initiales (sur une prévision de 600 millions de doses de vaccins en fin 2021) pour l'Afrique. Aux Etats de les adapter à leur contexte spécifique. Toutes les mesures gouvernementales s'alignent sur ses recommandations et prescriptions sur l'établissement de barrières sociales et physiques et spatiales, comme moyen de freiner la pandémie et d'endiguer les décès.

La livraison des masques, premier équipement de protection promu, dont la Chine polarise la fabrication, conduit à une ouverture en pointillé des frontières. Plus tard, ce sont les vaccins qui forcent à ce mouvement, alors que les pourvoyeurs sont aussi les « exportateurs » du virus. Les institutions financières, à commencer par la Banque Mondiale et le Fonds

Monétaire International, révisent agendas et plans et assouplissent même les critères d'accès à leur guichet, à condition sans doute, pour les candidats, de rester dans la sphère de la santé. La Banque Mondiale abonde ainsi les budgets de nombreux pays par des prêts qui permettraient aux Etats de souscrire aux exigences financières des mesures anti-Covid et autres pathologies : le Bénin, le Mozambique, le Sénégal et de nombreux autres pays furent ainsi élus aux guichets. Ces appuis viennent en complément des aides déjà accordées, dans le cadre de projets antérieurs, comme au Sénégal où cette aide contribua à la mise en œuvre d'un Projet de renforcement des systèmes régionaux de surveillance des maladies (REDISSE III), destiné à soutenir le plan national de riposte au coronavirus.

La présence d'acteurs nombreux et variés au chevet des Etats fut indispensable à la lutte contre la pandémie et l'atténuation de ses effets. Cette aide conditionna la levée des barrières sanitaires ainsi que la mise en veilleuse des frontières définissant les territoires de souveraineté à différentes échelles institutionnelles des pouvoirs.

Conclusion

La pandémie de la Covid-19 et son expansion mondiale mettent en évidence ses enjeux géopolitiques et donc territoriaux. Des continents aux campagnes représentants constitutifs des territoires sous influence de pouvoirs multisitués, la Covid-19 témoigne une insensibilité caractérisée à la cartographie politique, qu'elles qu'en soient les échelles d'observation et d'analyse. Et son emprise est indifférente des souverainetés traduites ou inscrites dans les limites territoriales admises dans le cadre des conventions internationales et ou d'arbitrages politiques nationaux. Dans les frontières qu'elle balaie ainsi, la Covid-19 ne renvoie aucun signe de ségrégation des sociétés, pas plus que n'y parait sa pression sociale et économique. Aussi l'universalité des mesures visant à limiter la propagation de la pandémie, à circonscrire ses effets multidimensionnels, trouve-t-elle autant sa pertinence que sa justification. Tous les segments analyseurs du fonctionnement des sociétés et leurs emprises territoriales sont secoués, quelles que soient les échelles. La fluidité des mouvements et des échanges se trouve ralentie, parfois bloquée. Eléments majeurs d'intégration à la mondialisation, les villes et surtout les métropoles sont des placées sous cloche. Les effets n'ont pas tardé à suivre sur les plans économique, social et sur les réseaux de sociabilité. Ses révélations non plus. A l'intérieur des frontières, et dans les sociétés tétanisées, le chambardement est sans limite. Avec les confinements plus ou moins suivis, des ajustements locaux ont pu voir le jour ; ces derniers dénotent une modification des habitudes dans le champ relationnel, en milieu familial, professionnel, social et économique. La Covid-19 met en perspective clairement les problématiques de l'aménagement, du développement, et de la gouvernance publique des Etats.

La crise sanitaire est révélatrice de l'interdépendance, des déséquilibres aux multiples facettes, et interroge les conditions d'un retour à une organisation plus équilibrée des économies. Pour l'Afrique, cette pandémie représente une fois encore une occasion pour questionner son modèle économique et social, et sans doute d'explorer ou d'inventer des modèles alternatifs d'une organisation de production adossée à la recherche d'un équilibre des territoires, des ressources et capacités, etc. Est-ce l'occasion d'esquisser des politiques volontaristes de mise au régime des « mammouths » démographiques, devenus ainsi par l'effet des fortes concentrations d'activités économiques, de captations des investissements d'infrastructures, et terres de « confiscation » de pouvoirs ? Les soutiens aux acteurs économiques ne gagneraient-ils pas à être pérennisés (au lieu d'être des variables d'ajustement) avec des ajustements en lien avec l'environnement d'une part et des conjonctures de l'autre. De telles mesures devraient être ouvertes, sans discrimination, à l'économie réelle dont les entreprises du secteur dit informel. La conscience du rôle de la recherche et son décloisonnement, tant disciplinaire que sectoriel aussi semblent rêvés, et le passage aux actes quant à la gouvernance de ce secteur, soulève ici et là des impatiences. Il y va de la compréhension des sociétés, de leur résilience. Sans repli mais dans une ouverture plus large et mobilisatrice des forces sociales et des outils technologiques maitrisés.

Le temps de la Covid-19 et la crise sanitaire réintroduisent les réflexions sur les modèles de développement, les types de solidarités et les standards de production et de régulation sociale et territoriale. La solidarité des territoires suggère la coordination, non seulement dans le choix des mesures, mais aussi les conditions de leur mise en œuvre, y compris celle de nature calendaire. Des regrets de la nature de ceux de la Banque Africaine de Développement sur une absence de coordination de la réouverture des frontières, surtout terrestres, peuvent être audibles. La tempête de la pandémie convie à la réflexion sur les modes de gouvernance des crises sanitaires de la nature de l'ampleur de la Covid, dans un continent gagné par les politiques de décentralisation et l'avènement d'institutions infranationales, sans oublier ni négliger les communautés économiques régionales.

Références bibliographiques

BANQUE AFRICAINE DE DEVELOPPENT, 2020, *Perspectives économiques en Afrique dans le contexte de la Covid-19*, Abidjan, BAD, 122 p.

BANQUE MONDIALE, 2020, *Evaluation de l'impact économique du Covid-19 et des réponses politiques en Afrique subsaharienne,* Rapport du Bureau de l'économiste en chef de la région Afrique, 136 p.

BAUDET Thierry, 2015, *Indispensables frontières*, Paris, éditions du Toucan, 583 p.

BELLANGER, Pierre, 2012, « De la souveraineté numérique », In *le Débat*, 2012/3, n° 170, pp. 149-159.

COLL Jean-Luc et GUIBBERT Jean-Jacques, 2005 (dir.), *L'aménagement au défi de la décentralisation en Afrique de l'ouest*, Toulouse, PUM, 305 p.

DABO Abdoulaye, 2020, « Echo de la Covid-19 dans la cité malienne », In Yapi-Diahou Alphonse., Cahier« *COVID 19 au quotidien. Témoignages et questionnements en Afrique subsaharienne* », CCSD, Cnrs : https://hal-univ-paris8.archives-ouvertes.fr/hal-02859844, pp 10-14.

DEBRIE Jean., STECK Benjamin, 2001, « L'enclavement, réévaluation théorique et application à l'Afrique de l'ouest », In *L'Espace géographique*, 2001, 1 tome 30 pp. 26-36

DURUFLE Gilles, 1990, *L'ajustement structurel en Afrique*, Paris, Karthala, 205 p .

ETTIEN Jean-Baptiste, 2020, « La Côte d'Ivoire dans la gouvernance de la crise sanitaire de la Covid-19 », In Yapi-Diahou Alphonse, 2020 (Coord), Cahier« *COVID 19 au quotidien. Témoignages et questionnements en Afrique subsaharienne* », CCSD, Cnrs : https://hal-univ-paris8.archives-ouvertes.fr/hal-02859844, pp 19-25.

FALL Abdou Salam, 2017, « La gouvernance universitaire, une expérience africaine », Dakar, Codesria, 218 p.

GNAMMON-ADIKO Agnès, 2020, « Les rites funéraires à l'épreuve de la Covid-19 dans un village intra-urbain à Abidjan », In Yapi-Diahou Alphonse, 2020 (Coord), Cahier« *COVID 19 au quotidien. Témoignages et questionnements en Afrique subsaharienne* », CCSD, Cnrs : https://hal-univ-paris8.archives-ouvertes.fr/hal-02859844, pp 27-32.

GUIGMA Léandre, 2020, « Leçon de résilience d'un non loti de Ouagadougou face à la Covid-19 » In Yapi-Diahou Alphonse, 2020 (Coord), Cahier« *COVID 19 au quotidien. Témoignages et questionnements en Afrique subsaharienne* », CCSD, Cnrs : https://hal-univ-paris8.archives-ouvertes.fr/hal-02859844, pp. 33-41

IGUE John Ogunsola, 1995, *Le territoire et l'Etat en Afrique de l'Ouest*, Paris, Karthala, 277 p.

KIETTYETTA Jean Yves, 2020, « Les transports publics et les marchés face aux mesures-barrières contre la covid-19 à Ouagadougou: l'impossible compatibilité ? », In Yapi-Diahou Alphonse. (2020) (Coord), Cahier« *COVID 19 au quotidien. Témoignages et questionnements en Afrique subsaharienne* », CCSD, Cnrs : https://hal-univ-paris8.archives-ouvertes.fr/hal-02859844, pp 43-48.

KOFFI-DIDIA Adjoba Marthe, YAPI-DIAHOU Alphonse, 2018, « Quand la ville nourrit le village : une géographie inversée des rapports ville campagne au sud du Sahara », In Sanjuan T. Lesourd M. Tallet B. (dir.) : *Tropique, développement et mondialisation*, Paris, l'Harmattan, pp. 85-97

KOFFI-DIDIA Adjoba Marthe, 2020, « Mon cahier *COVID 19 au quotidien* : « Coronavirus quand tu nous tiens ! » In YAPI-DIAHOU Alphonse. (2020) (Coord), Cahier« *COVID 19 au quotidien. Témoignages et questionnements en Afrique subsaharienne* », CCSD, Cnrs : https://hal-univ-paris8.archives-ouvertes.fr/hal-02859844, pp 49-56.

MACABA BAZAGARI Adélaïde Maria, 2020, « Le Mozambique face à la COVID-19 », In YAPI-DIAHOU Alphonse, 2020, (Coord), Cahier« *COVID 19 au quotidien. Témoignages et questionnements en Afrique subsaharienne* », CCSD, Cnrs: https://hal-univ-paris8.archives-ouvertes.fr/hal-02859844 pp.57-68

MANSO Ana Paula F., 2021, *L'internationalisation des universités : histoire, enjeux, perspectives. Le cas de l'Université Pédagogique du Maputo – Mozambique*, université Paris 8, 326 p.

MSOKA Colman Titus, 2020, « COVID-19 and Everyday Life in Tanzania: How Has the Pandemic Changed Common Practices in Dar es Salaam City? », In Yapi-Diahou Alphonse, 2020, (Coord), Cahier « *COVID 19 au quotidien. Témoignages et questionnements en Afrique subsaharienne* », CCSD, Cnrs: https://hal-univ-paris8.archives-ouvertes.fr/hal-02859844, pp 69_78.

MVE ONDO Bonaventure, 2005, *Afrique : la fracture scientifique*, Paris, Futuribles,

ONDO-AZI Alain Serge 2020, « Les défis de l'approvisionnement en produits alimentaires au Gabon pendant la pandémie de la Covid-19 : cas de la ville de Libreville », In Yapi-Diahou Alphonse. (2020) (Coord), Cahier « *COVID 19 au quotidien. Témoignages et questionnements en Afrique subsaharienne* », CCSD, Cnrs : https://hal-univ-paris8.archives-ouvertes.fr/hal-02859844, pp 79-88.

PIERMAY Jean-Luc., 2020, « Entre urbain et rural : une frontière majeure de l'Afrique d'aujourd'hui », In Wade Cheikh Samba. et Yapi-Diahou Alphonse, 2020 (dir) : *Revisiter les relations villes-campagnes dans une Afrique plus urbaine*, Hommages, reconnaissance et témoignages à Cheikh Sarr, Dakar, Presse universitaire de Dakar, pp. 63-77

SASSEN Saskia, 2004, « Introduire le concept de ville globale », In *Presse de sciences Po* 2004/3 n°15, pp 9-23.

SEMMOUD Bouziane, 2009 (dir), *Mers, détroits et littoraux : charnières ou frontières des territoires ?* Paris, L'Harmattan, 413 p.

VAN JAARSVELDT Liza Ceciel & WESSELS Jacobus S., 2015, « Information technology competence in undergraduate Public Administration curricula at South African universities», In *International Review of Administrative Sciences*), pp. 1-18

WADE Cheikh Samba, 2020, « La COVID-19 au Sénégal : Perceptions et gouvernance », In Yapi-Diahou Alphonse, 2020, (Coord), Cahier « *COVID 19 au quotidien. Témoignages et questionnements en Afrique subsaharienne* », CCSD, Cnrs : https://hal-univ-paris8.archives-ouvertes.fr/hal-02859844, pp 89-96.

YAPI-DIAHOU Alphonse, 2020 (Coord), Cahier « *COVID 19 au quotidien. Témoignages et questionnements en Afrique subsaharienne* », CCSD, Cnrs : https://hal-univ-paris8.archives-ouvertes.fr/hal-02859844.

YASSI Gilbert Assi, 2020, « Quand le masque devient un révélateur des inégalités sociales en contexte de Covid-19 à Abidjan », In Yapi-Diahou Alphonse, 2020 (Coord), Cahier « *COVID 19 au quotidien. Témoignages et questionnements en Afrique subsaharienne* », CCSD, Cnrs : https://hal-univ-paris8.archives-ouvertes.fr/hal-02859844, pp 109-118.

LES TERRITOIRES FACE A LA PANDEMIE DE LA COVID-19 : COMPRENDRE LE PROCESSUS DE CONSTRUCTION DE L'ESPACE DE CETTE EPIDEMIE AU SENEGAL

Ibrahima Sy

Résumé

Le monde entier a été bouleversé par l'avènement de la pandémie de la COVID-19 en Chine en décembre 2019. La diffusion de cette épidémie s'est accélérée avec le processus de mondialisation qui affecte différemment les territoires du monde. Pays intégré au système monde, le Sénégal a été affecté en mars 2020 de manière variable et très localisée par cette pandémie. Ainsi, la propagation de la pandémie dans ce pays révèle des territoires, surtout urbains, hyper-connectés aux différents réseaux d'échanges et à forte densité d'activité plus affectés par la transmission de la Covid-19. Cela démontre que si tous les territoires font face à l'épidémie, ils n'en réagissent pas de la même manière dans la diffusion de la maladie surtout dans le temps. Afin de cerner le processus et les mécanismes de construction de l'espace géographie de la transmission du virus au Sénégal, il a été mené une analyse de la dynamique spatio-temporelle des cas positifs provenant des données de surveillance épidémiologique du Ministère de la Santé et de l'Action Sociale (MSAS) pour la période de mars 2020 à février 2021. Les résultats de l'analyse des données sur la Covid-19 mettent en évidence une forte concentration de la transmission à l'Ouest, au Centre-Ouest et au Sud-Ouest du pays, notamment dans les centres urbains qui enregistrent plus de 70% des cas positifs. L'étude du processus de construction de l'espace géographique de transmission de l'épidémie sur le territoire national laisse présumer que les densités de population, les systèmes de mobilités, l'importance des lieux de rencontres communautaires, la non systématisation de l'observance des mesures barrières ainsi que le niveau de résilience du système de santé ont été identifiés comme facteurs de risque probables de propagation du virus.

Mots-clés : *Covid-19, épidémie, propagation, risque sanitaire, territoire, Sénégal*

The territories facing to the Covid-19 pandemic: understanding the process of constructing the space of this epidemic in Senegal

Abstract

The whole world was shaken by the advent of the COVID-19 pandemic in China in December 2019. The spread of this epidemic has accelerated with the process of globalisation, which affects the world's territories differently. As a country integrated into the global system, Senegal was affected in March 2020 in a variable and highly localised way by this pandemic. The spread of the pandemic in Senegal reveals that some areas, particularly urban areas, are hyper-connected to the various trade networks and are more densely populated than others, and are therefore more affected by the transmission of Covid-19. This shows that while all regions are coping with the epidemic, they are not reacting in the same way to the spread of the disease, especially over time. In order to identify the process and mechanisms of construction of the geographical space of virus transmission in Senegal, an analysis of the spatio-temporal dynamics of positive cases from epidemiological surveillance data from the Ministry of Health and Social Action (MSAS) for the period March 2020 to February 2021 was carried out. The results of the analysis of Covid-19 data show a high concentration of transmission in the west, centre-west and south-west of the country, particularly in urban centres, which account for more than 70% of positive cases. A study of the process by which the epidemic is being transmitted across the country suggests that population density, mobility patterns, the importance of community meeting places, the lack of systematic compliance with barrier measures, and the level of resilience of the healthcare system have been identified as likely risk factors for the spread of the virus.

Key words: *Covid-19, epidemic, spread, health risk, territory, Senegal*

Introduction

L'épidémie de Covid-19 a été notifiée en décembre 2019 dans la région de Wuhan en Chine et s'est diffusée très rapidement à l'ensemble de la planète au point d'être considérée comme l'une des pandémies les plus virulentes de l'histoire de l'humanité (OMS, 2020a). Cette pathologie émergente déclarée comme une urgence de santé publique internationale le 30 janvier 2020 puis reconnue comme pandémie en mars 2020 par l'Organisation Mondiale de la Santé (OMS) a bouleversé la dynamique de la mondialisation par les économies substituée à la crise sanitaire mondiale (OMS, 2020b). Au regard des inégalités de développement et de résilience face aux crises de tous ordres qui caractérisent le système-monde, la répartition de la pandémie de Covid-19 a montré de profondes disparités entre les pays et les territoires du monde où certains ont fonctionné comme les principaux foyers épidémiques de la maladie (Europe, Amérique) alors que d'autres apparaissent moins touchés (Afrique, Asie) (OCDE, 2020 ; P.L. Kabaka, 2020).

En effet, cette pandémie de Covid-19 qui a conduit au confinement des populations au sein de leurs territoires respectifs dans le but de limiter son expansion et de réduire les effets sur les systèmes de santé comporte bien des dimensions géographiques liées à une dynamique spatio-temporelle différenciée en fonction de l'application des mesures de restrictions sanitaires prises (V. Petit *et al.*, 2021). Malgré la fermeture des frontières aériennes et terrestres, les premières fractures spatiales se sont exprimées dès les manifestations initiales de la crise sanitaire et le virus s'est propagé rapidement de territoires en territoires dans des continents, pays et régions différents au gré de la dynamique des vecteurs et acteurs de la mondialisation. Ainsi, le processus de diffusion de la pandémie dans des territoires situés en dehors de son cadre d'émergence montre que les mesures de restrictions sanitaires (confinement, état d'urgence, couvre-feu, gestes barrières, mesures d'hygiène) mises en place par les différents Etats n'ont pas eu une réelle prise sur la dynamique de propagation rapide du coronavirus dans le temps et l'espace (Y. Zhang, 2020).

Au Sénégal, l'apparition de la pandémie a amené l'État à décréter l'état l'urgence le 23 mars 2020 lorsque le pays a enregistré 86 cas confirmés sur 1500 cas suspects et à prendre plusieurs mesures sanitaires drastiques qui devaient limiter ou circonscrire la propagation du virus dans son aire d'émergence, notamment Dakar (MSAS, 2020a). Les restrictions sanitaires mises en place concernent un confinement partiel (couvre-feu de 20h à 6h du matin), le respect des gestes barrières (distanciation sociale, port de masques, etc.) et le renforcement des mesures d'hygiène individuelles et collectives (lavage régulière des mains). En dépit de ces mesures barrières pour réduire la vitesse de la propagation de l'épidémie dans le pays, le virus s'est diffusé presque sur l'ensemble du territoire national avec toutefois des disparités spatiales très criantes entre régions, zones urbaines et rurales. Cela amène à se questionner sur le modèle de propagation de la pandémie dans l'espace et le temps ainsi que sur les facteurs de diffusion et les territoires exposés et vulnérables.

En utilisant les données désagrégées à différentes échelles spatiales (du district sanitaire à la région) produites par le Ministère de la Santé et de l'Action Sociale (MSAS) sur la propagation du coronavirus au Sénégal, le présent article cherche à analyser la résilience des territoires face à la pandémie de la Covid-19 afin de comprendre le processus de construction de l'espace de cette épidémie au Sénégal et les facteurs de diffusion de ce fléau mondial à travers une approche géographique (MSAS, 2021b). Pour analyser le processus de diffusion de cette pandémie au sein des territoires sénégalais depuis son apparition, la démarche méthodologique ainsi utilisée se fonde essentiellement sur les données de routine du MSAS renforcées par les résultats de l'analyse documentaire tirées de différentes publications scientifiques.

Une pandémie qui consacre une nouvelle forme de l'effacement des frontières

La pandémie de Covid-19 apparaît comme l'une des épidémies planétaires pouvant offrir une lecture territoriale de l'échelle globale à l'échelle locale avec des manifestations différenciées (J.F. Mattei, 2020). En effet, le terme de territoire peut être assimilé ici à un continent, un pays, une région, une ville, une commune ou une localité considérée comme des unités spatiales que s'approprient les individus et communautés et auxquelles elles s'identifient. L'interrogation sur les modes de propagation du virus dans ses phases préliminaires a mis en évidence l'importance des modes de transport dans la diffusion de la Covid-19, tout particulièrement du trafic aérien qui s'est avéré un vecteur extrêmement efficace de diffusion de la maladie d'un pays ou d'un continent à l'autre (Figure 1). Il n'était donc pas étonnant que des pays très ouverts ou des régions extrêmement urbanisées aient été touchés les premiers, en raison de la présence d'aéroports, vecteurs de transmission rapide de la pandémie (M. Simard, 2020).

Figure 1 : répartition des cas de Covid-19 selon les pays au début de la pandémie en mars 2020

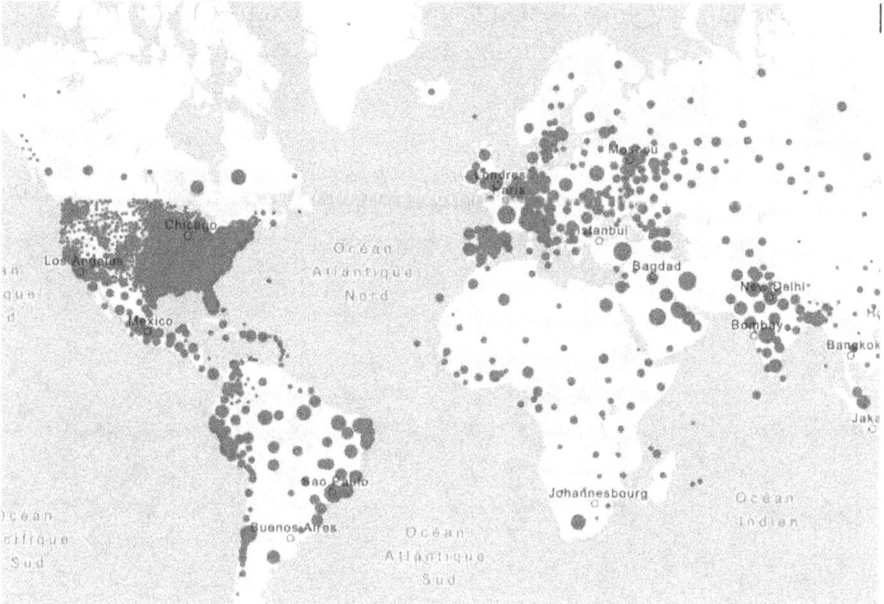

Source : Organisation Mondiale de la Santé (OMS) / Centre for Diseases Control (CDC), juin 2020

L'épidémie de la Covid-19 au cœur de la mondialisation considérée comme un phénomène de recomposition et de transformation de l'espace territorial perpétuel incontournable au point de vue sanitaire consacre l'effacement des frontières administratives et politiques favorisé par les vecteurs dont les avions qui assurent le transfert de personnes, de biens, d'idées et d'initiatives de continents en continents et de territoires en territoires (Figure 2). Dans un contexte d'une pandémie comme la Covid-19, les rapports entre le processus de mondialisation et la dynamique de construction de territoires s'appréhendent à travers les enjeux sanitaires.

L'organisation de vols de rapatriement de personnes de l'épicentre de la pandémie à Wuhan vers les pays développés (Europe et Amérique) a favorisé voire accéléré le processus de diffusion et de développement de multiples foyers dans des territoires d'un continent comme l'Afrique (OMS, 2020a). Le cataclysme provoqué par la Covid-19 matérialisé par l'intensité des interdépendances et échanges montre que le mécanisme de propagation de la pandémie est au cœur de la dialectique mondialisation et territoires. Les modes de transport dont les avions ont été considérés comme des diffuseurs du coronavirus avant que la propagation de la pandémie ne soit accélérée par d'autres facteurs comme les comportements et pratiques des humains (A. Courtemanche *et al.*, 2022). Ainsi, les taux largement maintenus dans le temps laissent entrevoir d'autres déterminants de diffusion que la seule proximité d'aéroports ou de gares vecteurs de transmission ultrarapide (OMS, 2020b ; V. Petit *et al.*, 2021).

Figure 2 : Distribution des vols de rapatriement de personnes à partir de pays européens déjà touchés

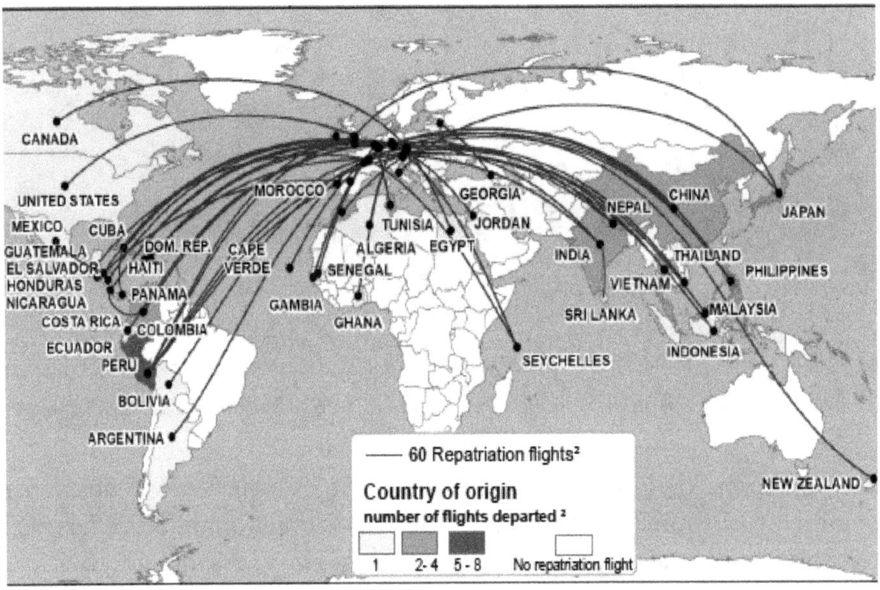

Source : Organisation Mondiale de la Santé (OMS) / Centre for Diseases Control (CDC), juin 2020

L'analyse du processus de diffusion du coronavirus à travers une lecture territoriale met en évidence une pandémie qui consacre l'effacement ou la remise en cause de la tangibilité des frontières avec la dynamique des vecteurs et acteurs de la mondialisation. Ainsi, la répartition géographique des foyers de transmission est à l'image de l'intensité du réseau de trafic aérien qui montre que les cas de Covid-19 sont plus élevés dans les pays où le trafic aérien est le plus élevé et dense (Figure 1 & 2). De la même manière, le nombre de cas faible enregistré dans les pays africains pourraient s'expliquer par un trafic aérien le moins important sur le continent (S. Baudet-Michel et al., 2021). De ce fait, la pandémie s'est propagée progressivement au sein des territoires au monde au gré de l'intensité du trafic aérien et s'est diffusée dans des pays comme le Sénégal.

En tant que virus émergent, la Covid-19 a contribué à mettre en évidence la dynamique de vulnérabilité des territoires qui amène à s'interroger sur la réalité des frontières mais également sur la matérialité de l'inscription spatiale et temporelle de la pandémie en analysant le processus de construction de l'espace de risque de la Covid-19 au Sénégal. Toutefois, les territoires de risque de Covid-19 présentent des profils différenciés en termes de cas positifs confirmés selon le respect des mesures barrières, les configurations spatiales et la densité des activités humaines (T. Liu et al., 2020).

La construction des territoires du risque de Covid-19 : spatialité et temporalité de l'épidémie au Sénégal

L'étude de la dynamique temporelle de la pandémie à son apparition au Sénégal montre que les territoires ont été successivement touchés par les différentes vagues de la Covid-19 correspondant à des événements particuliers ou à l'application de mesures barrières (MSAS, 2020a). L'évolution de l'épidémie a été marquée par une première vague de mars à septembre 2020 avec un nombre de cas positifs allant en moyenne de 100 à 700 personnes affectées par jour avant une baisse à partir du mois d'octobre 2020 correspondant à la saison des pluies (Figure 3). Une deuxième vague a été observée à partir de novembre 2020 avec une recrudescence très marquée des cas positifs. Durant cette deuxième vague étalée sur une période de novembre 2020 à février 2021, le nombre moyen de cas positifs s'établit de 1000 à 2500 personnes affectées par jour (MSAS, 2020b). La première vague qui s'est déroulée dans un contexte d'application de l'Etat d'urgence et des mesures de restrictions sanitaires est caractérisée par un nombre de cas positif de Covid-19 plus ou moins important que la deuxième marquée par un relâchement ou un contexte d'assouplissement conséquent des mesures de santé publique et de non-respect des gestes barrières par les populations.

Figure 3 : Nombre de cas positifs de Covid-19 au Sénégal de mars 2020 à mars 2021

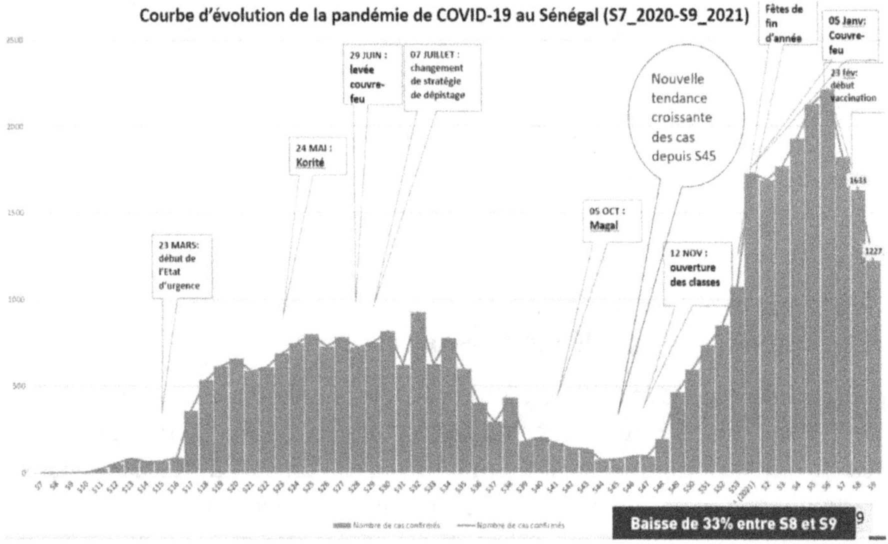

Source : Ministère de la Santé et de l'Action Sociale (MSAS), mars 2021

Entre les deux vagues de Covid-19, le système de santé avait pu contenir la propagation de la pandémie avec le concours de la saison des pluies dont des études ont démontré que l'humidité relative avait une incidence sur la dynamique et la virulence du coronavirus. Cette tendance a été confirmée par les données sanitaires du Ministère de la Santé et l'Action Sociale (MSAS) qui montrent que les taux de positivité les plus élevés sont observés de juin à juillet 2020 avec un cumul de près de 6700 cas et de janvier à février 2021 avec un cumul de 7900 cas.

Par ailleurs, la brutalité dans la propagation de la pandémie pour la deuxième vague à partir de novembre 2020 questionne aussi la transformation des systèmes de soins à travers les difficultés ou carences mises en lumière, les pratiques des populations en matière d'observance des mesures barrières et la levée des restrictions sanitaires qui réactive les mobilités quotidiennes internes ainsi que les circulations importantes entre régions.

L'analyse de la dynamique spatiale dessine une géographie des territoires de la pandémie de Covid-19 considérée comme une réalité construite qui met en évidence une pluralité des évolutions autour de trois épicentres et de foyers épidémiques dans les régions (V. Petit et al., 2021). Les premiers foyers ou territoires touchés au déclenchement en mars 2020 de l'épidémie sont Dakar, Thiès et Diourbel (Touba) interconnectés par réseau autoroutier qui représentent l'épicentre du coronavirus qui, en rapport avec le système de transport, la fréquence et l'intensité de la mobilité des personnes et des biens ont assuré la transmission du virus vers des foyers secondaires notamment Tivaouane, Mbour et Popenguine sur la petite côte au sud de Thiès, Kaolack sur l'axe Thiès-Tambacounda, et Saint-Louis qui prolonge l'axe Dakar-Tivaouane (D. Dione et al., 2022). Ensuite, on assiste à un début d'éclatement des cas communautaires et de multiplication des foyers de contamination avec un axe vers le Nord et un autre axe vers l'Est et le Sud dont les territoires atteints concernent Goudiry, Ziguinchor, Sédhiou, Kolda, Bignona, Vélingara, Kédougou, etc. poussant à s'interroger sur les dynamiques particulières au sein de ces espaces, les relations avec d'autres régions du pays et les interactions avec les pays frontaliers comme la Guinée et la Gambie (V. Petit *et al.*, 2021). Enfin, l'épidémie est marquée à partir de mai et juin 2020 par un renforcement des foyers existants dans le Nord-Ouest, l'Ouest, le Centre-Ouest, le Sud-Ouest, le Centre-Est et le Sud-Est avec un phénomène de continuum territorial par contiguïté spatiale sur l'axe Dakar-Touba-Matam, l'axe Saint-Louis-Ziguinchor et l'axe Kaolack, Tambacounda et Kédougou (K. Fall, 2020). Le constant éloquent qui semble se dégager au regard de la configuration spatiale des territoires de la Covid-19 au Sénégal est la concentration du plus grand nombre de cas positifs dans les zones à fortes densités de populations, d'activités et de trafic urbain (Dakar, Thiès, Mbour et Touba) et la dissémination de cas positifs plus ou moins importants le long et à proximité des grands axes routiers liée à la fréquence de mobilités et de déplacements interurbains. De ce point de vue, le processus de propagation semble suivre le réseau interconnecté des villes du pays considéré comme un facteur de diffusion de la pandémie.

La spatialité bien différenciée de la prévalence de la Covid-19 calculée sur une période de mars à septembre 2020 qui montre une inégale distribution géographique de l'épidémie entre les territoires au Sénégal. En effet, la région de Dakar représente le foyer épidémiologique de la maladie avec une prévalence de 25,3 pour 10000 habitants (Figure 4).

Figure 4 : Répartition spatiale de la prévalence du coronavirus pour 10000 habitants du 2 mars au 2 septembre 2020 au Sénégal

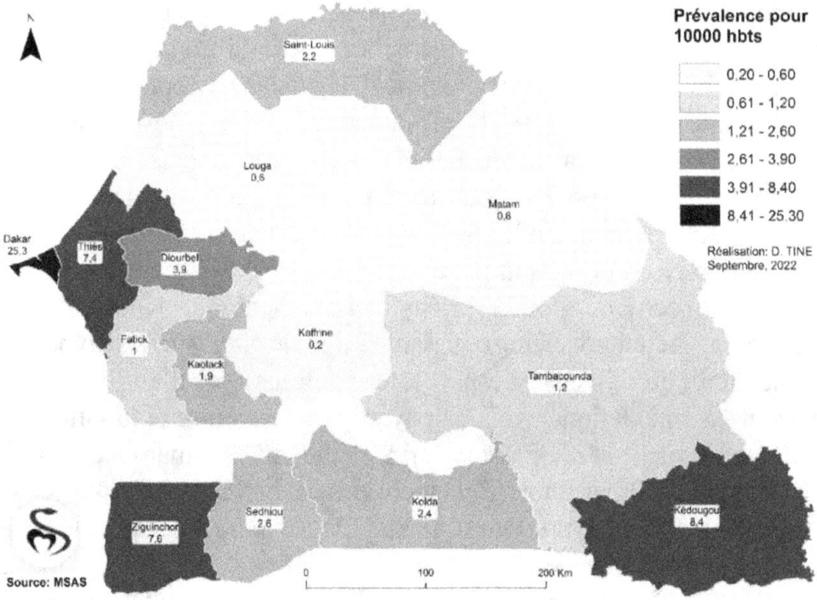

Source : Ministère de la Santé et de l'Action Sociale (MSAS), septembre 2020

Cette distribution s'élargit respectivement aux régions de Kédougou (8,7 pour 10000 habitants), Ziguinchor (7,6 pour 10000 habitants) et Thiès (7,4 pour 10000 habitants) qui représentent des épicentres secondaires de diffusion de la maladie (ANSD, 2020a). Pendant que Diourbel enregistre 3,9 pour 10000 habitants, des prévalences moins significatives sont observées à Fatick, Kaolack, Kolda, Sédhiou et Tambacounda. Toutefois, les régions de Louga, Kaffrine et Matam affichent des prévalences presque nulles (Figure 4).

Par conséquent, les taux de prévalence sont plus élevés à l'ouest, au centre-ouest, au sud-ouest et au sud-est du pays. Les déplacements massifs de personnes pendant les fêtes de Tabaski, les regroupements dans les marchés, les commerces, les lieux de culte, les rencontres communautaires (mariages, funérailles, baptêmes, etc.) et le non-respect des gestes barrières ont entrainé la croissance de la transmission dite communautaire entre juin et juillet 2020 avec quelques 1300 personnes infectées (K. Fall, 2020 ; V. Petit *et al,* 2021).

L'expression de la Covid-19 au Sénégal : une pathologie plus urbaine que rurale

Les zones urbaines du monde ont connu une exposition massive à la maladie et un taux de contamination, puis de mortalité, bien plus important que les autres territoires notamment ruraux. Les villes, plus particulièrement les grandes agglomérations, se sont rapidement révélées des foyers privilégiés pour la diffusion de la pandémie de Covid-19 (UN-HABITAT, 2020). L'analyse de l'évolution spatio-temporelle montre une inégale répartition du coronavirus au Sénégal avec de fortes variabilités de la transmission entre les territoires urbains et ceux ruraux (Figure 5).

Les différences en termes de densité apparaissent essentielles et tracent une délimitation nette entre les zones urbaines soumises aux vagues successives de développement des différents variants de Covid-19 et des zones rurales bien plus protégées en raison du faible volume de population et donc des opportunités plus limitées de contact et de contamination (ANSD, 2020b). Toutefois, la migration résidentielle limitée, abusivement qualifiée d'« exode urbain », s'est traduite par un bref déplacement massif, durant les confinements, des catégories urbaines les plus aisées vers les campagnes ou des villes de taille plus réduite, dans des résidences secondaires ou des locations temporaires, transportant ainsi avec elles le virus dans les milieux ruraux (V. *Petit et al.,* 2021).

Les territoires situés dans les bassins les plus urbanisés ou concentrant le plus grand nombre de centres urbains comme Dakar, Thiès, Mbour, Touba, Diourbel, Saint-Louis, Kaolack et Ziguinchor ont enregistrés le plus grand nombre de cas positifs de Covid-19. L'espace urbain de Dakar polarise près de 62% des cas positifs au coronavirus, suivie de la zone de Thiès (13%) avec 7 personnes infectées sur 10 résidant dans ces deux régions dotées d'une concentration de villes plus importante dans l'armature urbaine du pays. Les régions les moins urbanisées du pays comme Kédougou, Kolda, Sédhiou, Tambacounda, Kaffrine, Fatick, Matam, etc. restent les zones les moins infectées par le coronavirus. Ces dynamiques territoriales différenciées montrent que la diffusion de la pandémie est circonscrite autour des zones urbaines densément peuplées comme Dakar, Thiès, Mbour et Touba (Figure 5).

Figure 5 : Répartition des cas de Covid-19 selon les districts sanitaires en septembre 2020

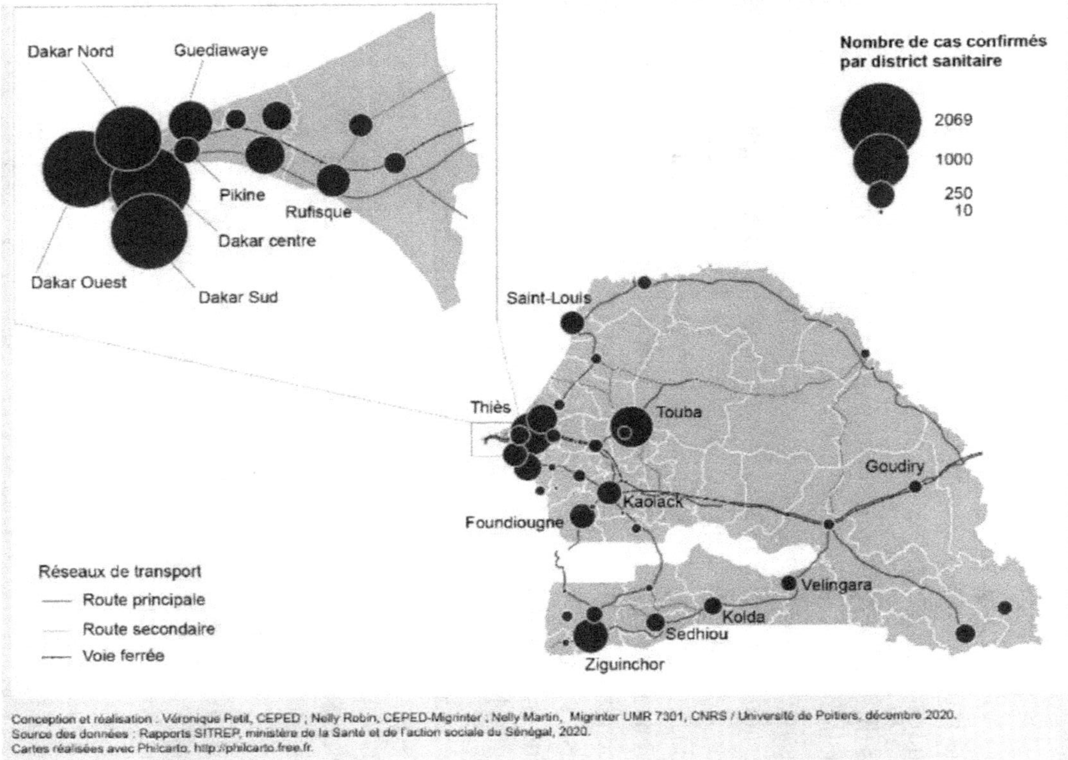

Source : V. Petit et al., 2021

Autant les différences entre territoires urbains et ruraux dans la transmission de la Covid-19 constituent une réalité immuable, autant il existe de grandes disparités intra-urbaines au sein de grandes agglomérations comme Dakar confirmant ainsi l'hypothèse que les espaces géographiques construits ne réagissent pas de la même manière face à l'épidémie du coronavirus. En effet, un indice de risque de propagation de la pandémie dans l'espace urbain dakarois a été construit sur la base d'un certain nombre de facteurs de diffusion de la maladie dont la proportion de personnes infectées dans un district selon les modes de transmission de la Covid-19 (importés, contacts et communautaires), la densité de population, la densité des infrastructures sanitaires, la densité des lieux de regroupement (commerces, marchés, établissements publics ou privés, gares routières, etc.), la densité du trafic routier, etc. Ainsi, les cartes des zones à risque résultent de la combinaison de tous ces facteurs identifiés qui considèrent quatre catégories de risque : un risque très fort, un risque fort, un risque modéré et un risque faible.

L'analyse de la dynamique de l'épidémie de Covid-19 à Dakar met en évidence des écarts importants entre les districts sanitaires avec un cumul de cas plus important à Dakar Nord (533 à 658 cas), Dakar Ouest, Dakar-Centre et Dakar Sud ((408 à 533 cas) où le risque de circulation du virus est le plus élevé avec une forte concentration des cas importés, cas contacts et cas communautaires. Aussi, un nombre élevé de cas de Covid-19 a été associé à un niveau de risque fort et très fort surtout dans les districts sanitaires des départements de Dakar, Pikine et Guédiawaye (Figure 6).

Figure 6 : Distribution spatiale des cas de Covid-19 selon les districts sanitaires et le niveau de risque lié aux différents modes de transmission à Dakar de mars 2020 à février 2021

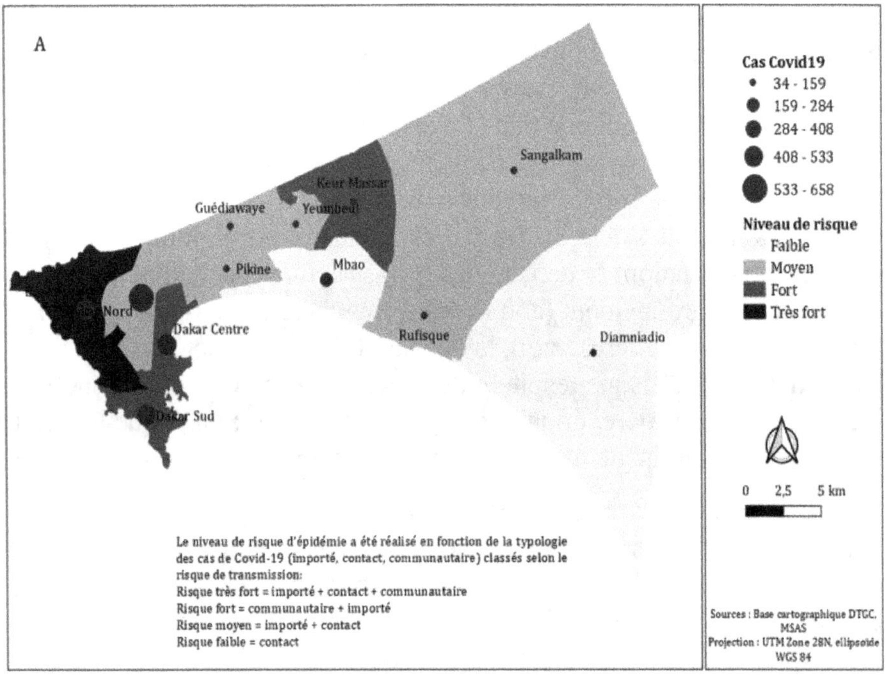

Source : Ministère de la Santé et de l'Action Soiciale (MSAS), février 2021

La distribution inégale des cas de Covid-19 entre les districts sanitaires situés dans les espaces urbains pourrait s'expliquer par une multitude de facteurs dont le phénomène de densités de population et de promiscuité, la concentration des lieux d'activités économiques dans certaines aires géographiques et l'intensité du réseau de trafic urbain rendant très difficile le respect strict des règles de distanciation physique (V. *Petit et al.,* 2021 ; L. Bourdeau-Lepage *et al.,* 2022). Le risque de propagation des cas de Covid-19 est plus élevé dans les districts sanitaires qui concentrent le plus grand nombre de facteurs de risque associés à la transmission de cette maladie. Ainsi, la concentration des aires de diffusion de la pandémie laisse transparaître un phénomène de contiguïté spatiale et de multipolarité dans le processus de propagation de la maladie qui questionne les configurations urbaines, le rapport à l'espace et au territoire ou la manière de penser ou de construire la ville sénégalaise au-delà les modèles d'aménagements urbains qui ne facilitent la gestion de crises sanitaires telle que la Covid-19 (Figure 7).

Figure 7 : Distribution spatiale des cas de Covid-19 selon les districts sanitaires et le niveau de risque lié à la concentration des facteurs de risque à Dakar de mars 2020 à février 2021

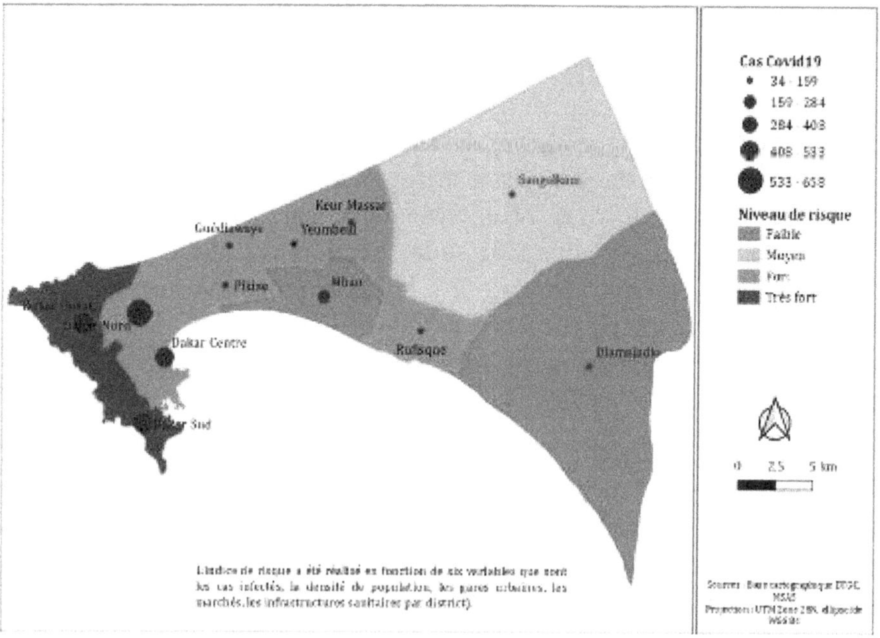

Source : Ministère de la Santé et de l'Action Soiciale (MSAS), février 2021

Une analyse des modèles de diffusion et de territorialisation de l'épidémie de Covid-19 au Sénégal

Le rythme assez rapide de la diffusion de l'épidémie à différentes échelles territoriales (région, district sanitaire et ville) au Sénégal permet aussi de questionner les processus, les espaces touchés et les sociabilités en lien avec les modalités et les conditions de l'apparition des maladies émergentes (N. Diagne, 2022). Cela amène à s'interroger sur la vulnérabilité et la résilience des communautés et du système de santé face à l'épidémie à travers une analyse de l'exposition, de la sensibilité et de la capacité de réponse en mettant en exergue les facteurs de risque environnementaux, sociaux, comportementaux et organisationnels (M. Gilbert *et al.*, 2020).

L'imputabilité des facteurs environnementaux n'est pas évidente à démontrer dans les modèles de propagation de la Covid-19 même si le climat et les écosystèmes sont certes impliqués dans l'émergence de la pathologie. Les vecteurs de propagation sont plus liés à des facteurs comportementaux et hygiéniques des personnes considérées comme les diffuseurs de l'épidémie. Il a ainsi été identifié deux modèles de diffusion et de territorialisation de l'épidémie de Covid-19 au Sénégal.

Le premier modèle est lié à la proximité géographique ou phénomène de contiguïté spatiale observée dans les zones urbaines du littoral et du Centre-Ouest. Dans ce premier modèle qui s'appuie sur la distance, les principaux facteurs considérés comme déterminants dans la diffusion de l'épidémie sont la densité de population et la promiscuité domiciliaire, la densité des activités dans les lieux de regroupement et les espaces de vie, l'absence ou manque de dispositifs d'eau potable dans les domaines et lieux publics, l'intensité du trafic et des mobilités et de la fréquence des déplacements de populations et la contamination des surfaces environnementales et des objets d'usages dans les espaces de vie et lieux partagés, l'efficacité et l'opérationnalité du dispositif de prise en charge des cas positifs selon les districts sanitaires, etc. (M. Bâ et M. Diop, 2020).

Le deuxième modèle déterminé par les aspects socio-culturels est largement dépendant des univers sociaux interconnectés surtout dans les territoires ruraux et périurbains du Nord-Est, du Centre-Est, Sud-Est et du Sud du pays où les rapports sociaux et les liens intercommunautaires ont été à l'origine de la circulation du virus facilitée par les facteurs dont le non-respect des gestes barrières et des mesures de restrictions administratives; la densité de la circulation de cas asymptomatiques ou cas communautaires et la multiplication des contacts inter-humains , la perception et la représentations de la maladie et de sa gravité, la faible capacité des districts sanitaires dans la prise en charge des cas positifs, etc. (G. Benjamin et K. Harouna, 2021).

Toutefois, il arrive que les deux modèles de diffusion de l'épidémie fondés sur des aspects spatiaux et socio-culturels soient interconnectés et imbriqués dès l'instant qu'il est souvent très difficile de dissocier le spatial et le social dans la dynamique de construction des territoires de risques sanitaires comme la Covid-19.

Conclusion

Cet article questionne le processus de construction progressive de l'espace de l'épidémie de la Covid19 au Sénégal et essaie d'apporter un éclairage sur ses mécanismes de diffusion de l'épidémie afin de voir comment les différents territoires du pays ont réagi face à la pandémie. Il s'agit d'une contribution à la réflexion sur la dynamique spatio-temporelle de la pandémie de Covid-19 dans des territoires souvent faiblement préparés à faire face à l'émergence de nouvelles situations sanitaires.

Ainsi, à travers la réponse différenciée des territoires face à la diffusion de l'épidémie, il faut dire que la crise sanitaire de la Covid-19 a profondément modifié notre perception et notre rapport à la société (mesures barrières) et à l'espace (restrictions dans les mobilités).

L'épidémiologie du coronavirus au Sénégal a présenté une différenciation spatio-temporelle de la transmission avec une forte concentration de la prévalence dans les territoires de l'Ouest et du Centre-Ouest, du Sud-Ouest et Sud-Est du pays considérés comme le principal axe du réseau des villes. L'indice de prévalence a augmenté avec le temps laissant apparaitre les pics de transmission avec une première vague d'avril à août 2020 et une seconde vague de novembre 2020 à février 2021. Les logiques de diffusion de l'épidémie sont liées à plusieurs facteurs tels que la densité de population, le transport interurbain et interrégional, l'intensité des activités humaines ainsi que les manifestations de la vie communautaire, bref les pratiques et comportements humains tels que cela a été démontré dans de nombreuses études scientifiques. La territorialisation de l'épidémie plus marquée dans les zones urbaines que les espaces ruraux, interroge les modèles d'aménagement de la ville en rapport avec la nécessité de prendre en compte la survenue de crises sanitaires comme la Covid-19.

La reconnaissance de notre commune vulnérabilité liée à cette épidémie devra faire émerger un besoin d'unité et de solidarité pour une transformation profonde de la gouvernance de la santé et cette pandémie de Covid-19 offre à notre système de santé, une opportunité se réinventer et se refonder pour être plus résilient face aux crises sanitaires à venir.

Toutefois, cette étude comporte des limites ou lacunes liées à la disponibilité des données à certaines unités spatiales (région, district sanitaire et ville) qui ne permet pas de faire des analyses à une échelle plus fine pour arriver à connecter réellement la maladie à son territore et environnement social.

Références bibliographiques

BA M et DIOP M, (2020). Impact des mesures d'urgence et de prévention sur la propagation du Covid-19 au Sénégal. ENSAE, Sénégal, 11 pages.

BAUDET-MICHEL S, ELIOT E, FAYET Y & FLEURET S, (2021). « Pandémie, crises et perspectives : lectures territoriales de la Covid-19 », *Revue francophone sur la santé et les territoires* [En ligne], Pandémie, crises et perspectives : lectures territoriales de la Covid-19. http://journals.openedition.org/rfst/748

BENJAMIN G. ET HAROUNA K., (2021). analyse de la situation de Covid-19, rapport annuel analyse conceptuelle mars 2020-Septembre 2021, USAID, IMMAP, Date Friendly space, 45 pages. https://reliefweb.int/report/burkina-faso/burkina-faso-immapdfs-covid-19-analyse-de-situation-rapport-annuel-analyse

BOURDEAU-LEPAGE L, SCHMITT G ET TORRE A, (2022). « Les territoires au temps du Covid : recherches en sciences humaines et sociales », *Développement durable et territoires* [En ligne], Vol. 13, n°2 | Décembre 2022, mis en ligne le 01 décembre 2022, 19 pages.

COURTEMANCHE A, MORIN L, PARENT A-A ET AL., (2022), « Effets de la pandémie de COVID-19 sur le développement des collectivités : apport des intervenants collectifs », *Écrire le social*, 2022/1 (N° 4), p. 33-43. DOI : 10.3917/esra.004.0033. https://www.cairn.info/revue-ecrire-le-social-la-revue-de-l-aifris-2022-1-page-33.htm

DIAGNE, N. (2022). La Covid 19 à Dakar (Sénégal). Entre mesures sanitaires, vécu quotidien, traitement médiatique et psychose. *Trayectorias Humanas Trascontinentales*, (14). https://doi.org/10.25965/trahs.4909.

DIONE D, NDOUR D, SY I, DIÈNE NIANG A, THIARÉ M, TINE D, THIAM S, BARRY A. (2022). Évolution géo-spatiale de la pandémie de covid-19 au Sénégal du 2 mars au 2 septembre 2020. J. Rech. Sci. Univ. Lomé (Togo), 2022, 24 (1&2) : 183-195.

FALL K., (2020). Covid-19 au Sénégal : Éclosion des cas de transmission communautaire, teranganews, [en ligne]. https://teranganews.sn/2020/08/covid-19-au-senegal-eclosion-des-cas-de-transmission-communautaire/.

GILBERT M, PULLANO G, PINOTTI F ET AL., (2020). Preparedness and vulnerability of African countries against importations of COVID-19: a modelling study, The Lancet, Volume 395, Issue 10227, 2020, Pages 871-877, ISSN 0140-6736, https://doi.org/10.1016/S0140-6736(20)30411-6.

KABAKA P-I., (2020), La gestion internationale de l'épidémie du coronavirus COVID 19 en 2020. Analyse des conséquences socio-économiques et juridiques d'une atteinte à la santé publique mondiale. Archives-ouvertes.fr. https://hal.archives-ouvertes.fr/hal-02502421/document.

LIU T., GONG D., XIAO J., HU J., HE G., RONG Z., MA W., (2020). « Cluster infections play important roles in the rapid evolution of COVID-19 transmission : A systematic review », *International Journal of Infectious Diseases*, n°99, pp.374-380. https://doi.org/10.1016/j.ijid.2020.07.073

MATTEI J-F., (2020). « Epidémie et environnements sont liés ! » *Bulletin de l'académie nationale de Médecine, Volume 204, pp.631-633* [en ligne]. https://doi.org/10.1016/j.banm.2020.06.008

OCDE, (2020). L'impact territorial du COVID-19 : gérer la crise aux différents niveaux de gouvernement. Organisation de coopération et de développement économiques (OCDE), 105 pages.

Organisation Mondiale de la Santé, (2020a). Passe le message : cinq mesures pour éliminer le virus, communiqué de presse, Genève [en ligne]. https://www.who.int/fr/news-room/detail/23-03-2020-pass-the-message-five-steps-to-kicking-out-coronavirus.

Organisation Mondiale de la Santé, (2020b). Surveillance mondiale de la COVID-19 chez l'homme, due à une infection par le nouveau coronavirus 2019, Genève. WHO-2019-nCoV-SurveillanceGuidance-2020.6-fre.pdf.

PETIT V., ROBIN N. ET MARTIN N., (2021). « Spatialité et temporalité de l'épidémie de la Covid-19 au Sénégal. Le processus de production des données sanitaires au regard des discontinuités territoriales », *Revue francophone sur la santé et les territoires, Pandémie, crises et perspectives : lectures territoriales de la Covid-19*. http://journals.openedition.org/rfst/1150

République du Sénégal, Ministère de l'Economie, du Plan et de la Coopération, ANSD (2020a). Repère statistique de l'environnement d'évolution du Covid-19 au Sénégal, note de synthèse n°4. La disponibilité des services de soins de santé au Sénégal. Agence Nationale de la Statistique et de la Démographie (ANSD). http://www.ansd.sn/ressources/publications/Repere%20statistique%20covid_N4_soins%20de%20sante%20et%20services%20des%20SS.pdf

République du Sénégal, Ministère de l'Economie, du Plan et de la Coopération, ANSD, (2020b). Repère statistique de l'environnement d'évolution du Covid-19 au Sénégal, note de synthèse n°5. Conditions d'habitat des ménages : éléments d'éclairage en période de pandémie liée au Covid-19. Agence Nationale de la Statistique et de la Démographie (ANSD). http://www.ansd.sn/ressources/publications/Repere%20statistique%20covid_5%20%20Conditions%20habitat%20des%20menages%20face%20covid-19_V15062020_VFlast.pdf

République du Sénégal, Ministère de l'Economie, du Plan et de la Coopération, ANSD, (2020c). Projections démographiques. Agence Nationale de la Statistique et de la Démographie (ANSD). https://investinsenegal.com/wpcontent/uploads/2021/03/Rapport-sur-la-Population-du-Sngal-2020_03022021-1.pdf

République du Sénégal, Ministère de la santé et de l'action sociale, (2021a). COVID-19 au Sénégal - *la Revue/ Faits & Chiffres. Hebdomadaire Santé* - Mercredi 09 Mars 2021 - N° 041, 16 pages.

République du Sénégal, Ministère de la santé et de l'action sociale, (2021b). COVID-19 au Sénégal - *la Revue/ Faits & Chiffres. Hebdomadaire Santé* - Mercredi 07 Avril 2021 - N° 045., 13 pages.

SIMARD, M., (2020). La pandémie de COVID-19 et le débat sur l'étalement urbain : tournant majeur ou accident de parcours ? *Revue Organisations & territoires*, 29(2), 175–183. https://doi.org/10.1522/revueot.v29n2.116

UN-HABITAT, (2020). Covid-19 in African cities: impacts, responses and policies recommendations. United Nations Human Settlements Programme (UN-Habitat), 34 pages.

ZHANG Y., (2020). « The Epidemiological Characteristics of an Outbreak of 2019 Novel Coronavirus Diseases (COVID-19) », China, CCDC Weekly, Vol2, n°x [en ligne]. Consulté le 06/09/2020. Disponible sur : https://newsus.cgtn.com/news/files/COVID-19.pdf.

L'ÉTAT DE DROIT À L'ÉPREUVE DE LA CRISE DU COVID-19 AU SÉNÉGAL

Mouhamadou Moustapha AÏDARA

Résumé

Plusieurs dimensions peuvent être relevées dans la lutte contre l'épidémie causée par le coronavirus. Elle revêt, en effet, des aspects politiques, sociaux et bien sûr juridiques qu'il convient d'analyser. En se fondant sur des dispositions constitutionnelles, législatives et réglementaires, les autorités exécutives sénégalaises ont mis en place un régime d'exception pour gérer la pandémie. Mais à l'analyse, le dispositif juridique, conçu à l'époque, d'une manière générale, pour faire face à des événements présentant, par leur nature et leur gravité, un caractère de calamité publique, présente des limites qu'il convient de diagnostiquer avant de voir comment la crise a incité à restructurer le droit en vigueur.

The rule of law put to the test by the Covid-19 crisis in Senegal

Summary

Several dimensions can be identified in the fight against the epidemic caused by the coronavirus. It has, in fact, political, social and of course legal aspects that need to be analysed. Based on constitutional, legislative and regulatory provisions, the Senegalese executive authorities have put in place an exceptional regime to manage the pandemic. But on analysis, the legal system, designed at the time, in a general way, to deal with events presenting, by their nature and their gravity, a character of public calamity, presents limits that should be to diagnose before seeing how the crisis has prompted the restructuring of the law in force.

Introduction

Au Sénégal, le premier cas de ce qui sera qualifié de pandémie liée au coronavirus ou Covid-19 est apparu le 2 mars 2020 poussant les pouvoirs publics à mettre en place un plan de contingentement. C'est ainsi qu'un comité de gestion de l'épidémie est créé, les établissements scolaires et universitaires sont fermés et des mesures de restriction prises au niveau des postes frontaliers (aéroports et ports) [1]. Mais ce plan montrera très vite ses limites car, trois semaines plus tard, le pays comptera soixante-onze malades sous traitement dans différentes localités, mille cinq cent soixante et une (1561) personnes en contact avec la maladie sont suivies et seront confinées pour la plupart dans des structures hôtelières par le ministère de la santé. Les autorités exécutives se rendent compte de l'ampleur de la maladie.

Le 23 mars 2020, le président de la République s'adresse à la nation et déclare que « l'heure est grave » [2]. La vitesse de propagation du virus inquiète et il reconnaît que le pays court un risque réel de calamité publique. Un plan de riposte est mis en œuvre. Il se traduit par l'adoption du décret 2020-830 du 23 mars 2020[3]. Un état d'urgence est décrété sur l'ensemble du territoire national. Il donne droit aux autorités administratives le pouvoir de restreindre les libertés publiques en vue d'endiguer le virus et de freiner sa propagation. Concrètement, les manifestations et rassemblements sur la voie publique sont interdits, la fermeture provisoire des lieux publics est ordonnée, les réunions publiques ou privées sont interdites et la circulation des personnes, des biens, des véhicules dans certains lieux et à certaines heures est, soit strictement réglementée, soit interdite. Un couvre-feu est mis en place sur l'étendue du territoire national de vingt heures à six heures et des limitations et interdictions sont imposées aux transports entre ou à l'intérieur des régions.

Moins de deux semaines plus tard, les autorités publiques constatent que, malgré les mesures prises, la pandémie progresse et prend même des proportions inquiétantes, ce qui nécessite, selon elles, la prorogation de l'état d'urgence. L'Assemblée nationale vote alors la loi n° 2020-13 du 2 avril 2020[4] autorisant le président de la République à proroger l'état d'urgence pour une durée de trois mois. En conséquence, un décret est pris dès le lendemain reconduisant les mesures adoptées dans l'état d'urgence pour une durée de trente jours [5]. La situation sera maintenue jusqu'au 29 juin 2020. Dans son discours, le président de la République, dressant le bilan de la lutte, estime que même si les performances de la lutte anti-covid sont « considérables », la maladie affecte durement l'économie nationale faisant passer le taux de croissance de 6,8% à 1,1% « voire moins [6] ». Partant, l'état d'urgence et le couvre-feu y afférents seront immédiatement levés avec maintien de certaines restrictions telles que la fermeture des marchés publics (un jour par semaine), des lieux de loisirs et des frontières terrestres et maritimes.

La lutte contre la pandémie comprend plusieurs dimensions. Au plan politique, rappelons que le Sénégal sort d'une élection présidentielle organisée en 2019, sous un code électoral révisé pour introduire un parrainage controversé et, aussitôt après, le président avait initié un dialogue national pour rapprocher les positions et décrisper la situation [7]. Ce dialogue, boycotté par une partie de l'opposition, a été suspendu en raison de la propagation de l'épidémie ; il aura toutefois permis d'obtenir le report d'un an des élections locales prévues en 2020. Mais aucun consensus politique n'a été obtenu malgré les efforts de consultation du président. Un des leaders de l'opposition a dénoncé la méthode de gestion de la crise et a défendu son refus de participer au vote de la loi d'habilitation [8].

Au plan social, les autorités mettront en place un programme de résilience économique et sociale. L'objectif visé est de renforcer le système de santé et de soutenir les ménages durement affectés ainsi que les Sénégalais de la diaspora, les entreprises et les salariés. Ce programme sera financé par le Fonds de riposte contre les effets du Covid-19 appelé « Force Covid-19 » doté de mille milliards de francs CFA financé par l'État et les donateurs volontaires [9]. Là aussi, quelques réserves ou controverses se sont développées quant à la transparence de la gestion. Ce n'est pas le moment de les développer ici. Nous noterons juste le contrôle des médias et de l'opinion en temps de crise.

Au plan juridique, qui nous concerne, plusieurs observations peuvent être relevées. En considérant d'abord la démarche suivie pour déclarer l'état d'urgence, l'autorité réglementaire s'est fondée sur deux textes, d'une part, l'article 69 de la Constitution[10] qui évoque les aspects généraux des régimes d'exception, d'autre part, la loi 69-29 du 29 avril 1969 relative à l'état d'urgence et à l'état de siège[11] qui détermine les conditions dans lesquelles, en cas de menaces graves à la sécurité publique, l'autorité administrative ou militaire dispose de pouvoirs étendus pour rétablir ou maintenir l'ordre. *A priori,* il est permis de se demander si ces dispositions constitutionnelles et législatives sont adaptées à la lutte contre l'épidémie de Covid-19. La base juridique serait-elle solide ?

Par un décret en date du 26 mars 2020, le président de la République a saisi l'Assemblée nationale pour le vote d'une loi d'habilitation [12] conformément à l'article 77 de la Constitution. Mais, paradoxalement, à l'article 4 de la loi, il est mentionné que le président de la République est autorisé, « au-delà de la période de douze jours de l'état d'urgence » à proroger celui-ci, pour une période de trois mois, ce qui ajoute à la confusion de l'approche constitutionnelle et législative de la gestion de la crise du covid-19. La crise sanitaire met en évidence une base juridique peu solide, peu adaptée et donc très limitée (I) et doit être une opportunité pour restructurer le droit positif en vigueur (II).

I. Les limites du cadre juridique de gestion de la crise pandémique

L'exécutif sénégalais s'est donc fondé, d'une part, sur l'article 69 de la Constitution et sur la loi 69-29 du 29 avril 1969 pour décréter l'état d'urgence et, d'autre part, sur l'article 77 de la même Constitution pour voter une loi d'habilitation et en même temps proroger le régime d'exception. Le recours à ces textes met en évidence les carences ou les insuffisances du droit positif en matière de gestion des crises pandémiques parce qu'il incite autorités législative et réglementaire à une adaptation peu cohérente et un respect très peu scrupuleux des procédures.

Au plan juridique, la justification de l'état d'urgence n'est pas exempte de toute critique et la procédure suivie n'est pas conforme à celle justement prévue par les mêmes textes. En clair, le fondement est incertain (A) et la procédure contestable (B)

A) Un fondement incertain

Pour la clarté du débat, il serait utile d'exposer brièvement le corpus juridique en vigueur. Au regard de la Constitution, l'article 69 reconnaît la compétence du président de la République pour décréter l'état d'urgence et l'état de siège. Il fixe un délai de validité de douze jours et aménage une possibilité de sa prorogation par l'Assemblée nationale sans fixer de limites. Le constituant renvoie à une loi pour les modalités d'application de l'état de siège et de l'état d'urgence. La loi en question est celle n° 69-29 du 29 avril 1969 précitée. Elle comporte trois titres consacrés séparément à l'état de siège, à l'état d'urgence et aux dispositions communes aux deux régimes. Cette loi envisage trois hypothèses pour décréter l'état de siège ou l'état d'urgence : c'est soit en cas de péril imminent résultant d'atteintes graves à l'ordre public soit en cas de menées subversives compromettant la sécurité intérieure soit en cas d'événements présentant par leur nature et leur gravité un caractère de calamité publique.

A l'analyse, le champ est relativement vaste pour couvrir non seulement les deux premières hypothèses de menaces graves à l'ordre public qui renvoie à la trilogie classique (sécurité publique, tranquillité publique et salubrité publique) mais aussi les situations de catastrophes naturelles. Pour autant, la salubrité publique ou l'événement caractérisant la calamité publique peuvent-ils être utilement invoqués ?

Pour ce qui est de la salubrité publique, rappelons qu'en droit administratif général, les mesures que peuvent prendre l'autorité administrative correspondent souvent à des mesures d'hygiène destinées à améliorer la santé de la population [13]. Dans le cadre de l'exercice de la police municipale, pour garantir la salubrité publique, l'autorité locale pourra intervenir en matière de traitement des déchets et des ordures, d'eaux polluées, d'immeubles insalubres. Elle pourra prendre des mesures pour l'inspection de la salubrité des comestibles destinées à la vente ou mener la prévention par des précautions convenables, et intervenir par « la distribution des secours nécessaires, en cas d'accidents et de fléaux calamiteux, tels que les incendies, les inondations ou tous autres accidents naturels, les maladies épidermiques ou contagieuses, les épizooties… » [14]. En considérant la dernière hypothèse relative à des « événements présentant par leur nature et leur gravité un caractère de calamité publique », ce n'est pas l'épidémie ou la pandémie qui vient *expressis verbis* en premier. Un événement est tout ce qui se produit, arrive ou apparaît. Dans la pratique, il s'agit souvent de phénomènes naturels tels que sécheresse, inondation, séisme, invasion de criquets, intempéries et qui doivent revêtir un caractère de calamité qui renvoie à un fléau, un cataclysme, un désastre, un malheur public. Rappelons que le Covid-19 est défini comme une maladie transmise par un virus contre lequel aucun traitement médical homologué n'existe à ce jour.

A supposer que la maladie du coronavirus soit assimilée à un ou plusieurs de ces événements, sur quels critères se fonder pour soutenir qu'elle revêt un caractère de calamité publique au Sénégal ? A la date de l'instauration de l'état d'urgence, les statistiques affichaient cinq décès liés à la maladie. Faut-il prendre en compte les situations d'autres États ? Dans ce cas, ne serait-on plus dans l'hypothèse d'alerte, de prévention ou de précaution ? L'état d'urgence serait-il alors justifié ? En tout cas, dans la loi de 1969, il n'est pas évoqué l'hypothèse d'une menace d'épidémie ou de pandémie, au contraire, le législateur retient la situation où il existe une « calamité » avérée.

Il est important aussi de remarquer, qu'au fond, aucun des mécanismes prévus pour maintenir l'ordre en cas d'instauration de l'état d'urgence dans la loi de 1969 n'est spécifiquement conçu pour gérer une épidémie. D'ailleurs, les termes de « pandémie », « santé », « maladie » n'existent nulle part dans le texte. Certes, l'autorité administrative pourra bien réglementer ou interdire la circulation des personnes ou des véhicules, des cortèges, des défilés, rassemblements et manifestations dans la voie publique, proscrire les réunions publiques ou privées, fermer ou limiter l'accès aux frontières mais il se trouve que les mécanismes principaux qui sont prévus pour faire face à la situation répondent peu aux exigences de la gestion d'une crise pandémique. Il s'agit dans la loi de 1969 de créer des zones de sécurité où le séjour des personnes pourra être interdit, de procéder à des assignations à résidence des personnes présentant des dangers pour la sécurité publique. Tous les particuliers concernés par ces mesures disposent du droit de demander le retrait de la mesure à une commission consultative de contrôle qui doit donner obligatoirement son avis à l'autorité administrative compétente [15]. C'est loin du confinement, du traçage, du contrôle et de l'internement administratif de personnes dont l'activité présente un danger pour la santé publique.

En définitive, les textes invoqués ne sont ni clairs pour prendre des mesures d'urgence pour faire face à une menace sanitaire ni adaptés pour gérer une catastrophe sanitaire pouvant mettre en péril par sa nature et sa gravité la santé de la population. La procédure suivie n'est pas non plus exempte de toute critique.

B. Une procédure contestable

L'article 69 de la Constitution qui donne pouvoir au président de la République de décréter l'état d'urgence et l'état de siège fixe un délai de validité de douze jours, ce qui est très court pour un virus dont le simple délai d'incubation initial est au moins de quatorze jours. L'exécutif ne pouvait alors que demander une prorogation ; la Constitution exigeant que le président de la République saisisse l'Assemblée nationale pour voter une loi prolongeant l'état d'urgence de laquelle les futurs décrets seront pris pour indiquer les séquences. La loi de 1969 reconnaît la compétence du législateur pour fixer la *fin de l'état de siège* (même si le texte omet l'état d'urgence dans la rédaction du paragraphe) quand il se situe après la prorogation initiale. Une loi étant votée pour proroger, une autre sera requise pour y mettre fin.

Pour ce qui concerne la prorogation de l'état d'urgence dans la crise sanitaire, la procédure n'a pas été respectée pour deux raisons au moins. D'abord, l'article 69 de la Constitution dispose que « le décret proclamant l'état de siège ou l'état d'urgence cesse d'être en vigueur après douze jours, à moins que l'Assemblée nationale, saisie par le président de la République, n'en autorise la prolongation ». Il est clair donc que si le président de la République décide que l'État d'urgence doit être prolongé, il lui appartient de saisir l'Assemblée nationale avant la fin de la période de douze jours pour le vote d'une loi de prorogation sur la base de laquelle, il sera pris un décret de prorogation. Et le constituant n'a pas fixé de limite à l'Assemblée nationale pour ce qui concerne la durée de la prorogation. La disposition constitutionnelle renvoie à la loi.

Cette procédure instituée n'a pas été suivie par l'exécutif parce que c'est le 26 mars 2020, soit seulement deux jours après l'entrée en vigueur de l'état d'urgence, que le président a saisi l'Assemblée nationale d'un projet de loi l'habilitant à prendre par ordonnance des mesures relevant du domaine de la loi pour faire face à la pandémie. Deux raisons principales sont invoquées dans l'exposé des motifs du projet de loi. La crise exige, d'une part, de prendre des mesures exceptionnelles destinées à garantir la continuité et le fonctionnement optimal de l'État, d'autre part, il convient d'éviter de devoir faire se réunir l'Assemblée nationale à chaque fois qu'il est question de prendre d'urgence des décisions. Partant, se fondant sur l'article 77 de la Constitution, l'exécutif sollicite le vote d'une loi d'habilitation, pour une durée de trois mois, afin de faire face aux besoins « d'ordre économique, budgétaire, sécuritaire et sanitaire ». Mais, curieusement, à la fin de l'exposé des motifs, il est postulé par ailleurs que « le présent projet de loi sollicite de l'Assemblée nationale l'autorisation de prorogation de l'état d'urgence décrétée au-delà de la période de douze jours ».

Dans le dernier alinéa de l'article 4 de la loi d'habilitation, le législateur mentionne qu'il est « autorisé, au-delà de la période de douze jours, la prorogation de l'état d'urgence pour une période de trois mois ». La durée de la période permet peut-être d'y voir un peu plus clair dans cette obscurité : l'exécutif entend procéder à un couplage du délai d'habilitation et de celui de l'état d'urgence, l'habilitation étant accordée pour trois mois, l'état d'urgence durera aussi trois mois.

Le couplage n'affecte pas seulement les délais, il est aussi applicable à la procédure. Au lieu de saisir l'Assemblée nationale sur la base des deux articles séparés de la Constitution (article 69 et article 77) pour faire voter deux lois distinctes, l'exécutif se borne à proposer un seul texte et l'Assemblée nationale accepte l'entorse. On peut se demander ce qui explique cette précipitation. A la date du vote de la loi d'habilitation, ni le nombre de cas ni celui des décès n'étaient préoccupants en comparaison avec les chiffres des États voisins ou de la sous-région.

Une autre contradiction peut aussi être décelée. Dans la loi d'habilitation, il est indiqué qu'il « peut être mis fin à l'état d'urgence par décret avant l'expiration du délai fixé par la loi prorogeant l'état d'urgence [16] ».

Jusqu'ici, pour mettre fin à l'état d'urgence ou à l'état de siège, le régime applicable était clair. Il suffit de distinguer deux hypothèses. Lorsque le président de la République décrète l'état d'urgence ou l'état de siège, il peut y mettre fin avant l'expiration du délai [17] mais au-delà, seule une loi votée par l'Assemblée nationale pourra mettre fin au régime d'exception. Ce qui semble logique parce que c'est le législateur qui autorise la prorogation qui a aussi compétence pour y mettre un terme.

Avec la loi d'habilitation, l'Assemblée nationale autorise la prorogation du délai et renonce à l'exercice de sa compétence et méconnaît ainsi les dispositions de la loi de 1969 qui constituent pourtant le texte auquel renvoie l'article 69 de la Constitution. On le voit donc, la loi de 1969 prévoit des régimes d'exception en cas de péril ou de menaces internes ou externes, et elle est largement inspirée de l'ordonnance française du 15 avril 1960[18]. Celle-ci a été utilisée plusieurs fois mais n'a jamais été mise en œuvre en France pour gérer une crise sanitaire. Au Sénégal, la loi de 1969 a été appliquée en 1988 et en 1989 pour faire face à des atteintes à la sécurité publique mais n'a jamais été invoquée pour une crise sanitaire. Elle est inadaptée et devant ces approximations, la crise a permis de repenser un cadre juridique de sécurité sanitaire, avec le vote de la loi du 19 janvier 2021[19].

II. La mise en place d'un nouveau cadre juridique de la sécurité sanitaire

En 2020, l'état du droit positif pour faire face à la pandémie relevait un peu de l'improvisation et la crise a été une opportunité de prendre conscience des limites du cadre juridique. Ainsi, la loi n° 2021-18 du 19 janvier 2021 modifiant la loi n° 69-29 du 29 avril 1969 relative à l'état d'urgence et à l'état de siège prévoit désormais un régime d'exception sanitaire aux contours imprécis (A) mais le dispositif mis en place est marqué par de nombreuses limites (B).

A) La reconnaissance d'un régime d'exception sanitaire aux contours imprécis

La loi n° 2021-18 du 19 janvier 2021 modifie donc la loi du 29 avril 1969 relative à l'état d'urgence et à l'état de siège insère un titre IV intitulé « gestion des catastrophes naturelles ou sanitaires ». Le législateur considère qu'en cas de survenance de situations de catastrophes naturelles ou sanitaires, il est reconnu au président de la République des pouvoirs étendus l'habilitant à prendre des mesures visant à assurer le fonctionnement normal des services publics et la protection des populations. C'est le décret du 22 janvier 2021[20] qui apporte quelques précisions sur la situation de « catastrophes sanitaires ». Elle résulte de la survenance d'événements mettant en péril par sa nature et sa gravité la santé de la population telles que la propagation d'une épidémie ou d'une pandémie. Le dispositif mis en place permet de distinguer l'urgence sanitaire des régimes d'exception classiques applicables en cas de troubles graves à l'ordre public. La loi donne compétence au président de la République de prendre des mesures visant à assurer le fonctionnement normal des services publics et la protection des populations. Concrètement, le président pourra décider de l'instauration d'un couvre-feu, de la limitation des déplacements de la population sur tout ou partie du territoire national pour une durée d'un mois renouvelable une fois.

Le président de la République est habilité par le législateur à déléguer ses pouvoirs aux ministres, aux gouverneurs et aux préfets. Ce dispositif garde le silence sur l'appréciation de la survenance de situations de catastrophes naturelles ou sanitaires. L'appréciation relève-t-elle du président de la République ? S'agit-il d'un pouvoir propre ? En tout cas, il n'est pas précisé une procédure consultative permettant de recueillir des avis d'autres autorités notamment médicales avant de mettre en œuvre les mesures. Il faut reconnaître qu'il n'existe pas de solution unique valable en tout temps et en tout lieu. Chaque pays peut avoir ses spécificités. Quand la pandémie liée au coronavirus s'est propagée à travers le monde, certains États ont opté pour une immunité collective (Pays-Bas, Suède, Brésil), d'autres pour un dépistage généralisé (Corée du sud), d'autres encore pour un confinement intégral de la population (Italie, Espagne,) ou partiel (couvre-feu la nuit au Sénégal)[21], *etc.*

L'ancienneté, l'expérience dans la gestion des pandémies, le fait que le pays soit exposé ou pas à des crises sanitaires, leur fréquence, leur ampleur ont des conséquences directes. Exemple : les États européens et asiatiques qui ont fait face à des pandémies au cours de l'histoire disposent souvent de législations préétablies avec souvent des systèmes d'alerte assez pertinents. Dans ces États, il existe souvent un ensemble de mesures composant ce qu'il convient d'appeler, un « ordre public sanitaire [22] » comprenant plusieurs déclinaisons pouvant même conduire à imposer une certaine définition de la santé individuelle. Ces législations méritent d'être analysées pour en tirer quelques leçons.

Curieusement, la loi sénégalaise de 1969 relative à l'état d'urgence dispose, à la fin du texte, que la loi du 9 août 1949 sur l'état de siège et la loi du 3 avril 1878 relative toujours à l'état de siège, sont abrogées [23]. Il s'agit donc de lois françaises qui étaient en vigueur tout au long de la première décennie d'indépendance. En y regardant de plus près, l'on se rend compte que la loi du 9 août 1949 sur l'état de siège coexistait avec une loi adoptée le même jour, relative à *l'état d'urgence* sanitaire ; c'est dire qu'en 1969, le Sénégal pouvait très bien adopter une législation spécifique dans le domaine. Peut-être que la non-survivance de pandémies de cette nature explique l'inertie. L'autorité réglementaire trouve dans le texte de 1969 les mécanismes adéquats pour faire face aux troubles de mai 1968 et ceux qui ont suivi. Il ne s'agit pas ici de se présenter en censeur des autorités publiques mais d'attirer l'attention sur le fait que la loi de 1969 est inadaptée comme il a été souligné et que la gestion des crises sanitaires requiert un régime autonome qui n'a pas du tout été mis en place par la loi de 2021 dont les contours restent très imprécis.

B) Les contours imprécis du dispositif

Il convient de remarquer que le législateur sénégalais n'a pas opté pour le vote d'une loi portant exclusivement sur l'urgence sanitaire. Il se limite à compléter la loi sur l'état d'urgence et l'état de siège par des dispositions générales sur la gestion des catastrophes naturelles et sanitaires. Or, une chose est de gérer une menace sanitaire, une autre est de prendre des mesures pour faire face à une pandémie. La loi ne donne aucune approche de la notion de pandémie, ni les seuils à partir desquels les dispositifs seront mis en place, encore moins les règles de précaution à observer. Une des carences de la loi est de ne pas prévoir la mise en place, en cas de pandémie, d'une police spéciale sous l'autorité du ministre chargé de la santé, avec des organes spécialisés chargés de gérer l'état d'urgence sanitaire. Une telle police pourrait renforcer l'adhésion des populations aux mesures prises dans le cadre de la lutte contre les épidémies. N'oublions pas qu'une crise sanitaire comprend une dimension politique et psychologique importante. Le ministre de la santé pourrait avoir plus de légitimité à prendre des restrictions adaptées aux circonstances que le ministre de l'intérieur, le recours aux forces de l'ordre (sous la direction de ce dernier) étant une autre question.

Une des insuffisances du dispositif est de ne pas déterminer les méthodes selon lesquelles seront organisés des mécanismes d'alerte, de soutien, de protection de la population, du suivi des tests, du dépistage, de l'enregistrement des données personnelles. Ces questions posent de réels problèmes de démocratie et de liberté : il s'agit ici de mesures qui touchent les personnes dans leur vie personnelle, dans leur vie intime. La gestion des crises sanitaires suppose aussi de lutter contre les discriminations, d'organiser le régime de la quarantaine, de l'assignation à résidence et de déterminer les responsabilités individuelles et collectives. Le juge administratif considère que le principe de proportionnalité qui s'applique en pareilles circonstances comporte des termes spécifiques. Il estime, à cet effet, que les mesures de restriction prises doivent être « proportionnées aux risques sanitaires encourus et appropriées aux circonstances de temps et de lieu [24] ». Elles doivent immédiatement cesser lorsqu'elles ne sont plus nécessaires.

La survenance de catastrophes sanitaires interpelle sur le rôle et la responsabilité des autorités publiques dans la gestion des pandémies mais aussi la place de l'opposition et de la société civile. Elle interpelle aussi sur l'articulation des compétences entre l'échelon central et local, notamment les pouvoirs des autorités déconcentrées, des exécutifs locaux ou encore la coordination des actions. Si elles sont déterminées à l'échelon central, les décisions destinées à la lutte contre les pandémies ont vocation à s'appuyer sur des relais locaux. Les données socio-économiques sont différentes d'une localité à une autre et la population locale doit être associée à la gestion de la crise.

Il convient aussi sans doute de rechercher une certaine convergence ou une articulation des actions entre différents échelons (national, sous-régional, régional et international). Elle permettra de coordonner la fermeture et la réouverture des frontières. En effet, dans un espace de libre échange, une masse humaine importante peut très rapidement être « surprise » par des mesures prises par un État individuel et être laissée à elle-même.

Dans la même logique, les règles de confinement et de dé-confinement méritent d'être harmonisées. En définitive, il ne serait pas inintéressant de se demander si la lutte contre les pandémies dans un monde fortement globalisé ne devrait pas être insérée dans la liste des éléments de convergence constitutionnelle entre États de la CEDEAO [25].

---

[1] Voir discours du président de la République du 14 mars 2020 https://www.lequotidien.sn/coronavirus-macky-sall-ordonne-la-fermeture-des-ecoles-et-4-autres-mesures (consulté le 10 septembre 2020)

[2] Voir discours du président de la République du 23 mars 2020 « Déclaration d'état d'urgence dans le cadre de la lutte contre la maladie à coronavirus Covid-19 » in http://www.presidence.sn/actualites/declaration-detat-durgence-dans-le-cadre-de-la-lutte-contre-la-maladie-a-coronavirus-covid-19_1996 (consulté le 10 septembre 2020)

[3] Décret n° 2020-830 du 23 mars 2020 proclamant l'état d'urgence sur l'étendue du territoire national, J.O.R.S., Numéro spécial 7290, 23 mars 2020, p. 763.

[4] Loi n" 2020-13 du 2 avril 2020 habilitant le Président de ta République à prendre, par ordonnances, des mesures relevant du domaine de la loi pour faire face à la pandémie du COVID-19 et autorisant la prorogation de l'état d'urgence, J.O.R.S., numéro spécial 7296, 3 avril 2020, P. 797

[5] Décret n° 2020-925 du 3 avril 2020 prorogeant l'état d'urgence sur l'ensemble du territoire national, J.O.R.S. numéro spécial 7296 bis, 3 avril 2020, p. 799.

[6] Message à la nation du président de la République « levée de l'état d'urgence instauré dans le cadre de la lutte contre la maladie à coronavirus covid-19 » du 29 juin 2020 in http://www.presidence.sn/actualites/message-a-la-nation-du-president-de-la-republique-levee-de-letat-durgence-instaure-dans-le-cadre-de-la-lettre-contre-la-maladie-a-coronavirus-covid-19_2032 (consulté le 15 septembre 2020).

[7] Voir M.M. Aiïdara « élection présidentielle et parrainage au Sénégal » *in* N. Oumarou (dir.) L*'élection présidentielle,* Actes de la 2e édition des journées scientifiques de Droit constitutionnel, Niamey (Niger) du 08 au 11 octobre 2019, L'Harmattan-Sénégal, 2020, p. 153

[8] Voir lettre ouverte intitulée « pourquoi je m'abstiendrai de voter le projet de loi d'habilitation » à ses « compatriotes » *in* https://cafeactu.com/2020/03/31/ousmane-sonko-refuse-de-voter-la-loi-dhabilitation-de-macky-sall-et-en-donne-les-raisons/ (consulté le 10 octobre 2020)

[9] Voir décret n° 2020 -884 du 1er avril 2020 portant création et fixant les règles d'organisation et de fonctionnement du fonds de riposte et de solidarité contre les effets du covid-19 dénommé « force covid-19 » *in* https://www.sec.gouv.sn/d%C3%A9cret-n%C2%B0-2020-884-portant-cr%C3%A9ation-et-fixant-les-r%C3%A8gles-dorganisation-et-de-fonctionnement-du-fonds (consulté le 12 octobre 2020).

[10] Article 69 de la Loi n° 2001-03 du 22 janvier 2001 portant Constitution de la République du Sénégal, J.O.R.S, n° spécial 5963, 22 janvier 2001, p. 27

[11] Loi n° 69-29 du 29 avril 1969 relative à l'état d'urgence et à l'état de siège, J.O.R.S, 10 mai 1969 *in* http://www.dri.gouv.sn/sites/default/files/LOI/1969/69%2029.pdf (consulté le 10 octobre 2020)

[12] Loi n" 2020-13 du 2 avril 2020 habilitant le Président de la République à prendre, par ordonnances, des mesures relevant du domaine de la loi pour faire face à la pandémie du COVID-19 et autorisant la prorogation de l'état d'urgence, *op. cit.*

[13] J. Waline, *Droit administratif,* Dalloz, 26e éd., 2016, P. 368

[14] Voir alinéa 4 de l'article 119 de la loi n° 2013-10 du 28 décembre 2013 portant Code général des collectivités locales du Sénégal, , J.O.R.S n° 6765 du 28 décembre 2013 *in* www.JO.gouv.sn (consulté le 3 septembre 2020)

[15] Voir article 11 de la loi 69-29 du 29 avril 1969, *op. cit.*

[16] Article 4 de la loi n° 2020-13 du 2 avril 2020, *op. cit.*

[17] En effet, l'article 23 de la loi de 1969 dispose que « la date à laquelle prend fin l'état d'urgence ou l'état de siège est fixée par décret lorsque cette date se situe avant l'expiration du délai de 12 jours prévu à l'article 58 de la Constitution. Elle est fixée par une loi quand elle se situe après la prorogation de l'état de siège autorisée par l'Assemblée nationale. »[18] Ordonnance n° 60-372 du 15 avril 1960 modifiant certaines dispositions de la loi n° 55-385 du 3 avril 1955 instituant un état d'urgence, J.O.R.F, 17 avril 1960, https://www.legifrance.gouv.fr/jorf/id/JORFTEXT000000517669/ (consulté le 3 octobre 2020)[19] Loi n° 2021-18 du 19 janvier 2021 modifiant la loi n° 69-29 du 29 avril 1969 relative à l'état d'urgence et à l'état de siège, J.O.R.S., n° spécial 7393, 19 janvier 2021, p. 59[20] Décret n° 2021-65 modifiant le décret n°69-667 du 10 juin 1969 portant application de la loi n° 69-29 du 29 avril 1969 relative à l'état d'urgence et à l'état de siège in https://www.sentresor.org/catpub/textes-legislatifs-et-reglementaires/ (consulté le 12 juillet 2023) [21] Voir A. Lavade, « Face au virus, souvent la loi varie » in La Semaine du Droit, Édition générale, n° 38, 2021, p. 1667[22] M. Villiers (dir.), *Droit public général,* Lexis Nexis, Litec, 3e éd., 2006, P. 494

[23] Loi 69-29 du 29 avril 1969, op. cit.

[24] CE, Ord., 13 juin 2020, Manifestation sur la voie publique, en ligne, https://www.conseil-etat.fr/ressources/decisions-contentieuses/dernieres-decisions-importantes/conseil-d-etat-13-juin-2020-manifestations-sur-la-voie-publique (consulté le 13 octobre 2020)

[25] Voir loi n° 2004-23 du 26 juillet 2004 autorisant le président de la République à ratifier le Protocole de la CEDEAO/A/SP1/12/01 sur la démocratie et la bonne gouvernance, J.OR.S. en ligne http://www.jo.gouv.sn/spip.php?page=imprimer&id_article=2522 (consulté le 10 octobre 2020)

CIRCULATIONS DE PERSONNES AU SÉNÉGAL EN PÉRIODE DE COVID : ENTRE POLITIQUES DE RESTRICTION, STRATÉGIES CIRCULATOIRES ET DÉSENCHANTEMENT

Aly Tandian

Résumé

La pandémie de la COVID-19, au-delà de ses effets sanitaires, a affecté les sociétés locales à cause de l'arrêt total de nombreuses activités économiques suite aux fermetures des frontières. Une telle situation a eu des répercussions sur les modes de production et de consommation des populations économiquement vulnérables. Au Sénégal, face aux mesures de restrictions, des populations locales développent des stratégies circulatoires sans véritablement échapper au désarroi.

Mots clé :

Sénégal, Covid-19, Circulations de personnes, politiques de restriction, stratégies circulatoires

Summary

The movement of people in Senegal during the Covid period: between restrictive policies, strategies and disenchantment

In addition to its health effects, the COVID-19 pandemic has affected local societies by bringing many economic activities to a complete halt following the closure of borders. This has had repercussions on the production and consumption patterns of economically vulnerable populations. In Senegal, in the face of the restrictions, local populations are developing strategies to circulate without really escaping the disarray.

Keywords:

Senegal, Covid-19, Movement of people, restriction policies, circulatory strategies

Introduction

Les économies de l'Afrique subsaharienne sont frappées par deux vagues de chocs : premièrement à cause du ralentissement économique mondial, et deuxièmement à cause des politiques introduites au niveau national pour contenir la propagation du virus. Le verrouillage des frontières en Chine à partir de fin janvier a déjà eu des impacts majeurs sur l'économie mondiale. Depuis lors, d'autres pays d'Asie, d'Europe, d'Afrique et d'Amérique du Nord et d'Amérique latine se sont confinés, avec des effets importants sur l'économie mondiale et les économies les plus pauvres et les plus vulnérables.

Avec la COVID-19, l'économie souffre d'un ralentissement des entrées de capitaux étrangers pourtant indispensables pour l'économie du Sénégal. S'il est difficile d'évaluer aujourd'hui avec précision l'impact économique de la pandémie de la COVID-19 sur les populations, on sait d'ores et déjà que les mesures actuellement mises en œuvre pour empêcher la propagation de la maladie (distanciation sociale, fermeture des marchés, confinement, interdiction des rassemblements, etc.) ont des incidences profondes sur les mobilités des populations et, par conséquent, sur les marchés du travail et les conditions de vie des ménages de manière générale, car les populations n'ont pas le choix d'arrêter leurs activités ou de "*rester chez eux*" comme préconsié dans les mesures de restrictions. Au Sénégal, c'est le cas des populations migrantes qui évoluent dans la pêche, la vente ambulante, la conduite de mototaxi, etc., à Dakar, à Thiès et à Saint-Louis.

Méthodologie de recherche

En s'intéressant aux populations migrantes, internes ou internationales, nous avons donné la parole à différents acteurs en vue de voir comment la COVID-19 a affecté leurs activités. La collecte de données s'est faite en ayant recours à la fois à divers outils tels que la recherche documentaire, des guides d'entretien, des observations et des questionnaires. Par conséquent, des entretiens individuels et collectifs ainsi que des observations empiriques sont réalisés soit à partir de lieux d'activités de nos interlocuteurs soit par des appels téléphoniques[14] pour obvier les *mesures barrières* sanitaires.

[14] Les entretiens avec des Sénégalais se trouvant au Niger ont été faits par le biais d'appels téléphoniques.

Les outils de collecte ont été administrés en majorité à des personnes (pour l'enquête quantitative) évoluant dans le secteur informel et plus particulièrement dans la vente ambulante, la conduite de mototaxi, etc., à Dakar, à Thiès et à Saint-Louis. Nos enquêtes nous ont également permis de nous intéresser aux représentations sur la pandémie, aux mesures de restriction diversement appréciées, au ralentissement des activités face au COVID-19, à la résignation et à la résilience professionnelle, aux stratégies pour faire face aux mesures contraignantes. Nous nous sommes intéressés à la fermeture des frontières et aux rejets des migrants, à l'impact de la COVID-19 sur le voyage, à la pandémie en rapport avec les revenus des femmes, lesquels ont été moins touchés pendant la pandémie que ceux des hommes.

Représentations sur la pandémie

La pandémie de la COVID-19 est vue par nos interlocuteurs migrants internes comme une « *catastrophe relevant de la volonté divine* ». Le discours autour de cette origine divine de la maladie est très redondant. Cela se comprend facilement quand on sait le profil religieux de ces acteurs : ils sont musulmans pratiquants dans la presque totalité.

Cette référence au fait religieux pour expliquer l'origine de la COVID-19 s'articule à des références culturelles elles-mêmes puisant dans des croyances collectives largement partagées pour expliquer les infortunes de la vie telles que la maladie. Ainsi, la maladie, quelle qu'elle soit, est rarement un simple dysfonctionnement psychosomatique. Elle a souvent au moins trois dimensions : physique, sociale et culturelle. Autrement dit, au-delà du simple fait d'affecter le corps d'un l'individu malade, elle fait l'objet d'une réinterprétation cherchant à lui donner un sens et une origine au-delà de la raison médicale. Cette symbolique dans la manière de se représenter la pandémie est clairement perçue dans le discours de cet enquêté :

> « [...] *De l'autre côté, il y a le volet symbolique car cette pandémie donne l'occasion de montrer que tout revient au Tout Puissant « Allah » mais aussi la faiblesse des grandes puissances occidentales. Ensuite, du point de vue psychologique personne n'est stable car c'est un malaise existentiel qui se traduit par une méfiance entre les hommes pour échapper à la contamination et à la mort. La prière à elle seule ne suffit pas de mon point de vue, il sera plus efficace de faire usage de mesures de prévention et de sécurité et de les consolider avec les prières* ».

D'autres personnes enquêtées renchérissent :

> « *Ma conception sur la situation actuelle expliquée par la propension du coronavirus, n'est rien d'autre qu'un malheur qui a sévi sur notre société et avec une ampleur rarissime. Car l'économie est à l'arrêt, rien ne marche et je pense qu'il y a la main divine. Cela ressemble beaucoup plus à une correction divine. Ensuite, la situation que vivent les pays occidentaux qui, avec de très puissants moyens, ne parviennent pas à s'en sortir. Et le paradoxe est que la majeure partie de nos dirigeants se soignaient à l'extérieur. De plus, je pense que les mesures barrières ne suffisent pas mais il faut plutôt de procéder à un dépistage massif.* » (Mamadou. 29 ans. Résident à Boune Khaira. Originaire de Touba Toul. Niveau d'étude Terminale. Célibataire. Conducteur de camion).

> « *Je perçois cette pandémie comme quelque chose de naturel venant de la volonté de Dieu. De plus, je crois fermement à l'existence du virus dans la mesure où les médias en parlent ensuite le ministre de la santé fait chaque jour des communiqués sur la situation. Mais il faut tout remettre en Dieu le tout puissant (...). C'est un malheur et il faut le comprendre ainsi, il faut l'accepter comme tel* » (A.D. une femme de 58 ans. Résidant à Yeumbeul. Originaire de la Casamance. Vente ambulante. Mariée 3 enfants. Non scolarisé).

Une certaine suspicion est aussi nourrie sur le coronavirus, malgré la communication gouvernementale instaurée sur la maladie – les communiqués du ministre de la santé et du Président de la République-, et les mesures entreprises – état d'urgence, couvre-feu-, certains ont toujours du mal à croire en l'existence de la maladie. Ils pensent qu'une grande nébuleuse subsiste toujours autour de la pandémie. C'est cela même qui explique en partie la légèreté avec laquelle certains s'y prennent en termes de respect des mesures de prévention (gestes barrières).

> « *Je pense que la pandémie de la COVID-19 est un peu louche et austère. Dans la mesure où il y a plusieurs non-dits. Aussi, cela n'exclut pas que je le nie parce que je suis citoyen et intellectuel à la fois. En plus nous voyons chaque jour les communiqués ministériels mais ce qui m'étonne est que je n'ai pas encore vu à l'œil nu celui ou celle qui a le coronavirus. Autre chose aussi les autorités sénégalaises aussi devaient montrer sur la chaînes*

nationales les malades s'il le faut même masquer leurs visages pour permettre à la population d'y voir encore plus nette et claire » (S.F. 34 ans. Résident à Thiès Nimzath. Originaire de Fatick Diakhao. Niveau d'étude Licence. Marié sans enfant. Vendeur Orange Money)

Il ressort des propos des personnes interrogées que l'origine divine de la pandémie n'implique pas sa gestion par une simple imploration de la miséricorde de la divinité mais s'accommode plutôt bien de l'adoption des mesures édictées par les autorités. Il s'agit d'un arrimage du rationnel au religieux ou au symbolique. Cela se traduit par l'adoption de gestes barrières pour se protéger du Coronavirus. Le graphique ci-dessous exprime les types de mesures de protection adoptées par les acteurs en fonction du niveau d'étude.

Par ailleurs, l'observation des mesures barrières ne va pas sans une certaine critique. Leur efficacité est en même temps remise en question en raison des contraintes telles que le manque de moyens, la mauvaise qualité des masques, la faible dotation des populations en kits d'hygiène. En témoignent ces propos de H.D. un jeune marié, conducteur de *moto*taxi de 27 ans résidant à Thiès, originaire de Touba et titulaire d'une licence.

> « *Au Sénégal nous n'avons pas assez de moyens pour nous protéger sérieusement. Pour les masques n'en parlons pas parce que c'est du cinéma dans la mesure où la quasi-totalité n'est pas efficace. Mais bien vrai cela, en travaillant je porte mon masque, j'utilise aussi le gel hydro alcoolique. De l'autre côté, je m'inflige dans une perspective symbolique à l'image des prières que je suppose d'ailleurs plus efficaces en corrélation des mesures barrières* ».

Ainsi, on remarque que l'attitude des enquêtés sur la pandémie est symptomatique de l'ambiguité de la modernité des sociétés africaines et le Sénégal n'est pas en reste. Il s'agit là d'une **modernité hybride** qui puise dans le religieux et le symbolique pour donner sens à une situation qui semble hors de tout contrôle humain, mais tout en restant arrimé à une certaine rationalité qui reconnait l'existence du virus et pousse à adopter les gestes barrière préconisées par les autorités sanitaires.

Cette ambiguité s'accommode aussi d'explications qui s'adossent au "*complotisme*" avec une modification des modalités d'accès à l'information que les réseaux sociaux maîtrisent et souvent désorganisent aussi. La diversité des sources d'information rend sceptique l'attitude de certains enquêtés vis-à-vis de cette pandémie.

COVID-19 : des mesures de restriction diversement appréciées

La reconnaissance officielle de la présence au Sénégal de la COVID-19 au 2 mars 2020 a placé ce pays au rang de quatrième pays africain ayant enregistré un cas de COVID-19. Une telle situation a fait grandir l'inquiétude surtout au niveau des acteurs évoluant dans le secteur informel.

Sous les orientations et l'expertise du Comité de Gestion des Épidémies du Sénégal (CGES), les pouvoirs publics ont pris des mesures sanitaires restreignant les libertés en vue d'endiguer la COVID-19 et sa propagation au Sénégal. L'évolution de l'épidémie dans la région de Dakar et d'autres villes sénégalaises, motiva la promulgation du décret de l'état d'urgence sanitaire assorti d'un couvre-feu national (20h du soir à 6 h du matin) le 23 mars 2020. Dans son allocution télévisée le même jour, le Président Macky Sall annonçait un chiffre de 1561 personnes confinées qui ont eu contact avec la maladie et estimait ainsi que le Sénégal « *courait un sérieux risque de calamité publique* ».[15]

Dans son plan stratégique de riposte contre la COVID-19, l'État ne s'est pas fié simplement aux mesures administratives et policières pour gérer l'épidémie, car il a recouru à l'approche communautaire avec l'implication des acteurs de la société civile. Ce faisant, les autorités religieuses ont aidé l'État à faire passer certaines mesures avec notamment la fermeture des mosquées, des églises, et le port des masques. En effet, certains de nos interlocuteurs affirment ne pas se soucier de l'existence de la maladie mais estiment porter le masque uniquement parce que leur guide religieux l'avait porté. L'autorité religieuse incarne ainsi pour eux plus de légitimité que l'État dans le respect des mesures barrières. Des sportifs ainsi que des relais communautaires se sont réunis pour accompagner les campagnes de sensibilisation en incitant les populations à respecter les mesures sanitaires et à « rester chez eux ». Cependant, la faible mortalité (selon les chiffres officielles) et les impacts économiques dans les secteurs du commerce et du transport ont fait que beaucoup de sénégalais commençaient vite à douter de la nécessité et

---

[15]Lire la déclaration du Président Macky Sall annonçant l'état d'urgence dans le cadre de la lutte contre la COVID-19 (https://www.sec.gouv.sn/)

l'efficacité des mesures de lutte étatique contre la COVID-19, particulièrement à Dakar.

Les restrictions horaires concernant les activités professionnelles sont par conséquent levées aussi, même si les marchés publics continuent d'observer une fermeture hebdomadaire, dédiée à leur nettoyage afin de limiter les contaminations.

Ces mesures ont particulièrement affecté le secteur informel faisant de celui-ci l'un des plus touchés par la crise. Entre les heures très réduites et la diminution de fréquence des clients, les commerçants, pêcheurs et les marchands ambulants ont vu l'organisation de leurs activités perturbée. Cela semble avoir pour conséquence de plonger des ménages déjà fragiles dans une situation de pauvreté encore plus marquée, pour un pays qui figure parmi les plus pauvres du monde.

Migrations internes : un ralentissement des activités face au COVID-19

En réponse à la COVID-19, l'État du Sénégal a mis en place un plan de riposte qui semble impliquer certaines restrictions relatives à la limitation de la mobilité des individus à l'intérieur des communautés. Cette mesure a été fortement médiatisée à travers des slogans tels que : « *Restez chez vous* », « *Je reste chez moi* ».

Diverses catégories d'acteurs se sont jointes à cette initiative autour de la réduction des déplacements non nécessaires : artistes comédiens, musiciens, rappeurs, activistes, personnalités politiques, entre autres. A cela s'ajoutent des mesures contraignantes d'interruption des transports interurbains et l'installation d'un couvre-feu de vingt heures à six heures d'abord, lequel a été par la suite ramené à vingt-et-une heure et cinq heures et enfin à vingt-trois heures et six heures.

Or, l'économie du Sénégal repose essentiellement sur le secteur informel. Ce dernier est en partie tributaire des transports interrégionaux qui rendent possible la mobilité des personnes et des biens. Ainsi, les restrictions sur les transports affectent les activités dans le secteur informel et les emplois précaires.

Les chauffeurs de transports en commun et les pêcheurs sont les acteurs qui apparaissent comme les plus impactés quand on considère les choses sur un plan général.

Graphique 1 : Impact général de la pandémie selon les secteurs d'activité

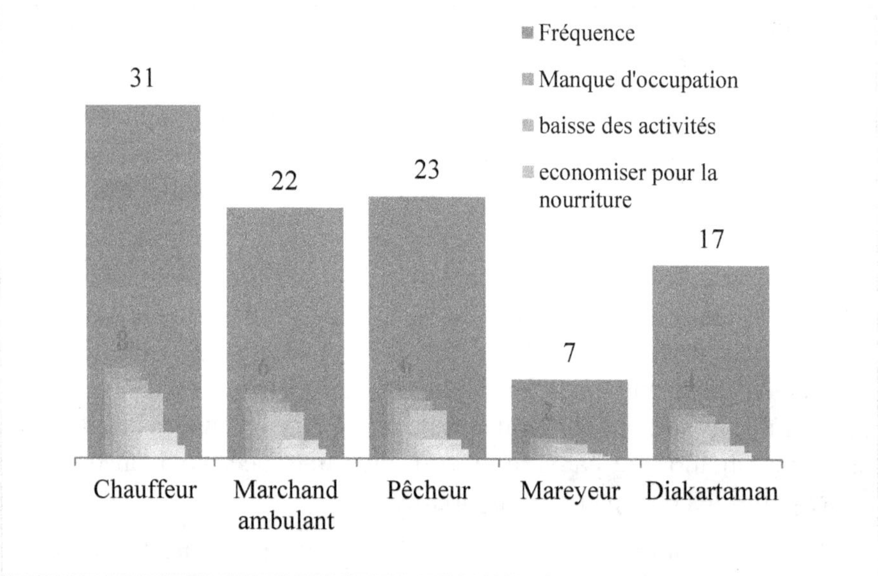

Source : Enquêtes de terrain, Mars-Mai 2020

La restriction concerne aussi les menus déplacements du quotidien pour régler de petites courses, qui ont finies par être rangées dans la catégorie des déplacements non nécessaires. Ces changements se manifestent le plus souvent par un blocage de l'activité, une baisse de son intensité et, partant, une réduction des revenus des travailleurs.

C'est l'exemple de ce jeune qui opère dans le transfert d'argent et qui, à la question de savoir comment le Coronavirus a affecté son activité, a répondu :

> « *Répondre à cette question me permet de faire un diagnostic de la situation de la pandémie, ses incidences sur mes activités professionnelles. Tout d'abord, le nombre de clients est considérablement en baisse. Car avant, je pouvais avoir par jour jusqu'à cent trente (130) mais actuellement pour avoir même 20 clients durant toute la journée c'est un problème. Ensuite, les montants de retrait et de dépôt sont aussi de même. Nous évoluons dans un domaine où la rémunération dépend du nombre d'opérations conçues par l'agent. Ce qui justifie également la délicatesse de notre situation occasionnée par la pandémie de la COVID-19* ».

En dehors de la réduction de la mobilité consécutive à l'appel au confinement, la rationalisation des dépenses fait que les consommateurs revoient leurs priorités, ce qui a pour conséquence de réduire les chiffres d'affaires dans de nombreuses filières du secteur informel. Le jeune homme poursuit : « *de plus, on peut aussi dire que la pandémie a donné aux sénégalais le sens de la priorité et du calcul de leurs dépenses avec autant de précision possible, c'est ce qui est à la base de la baisse du volume et des fréquences de transferts monétaires* ».

L'un des effets néfastes de la crise réside aussi la désorganisation de la journée de travail, puisque le couvre-feu suppose une nouvelle adaptation. Par exemple, travailler sans interruption là où on s'autorisait une pause méridienne. Ainsi, des stratégies de résilience vont naître afin de limiter au maximum la baisse d'activité, dans le domaine de notre enquête, le transfert d'argent, qui poursuit :

> « *De surcroît, la dimension du temps concernant l'impact de la pandémie sur les activités économiques est aussi importante. En effet, auparavant, je travaillais jusqu'à 13h 50 mn pour aller prendre le déjeuner et faire la sieste. Mais, actuellement, ce n'est plus possible, j'opte pour les journées continues. En outre, malgré les incidences inhibitrices de l'activité économique, s'ajoute à côté la naissance des stratégies de résilience face à celles-ci dans le cadre d'un réajustement pour sauver le business. Ainsi, par exemple, je continue à travailler en restant à la maison en donnant mon numéro à tous mes clients. Et ce mécanisme de travail s'explique par le fait que si un client a éventuellement besoin d'un dépôt de crédit téléphonique ou d'un dépôt d'argent il suffit d'un seul coup de fil pour satisfaire sa demande. Le lendemain, le client passe à la boutique pour verser la somme. Donc ce qui explique que les clients deviennent acteurs sur cette nouvelle stratégie du commerce. Personnellement, je n'ai pas eu recours à d'autres types d'activités pour compenser les gains journaliers mais plutôt j'ai procédé à un réajustement, une résilience avec des nouvelles stratégies de travail pour s'en sortir* ».

Graphique 2 : Impacts des dispositions prises par l'État sur l'activité en fonction du lieu de résidence et de la situation professionnelle

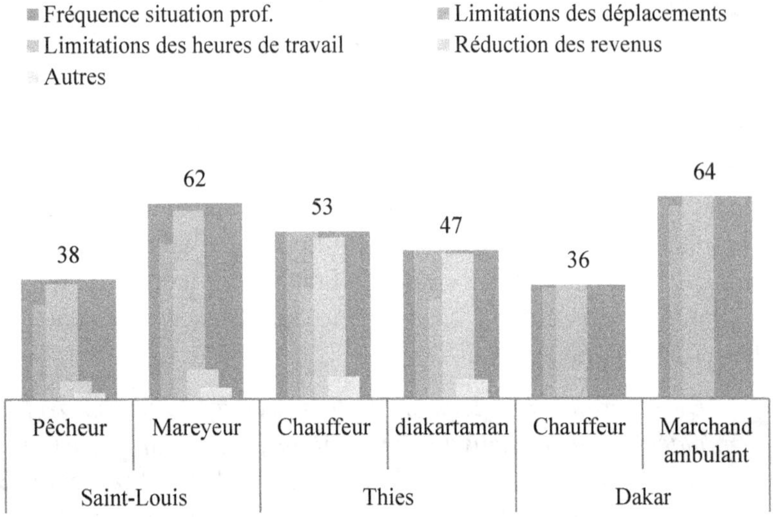

Source : Enquêtes de terrain, Mars-Mai 2020

La pêche est un domaine qui a particulièrement été touché par la pandémie. A Saint-Louis, s'agissant des pêcheurs, 37% des enquêtés affirment être confrontés à une limitation des heures de travail, 30% font face à une limitation des déplacements et 6 % ont vu leurs revenus baisser. Pour les mareyeurs, la situation est plus délicate parce que 62% d'entre eux ont limité leurs heures de travail, 60% ont limité leurs déplacements et 9 % ont connu une baisse des revenus.

En effet, l'activité de pêche est un exercice qui n'obéit pas à une planification exacte. Si le pêcheur connait son heure de départ, il lui est en revanche difficile de savoir son heure de retour. Cela est dû à la multitude de paramètres qu'il ne maitrise pas, dont les heures de marée. Car s'il peut les connaitre, il ne peut en revanche que s'y adapter, n'ayant aucune prise dessus. Ainsi, si l'heure de débarquement coïncide avec les heures du couvre-feu, l'écoulement du produit devient impossible car tous les autres acteurs du domaine sont tributaires de l'organisation des pêcheurs de sorte qu'une perturbation de celle-ci se répercute sur l'activité entière du secteur. Cette situation a fini par décourager un nombre important de pêcheurs quant à la nécessité des sorties en mer.

L'interdiction des transports d'une région à une autre a aussi réduit les capacités de vente des pêcheurs et l'accès à une clientèle, et davantage encore ralenti le dynamisme du secteur qui accueille des jeunes venant de partout au Sénégal. En effet, il faut préciser que les zones côtières sont celles qui fournissent l'intérieur du pays en produits halieutiques, qu'il s'agisse de produits frais ou de produits transformés. De sorte que les acteurs de la pêche se trouvent tributaires aussi des transports interurbains pour ce qui concerne l'écoulement des produits. Les mesures de distanciation paraissent également difficiles à observer dans des activités qui nécessitent une certaine proximité dans leur exécution. Par exemple, il parait difficile de faire observer une distanciation sanitaire entre des pêcheurs en pleine mer, dans une pirogue.

Un mareyeur nous confie au cours d'une discussion à Saint-Louis :

> « *Moi, je suis mareyeur, mais je dis c'est la première fois que je vois une telle situation depuis plus de 6 ans et nous sommes obligés de travailler avec. Je ne vois même pas de clients surtout les femmes. Aujourd'hui même, il n'y a pas de marchandage entre acheteurs et vendeurs, la discussion est restreinte, pour cette situation notre activité est perturbée, les clients ont même peur de nous, soi-disant que nous pouvons les contaminer. Je peux dire que cette situation est causée par des mesures prises par l'État, le respect des normes, la distanciation qui n'est pas facile pour nous. Depuis que l'autorité a annoncé l'état d'urgence, nous ne pouvons plus rien faire, la gestion du temps, je dirai que nous les mareyeurs nous n'avons pas d'heure fixe, nous pouvons travailler de 6h du matin à 00 heure, comme on peut ne pas travailler aussi, tout dépend des pêcheurs et de leurs heures d'arrivée. Parfois avec le couvre-feu, une pirogue peut arriver au quai vers 19 heures et le capitaine ne trouve personne, il est obligé de nous appeler au risque de perdre le produit ou de le vendre au lendemain, et c'est une perte pour la pirogue. Nous les mareyeurs souvent nous habitons entre Guet-Ndar, Hydrobase, Goxu Mbacc, Sor, à chaque fois qu'on nous appelle vers cette heure, on a profité de cette situation pour acheter des poissons frais mais le problème en est que l'usine de glace ferme avant 19 heures. Dans ces situations, les gendarmes passent de temps en temps pour faire respecter le couvre-feu, mais à chaque fois qu'il y a une pirogue qui décharge à 20 heures, nous savons ce qui se passe entre nous c'est la course mais les pêcheurs ne sont pas touchés du fait de*

leur port de bâche même quand ils rentrent à 00 heure, les hommes de tenus ne leur font rien, ils rentrent sans soucis ».

Ce jeune pêcheur, étranger dans la localité, pointe du doigt la réduction des heures de travail et une baisse drastique des gains journaliers. La réduction de ses revenus a comme conséquences une réduction du soutien qu'il apportait à sa famille. Son propos révèle également que pendant la période de crise, les personnes situées aux échelons inférieurs de la chaine de production sont plus touchées que les propriétaires de pirogues dont ils dépendent. La crise sanitaire se traduit alors par un effritement de certaines solidarités communautaires et familiales qui assurent dans une large mesure la survie des ménages.

« *Moi, je dirais que les heures de travail sont réduites, nous voyons rarement les clients surtout les femmes mareyeuses qui venaient de temps en temps et elles n'achètent pas beaucoup soit c'est pour leur repas de midi, sinon nous voyons quelques femmes vendeuses au marché qui viennent le matin rarement le soir ; vraiment tout est limité déplacement, pas assez de transporteur dans les villages. A chaque fois, que nous débarquons au quai, le propriétaire de pirogue nous (tous les pêcheurs de ce pirogue) offraient 10 caisses de poissons, nous les vendons aux mareyeurs puis nous partageons cette somme, avant la COVID-19, j'avais aux moins 20.000 FCFA ou plus pour chaque débarquement, mais aujourd'hui je rentre avec moins de 5.000 FCFA, nous soldons le produit car nous ne pouvons pas les manger, le reste nous les offrons aux femmes de Guet-Ndar pour qu'ils ne pourrissent pas entre nos mains, je n'arrive pas à faire du transfert pour ma famille maintenant ce sont mes parents même qui envoient de l'argent pour mes besoins surtout avec le ramadan je dois bien manger pour me tenir* ».

Le secteur des transports est un domaine fortement affecté. Nous venons de mettre en exergue son impact sur le secteur de la pêche et l'économie informelle en général, mais il faut également souligner que le secteur du transport lui-même connait des difficultés et des bouleversements internes. Toutefois, l'impact des mesures prises par l'État est différemment ressenti selon le profil des acteurs du secteur.

Pour les transporteurs de personnes comme les chauffeurs de taxi, de cars et de bus, ainsi qu'une bonne partie des *apprentis*, les conducteurs de mototaxi, la pandémie de la COVID-19 est vécue comme « un véritable cauchemar ». La réduction de la mobilité urbaine a réduit considérablement leurs revenus. Non seulement le nombre de clients a baissé, mais les tarifs ont chuté. Ainsi, comme le montre le graphique ci-après, les chauffeurs et les conducteurs de mototaxi sont plus affectés que les pêcheurs, les mareyeurs et les marchands ambulants en ce qui concerne la baisse des revenus.

Les professionnels de la pêche semblent plutôt pâtir davantage des nouvelles contraintes horaires instaurées par l'état d'urgence sanitaire, même si ces celles-ci se répercutent dans une certaine mesure aussi sur les revenus. La même contrainte horaire semble être l'impact principal chez les marchands ambulants. Tout comme chez les pêcheurs, et dans une moindre mesure chez les chauffeurs, les contraintes horaires réduisent fortement les déplacements qui étaient déjà eux-mêmes restreints en raison de l'interdiction des transports interurbains.

D'autres acteurs dépendant du secteur ont vu leurs revenus chuter avec l'arrêt de ces transports. Il s'agit, entre autres, des mécaniciens, des femmes commerçantes sur les routes, des maraichers. Les propos ci-dessus rendent compte de la situation difficile que vivent les transporteurs, exacerbée par les pratiques de corruption dont ils estiment être victimes de la part de la police et de la gendarmerie :

> « *La pandémie a beaucoup touché mes activités professionnelles. Ainsi, tout est au ralenti et les plus affectés sont les transporteurs. En effet, ce qui est le plus manifeste chez tous les transporteurs c'est le côté psychologique avec une méfiance permanente vis-à-vis des clients. De plus, dès qu'il y a doute et instabilité psychologique il y a de très fortes chances qu'il y ait catastrophe. Ensuite, avec les mesures de restriction de déplacement, c'est une occasion pour la police et la gendarmerie de s'acharner sur nous avec les arrêts et sanctions arbitraires* ».

Pour plusieurs migrants internes évoluant dans le secteur du transport, le plus dur dans la pandémie c'est que :

> « *la corruption s'est beaucoup développée du côté des hommes de tenue. Ainsi, parfois je travaille toute la journée pour le donner à un agent de la police ou de la gendarmerie pour éviter une éventuelle arrestation. Avec l'État d'urgence, plusieurs autorités locales ont pris des décisions ciblant l'arrêt de la circulation des motos-taxis parce que supposant leur forte influence sur le transport clandestin contournant la suspension du trafic entre*

régions » (Diop. 27 ans. Résident à Thiès. Originaire de Touba. Niveau d'étude Licence. Marié, un enfant. Conducteur de *motos*-taxis).

Dans la résilience, certains migrants internes évoluant dans le secteur du transport ont développé des stratégies de survie en passant du transport de personnes au transport de marchandises. C'est le cas des transporteurs dits « *horaires* » dans certains villages et également de certains chauffeurs de bus qui se sont tournés temporairement vers le fret.

Des stratégies pour faire face aux mesures contraignantes

Les mesures prises par les autorités politiques qui ont accompagné la mise en place du couvre-feu ont largement perturbé l'organisation et le déroulement des activités dans le secteur informel. Ce qui a conduit certains acteurs à s'adapter et parfois à faire preuve d'imagination comme on peut le voir avec ce conducteur de mototaxi.

> « [...] *Une chose aussi est à signaler car Thiès est une zone carrefour et le trafic clandestin inter régions se fait par relais selon des axes définis. Ainsi, les conducteurs de motos-taxis responsables de famille, étant frustrés, sans activité ni assistance de la part des autorités, se sont naturellement investis dans le trafic* « Thiès-Khombole » *(5.000 FCFA), Thiès-Touba* » (15.000 FCFA) et « Thiès-Mbour » (10.000 FCFA) avec des revenus beaucoup plus importants que ceux d'avant COVID-19 qui occasionnaient un gain journalier de 4.000 FCFA maximum ».
>
> « C'est valable pour l'axe « T*hiès-Diamniadio » et « Thiès-Tivaouane ». De ce fait, que ça soit les autorités et les hommes de tenues chacun tire ses propres intérêts. Le temps de travail est réduit, les gains sont en baisse et les dépenses personnelles ou familiales ne cessent d'augmenter avec la pression de les satisfaire impérativement. Telles sont les incidences de cette crise dans le transport* » (Diop. 27 ans. Résident à Thiès. Originaire de Touba. Niveau d'étude Licence. Marié un enfant. Conducteur de *motos*-taxis).

L'imagination et la réadaptation sont fonction de la configuration du secteur d'activité. Ainsi, il est difficile au pêcheur de contourner les horaires de couvre-feu quand il n'a aucune prise sur les heures de marée, pas plus que sur la quantité de produits halieutiques à chaque sortie en mer.

Par contre, dans le secteur des transports, les transporteurs, qu'ils soient en voiture ou en moto, peuvent redessiner les trajets et s'adapter à ces circuits internes, voire parfois en créer de nouveaux pour pallier les contraintes nées des réductions du temps de travail.

De la nécessité d'une reconversion : la crise comme facteur de projection

Face aux bouleversements subis à cause de la pandémie, les personnes enquêtées sont partagées entre la nécessité d'une reconversion et le maintien de l'activité actuelle en dépit des difficultés. En effet, l'une des leçons de la crise, c'est qu'elle aura mis les économies du sud et de manière crue face à leur fragilité en commençant par les acteurs de ces économies dites informelles.

Ces derniers se sont très vite aperçus d'une réalité qui pouvait être parfois inconsciente tant que rien ne perturbait le quotidien des Sénégalais. Il s'agit de la dépendance de nombreux ménages aux gains journaliers irréguliers.

En effet, là où, par exemple, un enseignant, fut-il du primaire, peut savoir au franc près, combien il est en droit d'attendre comme revenus tous les mois, que les élèves soient présents ou pas (comme pendant la pandémie), le chauffeur de transports urbains n'a aucune idée des revenus qu'il aura amassés à la fin de la journée. Il sait tout juste combien il facture en moyenne le trajet d'un point A à un point B, mais n'a aucune prise sur le nombre de passagers qu'il transportera, un nombre sur lequel sont indexés ses revenus journaliers.

Le pêcheur est dans la même incertitude, voire dans une double incertitude. D'un côté, ses prises connaissent des jours fastes et des jours maigres. D'un autre côté, il est tributaire de la demande et des clients pour vendre les produits de sa pêche ; ces derniers sont eux-mêmes dépendants des transporteurs pour déplacer les produits jusqu'au lieu de la vente finale aux consommateurs. Le vendeur ambulant est dans une incertitude encore plus grande. La liste peut être égrenée à loisir ; elle concerne de nombreux acteurs informels qui vivent en grande partie au gré des hasards quotidiens et du « *insha Allah*[16] » national.

---

[16] L'invocation « *insha Allah* », littéralement "*Dieu est Grand*", consiste à confier son sort, son lendemain à la divinité et à sa générosité afin qu'elle pourvoie dans sa bonté aux besoins du fidèle.

Cette douloureuse prise de conscience de la fragilité de leur condition, fait que certains songent à une reconversion, pour exercer un travail moins soumis aux aléas du quotidien et qui garantit une certaine sécurité de l'emploi. Ainsi la reconversion est-elle présentée parfois comme une stratégie pour assurer la survie économique. Il faut noter que durant la crise même certains ont dû quelquefois se tourner vers d'autres activités ou de se diversifier parce que l'activité qu'ils exerçaient ne leur permet plus de subvenir à leurs besoins. Les trois extraits d'entretiens suivants mettent en exergue la reconversion professionnelle comme stratégie de résilience durant la période post-COVID-19. Les discours vont du projet migratoire au projet d'intégration de la fonction publique en passant par une reconversion en vue de préparer une retraite digne de ce nom :

> « *Oui ! je l'envisage dans la mesure où j'ai un projet de voyage en tête. Car être un transporteur en Europe est beaucoup plus bénéfique qu'au Sénégal. Ensuite, chacun veut aller de l'avant, exceller dans la vie et être en quête permanente de meilleures conditions de vie et de travail. C'est ce qui justifie ma vocation de changer de métier après la pandémie. Et je présuppose que le visa sera facile vu l'hécatombe démographique qui s'est manifestée en Europe et aux États-Unis d'Amérique* » (Maodo. 29 ans. Résident à Boune Khaira. Originaire de Touba Toul. Niveau d'étude Terminale. Célibataire. Conducteur de camion).

> « *Bien sûr ! Je veux avoir une autre occupation plus sécurisée que cette activité journalière, c'est-à-dire de faire le linge pour avoir de quoi se nourrir. De plus, je suis âgée maintenant je veux trouver un autre travail beaucoup plus satisfaisant cela me permettra de mieux me reposer et de préparer ma retraite. J'ai beaucoup appris de cette situation ! » (Aminata. 58 ans. Résidant à Yeumbeul. Originaire de la Casamance. Vente ambulante. Mariée 3 enfants. Non scolarisée).*

> *« Pour l'enseignement, j'envisage d'intégrer la fonction publique c'est mon plus grand souhait et je vais m'y investir après la pandémie de la COVID-19. Parce que je me suis rendu compte que le privé n'a pas assez de sécurité pour faire face éventuellement à ces genres de situation catastrophiques. Pour l'activité journalière c'est juste un support si je vois meilleure je n'hésiterai à y renoncer. Cette activité est juste un support pour épauler mon mari* » (Binta. 47 ans. Résidant à Keur Massar.

Originaire de Mbour, Djiniabo. Journalière. Mariée 4 enfants. Baccalauréat).

Pour analyser le niveau de reconversion attendu après la COVID-19, trois variables ont été croisées : le type d'activité, le nombre d'années d'expérience et la décision de changer d'activité après la COVID-19. Ainsi, la tendance générale montre une volonté des acteurs économiques de changer d'activité après la COVID-19 et ce quels que soient le type d'activité et le nombre d'années d'expérience.

Toutefois, les données quantitatives révèlent qu'une bonne partie d'entre eux ont manifesté la volonté de maintenir leur activité quelle qu'elle soit et quel que soit le nombre d'années d'expérience. Plus intéressant encore, trois années d'expérience dans le secteur semblent être la durée décisive aussi bien pour ceux qui envisagent de rester que pour ceux qui envisagent de changer de travail. On pourrait considérer, dans une certaine mesure, qu'au bout de trois années passées dans le même secteur, le travailleur a un recul minimal pour évaluer comparativement les avantages et les inconvénients de son activité de manière à assoir sa décision.

De la même façon, le niveau des gains perçus pendant la crise sanitaire semble être un critère pour envisager ou non une reconversion. L'expérience dans le milieu ainsi que le niveau des revenus au plus fort de la crise, permettent en effet aux acteurs d'avoir une idée de la solidité ou non de leur activité face à des situations de crises, même si l'économie informelle en a souffert de manière globale. Les résultats issus du questionnaire montrent alors, tout comme les données qualitatives que les acteurs économiques évoluant dans le secteur informel sont partagés presque à égalité entre la volonté de se reconvertir dans une autre activité et celle de conserver leur activité actuelle après la COVID-19.

Cependant, on peut relativiser et considérer avec justesse que certains secteurs s'en sont tirés mieux que d'autres. Ainsi, de manière paradoxale, ceux qui envisagent de changer d'activité sont assez nombreux parmi les secteurs qui ont perdu le moins de revenus voire qui en ont gagné plus durant la crise comme le montre le graphique. Ils sont suivis de près par ceux qui veulent rester dans le même secteur d'activité et qui ont aussi affirmé avoir gagné plus, ou la même chose durant la crise. Il s'agit là d'une observation assez paradoxale à première vue mais qui peut s'expliquer sociologiquement par une sorte de frustration relative.

Autrement dit, ce ne sont pas nécessairement les gros perdants de la crise qui sont plus prompts à la reconversion. Si on part du principe que l'insatisfaction ou le mécontentement vient de la tension entre la satisfaction attendue et la satisfaction réelle, on peut noter que les chauffeurs, les marchands ambulants et les pécheurs sont parmi ceux qui ont le moins pâti en termes de revenus. Et pourtant c'est dans ces trois catégories que l'on observe le plus désir de reconversion.

Il faut ajouter à cela un dernier aspect non moins important qui tient à l'ancrage historique de l'activité considérée. On note, par exemple, que les activités comme la pêche et, dans une moindre mesure, les chauffeurs de transport en commun s'inscrivent dans des traditions familiales. On pêche avec ou à la suite de ses pères. Dans des quartiers de pêcheurs comme à Saint-Louis, l'activité est comme transmise entre les générations de sorte que toutes ces familles campées au bord du fleuve ne vivent principalement que des revenus de ce travail qui nourrit difficilement son homme. Ainsi, la reconversion semble être un vœu lorsqu'il n'est pas possible d'entreprendre les routes migratoires internationales. Trois types de reconversions sont possibles pour ces acteurs :

- L'abandon systématique de l'activité – pêche, transport ou commerce - lorsqu'il n'est pas possible de résister, sous le poids des dettes, c'est souvent le cas de ceux qui travaillent sans avoir la possibilité de faire de l'épargne, etc.
- La nécessité d'une reconversion professionnelle radicale, lorsque le travailleur est obligé de s'orienter vers un autre secteur moins affecté par la COVID-19. Il s'agit de faire un travail qui ne nécessite pas de mobilité physique avec des horaires adaptés.
- La résignation ou la résilience professionnelle, lorsque le travailleur développe des stratégies pour faire face aux mesures contraignantes.

Avec la COVID-19, la pêche et le tourisme - qui souffraient déjà durement des variations environnementales - offrent de moins en moins d'opportunités aux populations qui s'y activent. A cet effet, de traditionnelles zones de pêche et de sites touristiques comme Saint-Louis, Mbour, Kayar, Yarakh, Elinkine, etc. sont devenus des lieux de départ et d'origine de candidats à la migration irrégulière. Dans ces lieux, d'anciens pêcheurs ou des personnes qui s'activaient dans le tourisme sont devenus des convoyeurs de migrants irréguliers vers l'Espagne.

Migrations internationales et COVID-19

Au Sénégal, durant la période du 1er septembre au 30 novembre 2020, en pleine période de la pandémie de la COVID-19, selon le Ministère de l'Intérieur, 1.338 candidats à la migration irrégulière ont été interpellés par la police sénégalaise mais les informations disponibles ne concernent que 1.197. En termes de nationalité, sur les 1.197 candidats à la migration irrégulière, 1.121 sont des Sénégalais tandis que 76 viennent des pays de la sous-région à savoir 62 de la Gambie, 06 de la République de Guinée, 05 de la Guinée Bissau, 01 de la Mauritanie, 01 du Nigéria et 01 de la Sierra-Léone. Une telle situation confirme que le Sénégal est à la fois un pays de départ mais également de transit pour des personnes originaires de pays limitrophes (Gambie, République de Guinée, Guinée Bissau et Mauritanie) ou éloignés comme le Nigéria et le Sierra-Léone.

Des 1.197 candidats à la migration irrégulière, 1.186 sont des hommes contre 11 femmes. Celles-ci sont certes sous-représentées parmi les personnes interpellées par la police nationale, mais le constat est que les femmes migrent pour les mêmes raisons que les hommes. Le risque pris par des femmes pour voyager dans les conditions irrégulières confirme en quelque sorte le fort désir des femmes de se réaliser de manière autonome.

Les candidats à la migration irrégulière sont âgés entre 12 et 59 ans avec une présence de 34 mineurs (12 à 17 ans). Avec ces mineurs, il semble possible de confirmer que la migration n'est pas uniquement un projet individuel mais plutôt communautaire. La condamnation des pères de trois jeunes candidats à l'émigration irrégulière pour "*mise en danger de la vie d'autrui*" et "*complicité de trafic de migrants*" à Mbour en est une illustration.

Les candidats à la migration irrégulière ont un niveau d'étude relativement faible car seuls 12 d'entre eux ont effectué des études universitaires et les autres ont fait des études au niveau primaire (470), moyen (99) et secondaire (38).

Moins d'un dixième des candidats à la migration irrégulière a suivi des enseignements coraniques (102) et un peu moins de la moitié de l'effectif total ne dispose d'aucune instruction (476). Certes, si 619 des candidats à la migration irrégulière ont suivi des études, cela ne les empêche pas d'éprouver l'envie de migrer, ce qui laisse penser qu'au Sénégal, l'école n'est plus réellement dans l'imaginaire un vecteur de promotion sociale et de valeurs nationales.

Contrairement aux idées reçues, seuls 125 des candidats à la migration irrégulière déclarent être sans activité alors que 1.072 évoluaient dans différents secteurs professionnels : Pêcheurs (714), Mareyeurs (79), Commerçants (125), Élèves (29), Cultivateurs (23), Chauffeurs (20), Tailleurs (18), Maçons (12), Étudiants (12), Électriciens (10), Soudeurs (03), Mécaniciens (07), Menuisiers (07), Plombiers (04), Bouchers (03), Tapissier (01), Physiothérapeute (01), Footballeurs (01), Charbonnier (01), Éleveur (01), Prestataire (01).

Le secteur de la pêche qui a mobilisé plus de la moitié des candidats sénégalais à la migration irrégulière (793) a connu au cours des dernières années des difficultés avec la présence de navires de pêche étrangers sur les côtes sénégalaises. Ces difficultés se sont intensifiées avec la pandémie qui a eu comme effet l'état d'urgence et le couvre-feu. Ceux-ci ont manifestement limité les heures d'activités et la mobilité des pêcheurs.

Les candidats à l'émigration irrégulière sont en majorité originaires des régions de Dakar (200), de Thiès (597), de Saint-Louis (147) et de Louga (47). D'autres (206) sont venus du reste du Sénégal mais également des pays limitrophes. Dakar, Thiès et Saint-Louis sont des régions où le maraîchage et le tourisme constituent les activités économiques essentielles.

A Thiès et à Saint-Louis, le changement climatique a occasionné la fermeture d'hôtels un fait qui s'est perpétué avec la COVID-19 qui a entrainé la perte d'emplois de nombreuses populations officiant dans les hôtels ou dans des secteurs connexes. En outre dans ces régions qui constituent de grands pôles de production agricole et industrielle grâce à leurs potentialités hydrauliques et pédologiques, des sites d'exploitation de carrières ainsi que des unités industrielles ont connu un réel ralentissement avec la COVID-19. Face à cette situation, nombreux sont les candidats à l'émigration irrégulière qui déclarent "*avoir pris l'initiative d'embarquer dans des pirogues de fortune à destination de l'Espagne pour améliorer leur situation sociale et venir en aide à leurs parents*".

A côté de la voie maritime, des candidats à la migration irrégulière ont pris les routes du désert pour se rendre au Niger où ils espèrent rejoindre l'Italie à partir de la Lybie. Si le récit des migrations sénégalaises peut être dominé par celui des jeunes désespérés impliqués dans des migrations irrégulières, l'impact à court terme de la pandémie de la COVID-19 sur eux a également augmenté la migration de certains groupes, notamment ceux qui possèdent des compétences utiles dans le secteur de la pêche et du tourisme. Il faut rappeler que nombreux parmi ceux-ci ont perdu leurs activités à cause soit du changement climatique soit des effets de la pandémie de la COVID-19, comme nous l'ont fait savoir de jeunes Sénégalais candidats à la migration irrégulière.

Sur les routes migratoires et au niveau des villes de transit au Mali, au Burkina Faso ou au Niger, la COVID-19 a eu un impact négatif sur l'accès à la santé des migrants.

Les principales difficultés signalées pour l'accès aux services de santé sont le coût financier, la crainte d'être arrêté, expulsé ou dénoncé, le fait de ne pas savoir où aller et le manque de clarté des rares informations disponibles.

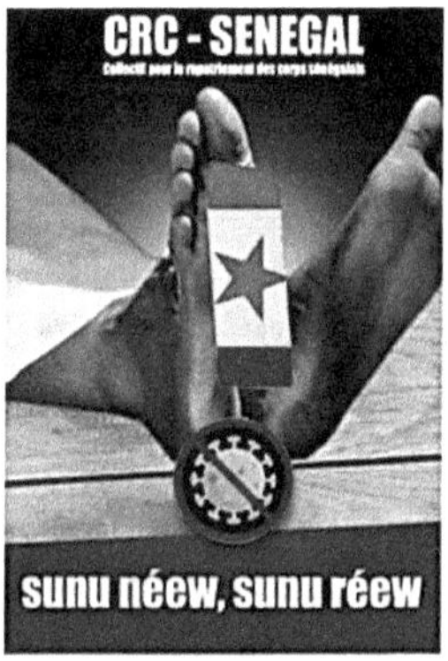

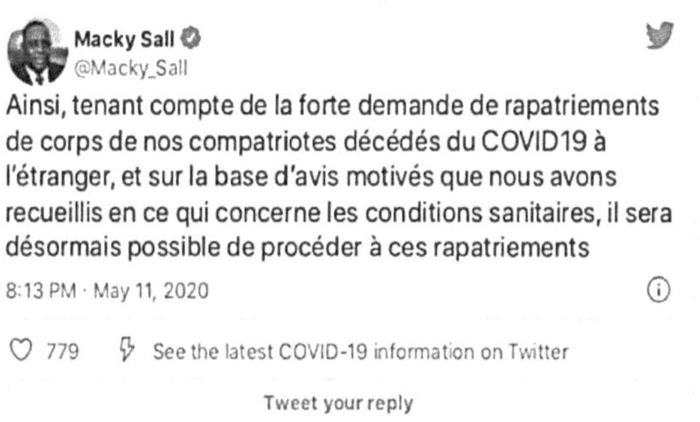

Des candidats à la migration irrégulière nous ont signalé que la COVID-19 a eu un impact économique sur eux car d'une part il y a la perte de leur emploi et d'autre part « *la situation économique difficile au Sénégal était peu ou pas du tout favorable pour des proches qui habituellement leur envoient de l'argent pour les dépanner* ».

Selon des personnes interrogées, la COVID-19 a eu un impact réel sur le voyage des migrants avec des arrêts plus longs, des itinéraires modifiés ou des changements de destination, etc. C'est souvent le cas de migrants sénégalais qui souhaitent rentrer au pays d'origine. A titre d'exemples, dans la période du 17 mars 2020, six (6) migrants Sénégalais interrogés à Kaolack, au centre du Sénégal, par les autorités administratives affirment « *être passés par Burkina Faso pour rejoindre le Sénégal (...) les routes migratoires par voie terrestre concernaient en temps normal l'itinéraire suivant : Espagne-Italie-Maroc-Mauritanie-Sénégal (...) Mais, aujourd'hui, avec le contexte de la crise, de nouveaux itinéraires se réactivent et constituent des voies de contournement pour les émigrés. Les migrants à partir du Maroc prennent la direction du Mali au lieu de la Mauritanie afin de jauger de la perméabilité des frontières. Des systèmes stratégiques sont engagés par ces personnes en mobilité dans le seul optique de rentrer dans leur zone de confort* ».

Avec la crise de la COVID-19, les circulations transnationales semblent être difficiles pour les migrants. Au Sénégal, des voix venues de divers horizons se sont manifestées pour dénoncer le retour au bercail d'émigrés qui résidaient dans des pays frappés par la COVID-19, une manière de confirmer que certains émigrés semblent être de potentiels relais pour transporter facilement le virus.

Dans un article intitulé "Sénégal : le statut des modou-modou[17] a été sali par le coronavirus" et publié par un journal en ligne, on peut mentionner que :

> "*L'image des modou-modou a pris un sérieux coup avec le coronavirus qui sévit au Sénégal. Pendant les dernières décennies, ils avaient une image relativement positive. Dans un contexte de pauvreté, aussi bien en milieu rural qu'en milieu urbain, l'apport des Sénégalais de l'extérieur a été considérable sur le plan économique. Car cet apport a permis à des milliers de familles de survivre aux difficultés économiques*", a expliqué Ndiaye.[18]

Une telle situation laisse penser à toute l'émotion ressentie en présence ou dans la perspective d'un danger ou d'une menace qu'est la COVID-19 dans les relations entre les populations migrantes et celles restées au Sénégal. En d'autres termes, avec la COVID-19, il y a eu un comportement de rejet latent ou manifeste de l'émigré. Cela est une conséquence de l'analyse du danger qui accompagne la perception que les populations sénégalaises ont de la COVID-19. Un tel comportement est connu sous le terme de phobie et de réponse combat-fuite.

Autre lecture à faire de la COVID-19, c'est que l'émigré se retrouve dans une situation inattendue lorsque'il est perçu comme étant un *étranger de l'intérieur* à la fois dans son espace d'origine et ses espaces traversés ou d'établissement.

---

[17] Modou-modou veut dire un émigré en wolof

[18] https://www.pressafrik.com/Senegal-le-statut-des-modou-modou-a-ete-sali-par-le-coronavirus_a213668.html

Dans l'ensemble, ce contexte de stigmatisation de l'émigré qui a rapidement pris forme ne fait que nous rappeler que la question de la migration n'a pas encore cessé de faire l'objet de malentendus, de méconnaissances et de préjugés marqués par une péjoration lancinante de l'étranger d'ici et d'ailleurs.

La crise occasionnée par la COVID-19 nous renseigne sur notre interdépendance (villes, pays, continents et populations). Elle nous rappelle que la mondialisation ne devrait pas se limiter à la circulation des biens et services, elle a un sens avec la mobilité des virus. On pourrait se demander si la mondialisation n'aurait pas plus de sens en intégrant la solidarité entre les peuples. Malheureusement, au cours des dernières années, le monde a construit plus de frontières que de ponts entre les peuples, entre les continents et parfois même au sein d'un même continent ! Autre chose, il y a la nécessité de retenir que la migration est un fait à prendre en compte dans l'analyse des enjeux géopolitiques et géostratégiques. Cela laisse penser qu'il nous faut des évidences sur ce point si nous voulons mettre en place des politiques inclusives et prospectives. En résumé, la situation avec laquelle nous vivons, nous rappelle l'urgence de mettre en place une politique migratoire. Il n'est pas question de décisions politiques qui se limitent à la gestion quotidienne des entrées et des sorties, mais plutôt d'une gouvernance des migrations avec le souci de prendre en compte les législations internationales et la garantie des droits des migrants, la volonté d'améliorer le bien-être socioéconomique des migrants et de la société, l'envie d'engager des collaborations visant à résoudre les questions de migration et les questions connexes, etc.

La COVID-19 nous invite à nous pencher sur les effets des discours des réseaux sociaux sur les migrations et sur les stigmatisations des émigrés comme réponse de certaines compatriotes. Il devrait nous permettre également de nous interroger sur les conditions de vie des émigrés et leurs défis professionnels, sur la vie des émigrés à l'épreuve de la crise sanitaire, sur les enjeux sanitaires et sécuritaires, etc.

Désenchantement des migrants : d'acteurs choyés à acteurx à éviter

Au Sénégal, beaucoup de familles rêvaient de compter un "modou-modou" (émigré) dans leur sein, de le voir revenir et partager avec lui, les fruits de son travail. Mais depuis l'avènement du coronavirus au Sénégal, le statut de ces braves hommes a complètement changé. Pour cause, l'un d'entre eux, venu d'Italie, a ramené le virus et contaminé, à lui seul, une vingtaine de personnes. Aujourd'hui, les Sénégalais ont une autre image de ces braves hommes. Ils les considèrent comme des porteurs du virus. Le coronavirus est passé par là. Le psychologue Ousmane Ndiaye apporte des explications avec les journalistes de L'Observateur.

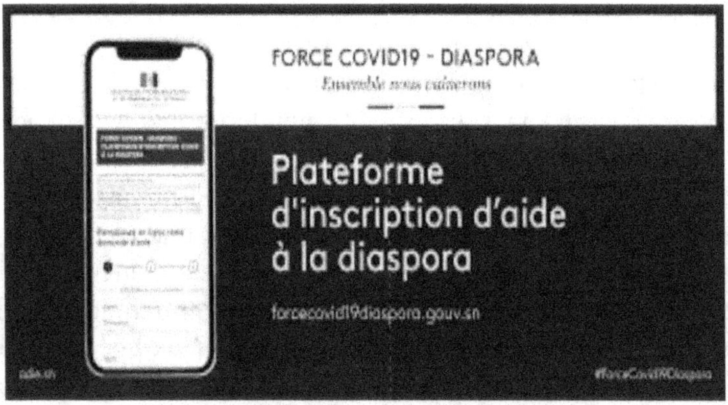
FORCE COVID19 - DIASPORA
Plateforme d'inscription d'aide à la diaspora
forcecovid19diaspora.gouv.sn

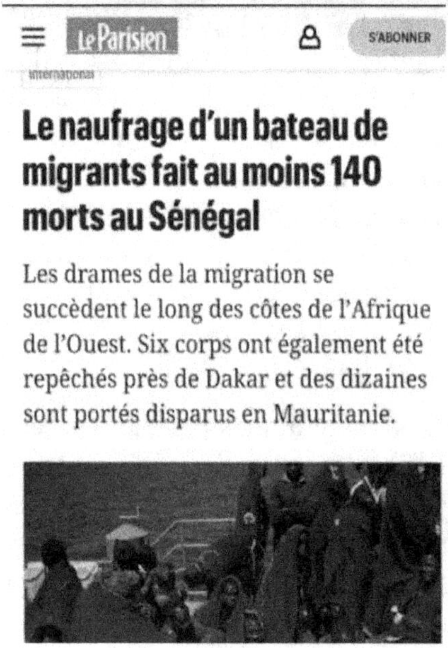

Le Parisien

S'ABONNER

International

Le naufrage d'un bateau de migrants fait au moins 140 morts au Sénégal

Les drames de la migration se succèdent le long des côtes de l'Afrique de l'Ouest. Six corps ont également été repêchés près de Dakar et des dizaines sont portés disparus en Mauritanie.

Avec la COVID-19, le Sénégal a vu se matérialiser de nouvelles formes d'engagement aussi bien au niveau de l'État que des acteurs de la société civile. Afin d'atténuer l'impact économique de la pandémie du coronavirus, le Président Macky Sall a créé un Fonds de riposte et de solidarité contre les effets du COVID-19, #FondsForceCovid19, qui sera doté de 1.000 milliards de FCFA. Ce Fonds est alimenté par l'État, le secteur privé, les partenaires au développement et toutes les bonnes volontés : 50 milliards sont alloués à l'achat de vivres pour l'aide alimentaire d'urgence, 12,5 milliards de FCFA dédiés à la diaspora, des mesures fiscales générales et spécifiques seront prises en soutien aux entreprises.

En termes d'engagement des acteurs de la société civile, un Collectif pour le rapatriement des corps des Sénégalais décédés de la COVID-19 est créé. Il chiffre à environ 80 le nombre de Sénégalais qui ont succombé à l'étranger, dont une cinquantaine rien qu'en France. Ce mouvement citoyen a rapidement connu une expansion grâce à ses slogans "*Les martyrs tombés réclament leurs droits*", le "*Sunu Neew, Sunu Reew*" (Notre défunt, Notre pays) et à la mobilisation de nombreux docteurs, familles, avocats et religieux.

Au Sénégal, six mois après l'acception du retour des défunts migrants au pays d'origine pour leur enterrement, l'actualité des migrations est à nouveau marquée par le naufrage d'un bateau causant la mort d'au moins 140 candidats à la migration irrégulière qui voulaient se rendre en Europe.

La disparition de ces personnes, en majorité des jeunes, a donné suite à de nombreuses contestations à travers les réseaux où des internautes locaux et de la diaspora ont "*exigé une journée de deuil national pour les migrants disparus*". Sur Twitter, les hashtags #WhatshappeninginSenegal et #DeuilNationalSN sont utilisés par une partie de la diaspora et des internautes sénégalais. Leurs messages appellent à une journée de recueillement "*sur les réseaux sociaux en hommage aux victimes de l'émigration clandestine*".

Conclusion

Au Sénégal, la pandémie de la COVID-19 a mis au jour des fragilités qui étaient devenues banales tellement de nombreux migrants internes s'étaient accommodé de la survie quotidienne comme mode de fonctionnement. En ciblant premièrement des migrants internes évoluant dans le secteur informel, nous avons donné la parole à des chauffeurs, pêcheurs, mareyeurs, conducteurs de mototaxi (diakartaman) et des marchands ambulants, nous avons pu comprendre la fragilité de l'économie locale à des chocs tels que la crise sanitaire liée à la COVID-19, mais surtout les disparités et les niveaux de sensibilité qui varient d'un secteur à un autre et d'un acteur à un autre.

De Dakar à Saint-Louis en passant par Thiès, Diourbel, Tivaoune, Mbour, etc., la crise sanitaire s'est très vite mutée en crise économique du moins pour les acteurs du secteur informel, parties prenantes de la migration interne. Pris dans les logiques des migrations internes, ces acteurs font face aussi à la prise en charge des ménages qui sont à distance. On remarque ainsi que la prise en charge financière subit les effets de la réduction globale des activités du secteur informel. Les liens sociaux s'en trouvent aussi affectés. La réduction de la mobilité a empêché de potentielles visites à la famille, la faiblesse des revenus impacte le maintien des liens à distance du fait que le budget pour le crédit téléphonique s'en trouve affecté dans une certaine mesure.

Face à cette situation difficile, certains migrants internes se sont résignés au moment où d'autres ont systématiquement abandonné leurs activités ou bien même faire une reconversion professionnelle radicale.

A côté de ceux-ci, de nombreuses populations sénégalaises se sont engagées dans les routes du désert ou dans des pirogues de fortune pour rejoindre l'Europe. Face à la COVID-19, l'émigration même irrégulière est aux yeux de nombreux Sénégalais une alternative au dénuement économique. Nous pouvons conclure que la pandémie a accéléré l'émigration irrégulière.

Bibliographie

GERM, (2019), *Déterminants économiques et socio-anthropologiques des migrations dans les régions du Sud et du Sud-Est du Sénégal : Kolda, Kédougou et Tambacounda, Rapport final.* Étude réalisée par le Laboratoire des Études et Recherches sur le Genre, l'Environnement, la Religion et les Migrations de l'Université Gaston Berger de Saint-Louis, juin, 104 p.

GLASER B.G. et STRAUSS A.L., (1967), *The discovery of grounded theory: strategies for qualitative research,* Chicago, Aldine, 284 p.

RÉPUBLIQUE DU SÉNÉGAL. ANSD, (2004), Rapport de synthèse de la deuxième Enquête sénégalaise Auprès des Ménages, "ESAM II, 2001"

RÉPUBLIQUE DU SÉNÉGAL. ANSD, (2017), Enquête nationale sur l'Emploi au Sénégal. Troisième trimestre 2017. Note d'informations, décembre.

RÉPUBLIQUE DU SÉNÉGAL. ANSD, (2017), Rapport de l'Enquête régionale intégrée sur l'emploi et le secteur informel.

TANDIAN A., (2013), "Nouvelles figures des migrations au Sénégal. Quand les migrants internes et internationaux se côtoient", *Blocs*, n°1, mai, 20 p.

Les références bibliographiques sont présentées par ordre alphabétique des noms d'auteur. Ne pas numéroterles références.

ALISSOUTIN R. L., (2008), *Les défis du développement local au Sénégal,* CODESRIA, Dakar, 189 p

ALOKO-N'GUESSAN J, DIALLO AMOTCHO H. K., (2010), *Villes et organisation de l'espace en Afrique*, Paris, Karthala, 221 p

ANTHENAUME, B. et GIRAULT F (sous la direction)., (2005), *Le territoire est mort- vive les territoire*s IRD, Paris, 384 p.

BOCQUER P. et TRAORÉ S., (2000), *Urbanisation et dynamique migratoire en Afrique de l'Ouest. La croissance urbaine en panne,* Harmattan villes et entreprises, Paris, 148 p.

DIAKHATÉ M. M., (2011), *L'Aménagement du territoire au Sénégal : Principes, pratiques et devoirs pour le XXIe siècle*, NEA, Paris, 230 p.

IGUÉ J., (1983), « L'officiel, le parallèle et le clandestin : commerce et intégration en Afrique de l'Ouest », in politique Africaine, n°9, Karthala, p 29-51.

KASSI I., (2010), « Espaces publics : enjeux sociaux d'appropriation de l'espace urbain à Abidjan », in Villes et organisation de l'espace en Afrique pp 135-147

PIERMAY J. et SARR C., (2007), *La ville Sénégalaise une invention aux frontières du monde*, Paris, Karthala, 243 p

SECK A., (1965), « Les escales du fleuve Sénégal, in Revue de géographie de l'Afrique Occidentale », N° 1-2, p 71-118.

WADE C. S., (2014), *Croissance urbaine, dynamique territoriale et gouvernance de la ville de Saint-Louis et de sa périphérie, la commune de Gandon,* Doctorat d'Etat de géographie, Université Gaston Berger de Saint-Louis, 448 p.

CONTRAINTES DE COVID-19 SUR LES DEPLACEMENTS QUOTIDIENS DES POPULATIONS DE BADALABOUGOU, DISTRICT DE BAMAKO (MALI)

Charles SAMAKE
Sory Ibrahima FOFANA

Résumé

La crise liée à la pandémie de Covid-19 a perturbé la mobilité quotidienne des populations de toutes les villes africaines. L'objet de cet article est d'étudier les *« contraintes de covid-19 sur les déplacements quotidiens des populations de Badalabougou du district de Bamako »*. L'approche méthodologique s'appuie sur l'observation sur le terrain, la recherche documentaire et la réalisation d'enquête quantitative sur le terrain. L'observation sur le terrain nous a conduit à visiter les concessions tout au long des voies d'accès dans le quartier de Badalabougou et nous a permis de prendre des photos. La recherche documentaire nous a permis d'obtenir et d'exploiter des documents relatifs à notre thème. L'enquête sur le terrain a été réalisée auprès d'un échantillon de 120 personnes (60 hommes et 60 femmes) âgées de 15 ans et plus. Les résultats ont montré que les enquêtés sont jeunes avec 75% âgés de 21 à 30 ans, 70% sont mariés, 85% sont instruits et 75% disposent au moins d'une moto. Par rapport à la profession, 22,5% des enquêtés sont des commerçants, 15% de fonctionnaires, 15% sont composés par les étudiants et élèves, 15% sont des ménagères. En période de crise liée à la covid-19, de nombreuses mesures ont été adoptées pour amoindrir la propagation de cette pandémie. Mais ces mesures ont été des contraintes à la mobilité quotidienne des populations. Elles se caractérisent par la modification des déplacements quotidiens selon 38,3% des enquêtés. Cette modification se traduit par l'interruption des déplacements non nécessaires et l'arrêt temporaire de travail.

Mots clés : *Contraintes, Covid-19, Déplacements quotidiens, Population de Badalabougou, District de Bamako*

CONSTRAINTS OF COVID-19 ON THE DAILY MOVEMENTS OF THE POPULATION OF BADALABOUGOU, DISTRICT OF BAMAKO (MALI)

Abstract

The crisis linked to the Covid-19 pandemic has disrupted the daily mobility of populations in all African cities. The aim of this article is to study the "constraints of covid-19 on the daily movements of the populations of Badalabougou in the district of Bamako". The methodological approach is based on field observation, documentary research and quantitative field surveys. Field observation led us to visit the concessions along the access roads in the Badalabougou district, and enabled us to take photos. Documentary research enabled us to obtain and exploit documents relating to our theme. The field survey was carried out on a sample of 120 people (60 men and 60 women) aged 15 and over. The results showed that the respondents were young, with 75% aged between 21 and 30, 70% married, 85% educated and 75% owning at least one motorcycle. In terms of profession, 22.5% of respondents were shopkeepers, 15% civil servants, 15% students and 15% housewives. During the covid-19 crisis, a number of measures were adopted to reduce the spread of the pandemic. However, these measures have had the effect of restricting people's daily mobility. According to 38.3% of those surveyed, they are characterized by changes in daily travel patterns. This modification is reflected in the interruption of unnecessary travel and the temporary cessation of work.

Key words: *Constraints, Covid-19, Daily travel, Population of Badalabougou, District of Bamako*

Introduction

Dans les pays d'Afrique subsaharienne, l'urbanisation rapide s'est accompagnée d'une crise multiforme (diminution du niveau de vie, chômage et sous-emploi, etc.) qui touche notamment le secteur des transports (Diaz Olvera, Plat et Pochet, 2007). Cette urbanisation a également favorisé la rapide propagation de la Covid-19 (BRI, 2020). Bien que le nombre de cas de Covid-19 en Afrique soit relativement faible à la mi-avril 2020, la propagation de cette pandémie a été rapide (Fatouma Zara Laouan, 2020). Cette pandémie de Covid-19 a eu des effets sur les activités socio-économiques ainsi que sur les entreprises, en particulier sur les petites et moyennes entreprises (OIT, 2020). Selon Fatouma Zara Laouan (2020), les femmes et les hommes, les filles et les garçons, les populations urbaines et rurales en Afrique de l'Ouest sont touchés par la pandémie de Covid-19. Dès le début du mois d'avril 2020, les pays africains ont mis en œuvre des mesures de santé publique, notamment l'interdiction des rassemblements publics, le renforcement du dépistage dans les ports, le contrôle des conducteurs aux postes de frontières, les restrictions sur l'accostage des navires et l'accès des équipages au rivage, la distanciation physique dans les transports publics et le verrouillage. Les mesures de lutte contre la Covid-19 ont eu de graves effets sur les activités socio-économiques dans les pays enclavés et ont posé des difficultés supplémentaires aux communautés pauvres et vulnérables (Word Bank groupe, 2020). Au Mali, l'impact combiné de cette crise prolongée et multidimensionnelle, depuis 2012, expose à plusieurs risques des catégories importantes de population y compris les femmes, les enfants, les personnes âgées ou en situation de handicap, les personnes en déplacement forcé (PDI, rapatriés, réfugiés) et les communautés hôtes. Ces risques seront aggravés dans un contexte de pandémie de la Covid-19. Pour freiner également la propagation de cette Covid-19, des mesures mises en œuvre par les autorités de plusieurs pays africains ont fortement impacté tous les secteurs et les programmes d'activités (la vie professionnelle, la vie sociale et la vie domestique) motivant les déplacements quotidiens des populations. Malgré ces diverses mesures de prévention, le nombre de cas positif à la Covid-19 ne cesse de croître et le plus fort taux est enregistré dans la ville de Bamako. Dans le souci d'analyser ce cas spécifique, nous avons choisi de travailler sur le thème qui s'intitule : « ***contraintes de Covid-19 sur les déplacements quotidiens des populations du quartier de Badalabougou, district de Bamako»***.

La question principale qui découle de cette étude est :

- Quelles sont les contraintes de la Covid-19 sur les déplacements quotidiens des populations du quartier de Badalabougou, en commune V du district de Bamako ?

A partir de cette question principale, trois questions secondaires sont posées :

- quelles sont les caractéristiques des populations concernées par les déplacements quotidiens dans le quartier de Badalabougou ?
- quelles sont les caractéristiques de leur déplacement en période de Covid-19 ?
- quelles sont les contraintes de Covid-19 sur les déplacements quotidiens ?

L'objectif principal est de déterminer les contraintes de Covid-19 sur les déplacements quotidiens des populations du quartier de Badalabougou, en commune V du district de Bamako

Les objectifs secondaires visent à :

- appréhender les caractéristiques des populations concernées par les déplacements quotidiens dans le quartier de Badalabougou ;
- analyser les caractéristiques de leur déplacement en période de Covid-19 ;
- identifier les contraintes de Covid-19 sur les déplacements quotidiens.

L'hypothèse principale est que les contraintes de la Covid-19 ont bouleversé les déplacements quotidiens dans le quartier de Badalabougou.

Les hypothèses secondaires sont au nombre de trois :

- les populations du quartier de Badalabougou sont actives, ce qui influe sur leurs déplacements quotidiens ;
- la crise de la Covid-19 a bouleversé leur déplacements quotidiens ;
- les mesures de prévention adoptées contre la Covid-19 sont des contraintes sur les déplacements quotidiens des populations.

1. Méthodologie

Afin de réaliser cette recherche, différentes étapes méthodologiques se sont suivies. Il s'agit de l'observation sur le terrain, la recherche documentaire et l'enquête par questionnaire.

1.1. Observation sur le terrain

L'observation sur le terrain a permis de visiter les concessions tout au long des voies d'accès qui quadrillent le quartier de Badalabougou. A travers cette visite, il a été constaté que les occupants des concessions sont mobiles et leur déplacement se fait soit à pied, soit par l'usage des moyens individuels de déplacement (moto, voiture personnelle) ou par l'usage des moyens de transport en commun (taxi, moto-taxi et minibus « *Sotrama* »).

1.2. Recherche documentaire

La recherche documentaire a permis d'obtenir et d'exploiter des documents relatifs à notre thème. Ces documents sont composés de mémoires, de thèses et d'articles. L'analyse de ces documents a contribué à la discussion des résultats quantitatifs obtenus sur le terrain.

Enquêtes par questionnaire

1.3. Enquêtes par questionnaire

L'enquête par questionnaire a été précédée par l'adoption de la méthode aléatoire sur la base des résultats de recensements que nous avons effectués auprès des occupants des concessions longeant les grandes voies d'accès au niveau de Badalabougou. A l'issue de cette opération, 120 concessions ont été recensées. La liste de ces 120 concessions a constitué notre base de sondage. Les 120 concessions ont été prises en compte de manière exhaustive. En vue d'obtenir un échantillon représentatif, il a été question de procéder à :

- un tirage au hasard au premier degré d'un ménage dans chaque concession ;

- et un tirage au hasard au deuxième degré d'un membre de ménage ayant 15 ans et plus.

La taille de l'échantillon s'élève à 120 personnes (60 hommes et 60 femmes) âgées de 15 ans et plus. Les données collectées, à l'aide du questionnaire, ont été dépouillées manuellement puis saisies à l'aide du logiciel EXCEL. Ce logiciel nous a permis d'établir des tableaux et graphiques qui ont été analysées.

1.4. Présentation de la zone d'étude

Le quartier de Badalabougou est situé en commune 5 du district de Bamako. Ses coordonnées géographiques sont 12°37'32''N et 7°59'2''W.

La carte 1 ci-dessous localise le quartier de Badalabougou, en commune V du district de Bamako.

Carte 1 : localisation du quartier de Badalabougou, en commune V

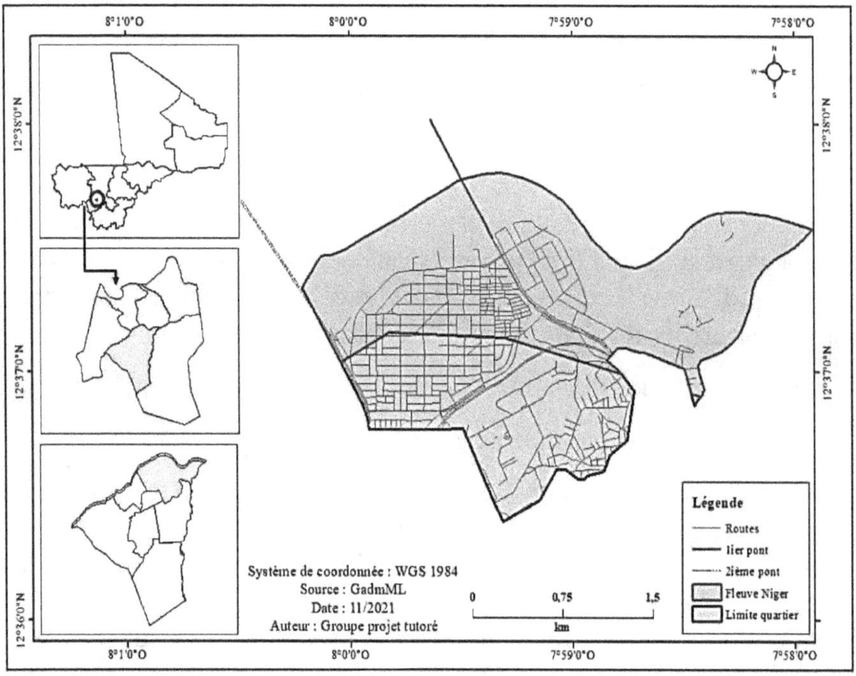

Le relief du quartier de Badalabougou est caractérisé par la prédominance de plateaux gréseux ; des plateaux et collines de type granitique avec un sol accidenté de type latéritique. La topographie aplanie au niveau de la pointe sud permet des connections aisées avec les quartiers de Daoudabougou et Sabalibougou à travers la voie rapide qui relie l'aéroport au sud de la ville. Le site de Badalabougou est principalement occupé par différents bâtiments de l'Université (Faculté d'Histoire et de Géographie (FHG), de la Faculté des Sciences Economiques et Gestion de Bamako (FSEG), de l'Institut Universitaire de Gestion (IUG), de l'Institut Universitaire de Développement Territorial (IUDT), de la Faculté des Sciences et Techniques (FAST), quelques administrations publiques, des établissements privés et présente de grandes emprises foncières vendues mais laissées libres.

Positionné entre les débouchés des deux ponts et relié par une voie rapide qui longe la partie nord-ouest de la colline, ces ponts qui relient les deux rives du fleuve Niger favorisent les échanges en termes de déplacements quotidiens des populations de la ville de Bamako.

Actuellement, la ville de Bamako compte trois ponts qui facilitent la mobilté de la population et minimise les embouteillages qui sont caracteristiques de la capitale.

Les bordures du fleuve à Badalabougou sont également à l'origine des déplacements des personnes à revenu relativement faible. Ces personnes exercent des activités maraîchères, halieutiques et d'autres activités telles que l'exploitation du sable, la teinture, etc. La méthodologie adoptée a permis d'avoir des résultats suivants :

2. Résultats des recherches

2.1. Caractéristiques des personnes enquêtées

2.1.1. Tranches d'âges

Dans cette étude, toutes les personnes âgées de plus de 50 ans ne sont pas prises en compte. Parmi les tranches d'âge, celle de 21 à 30 ans prédomine avec 75% des enquêtés (45% des hommes et 30% des femmes) (Graphique 1).

Graphique 1 : répartition des enquêtes selon l'âge

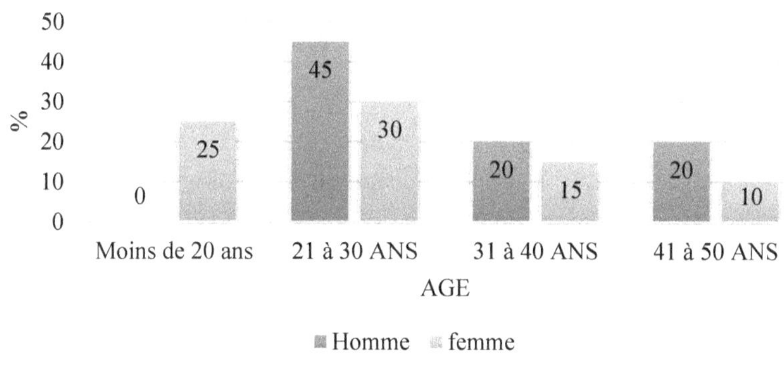

Source : SAMAKE C., 2022

En outre, l'âge de 35% des personnes soit 20% des hommes et 15% des femmes se situe entre 31 à 40 ans tandis que celui de 30% oscille entre 41 à 50 ans. Toutefois, les tranches d'âge des enquêtés confirment la jeunesse de la population du quartier de Badalabougou. Les jeunes de ce quartier sont actifs et sont présents dans les secteurs de l'éducation, de commerce, de l'artisanat, etc. Ces jeunes sont donc exposés au risque de contraction de la Covid-19 au cours de leurs déplacements quotidiens.

2.1.2. Situation matrimoniale

Sur l'ensemble des enquêtés, 33% (30% des hommes et 3% femmes) sont célibataires (Graphique 2).

Graphique 2 : situation matrimoniale des enquêtés

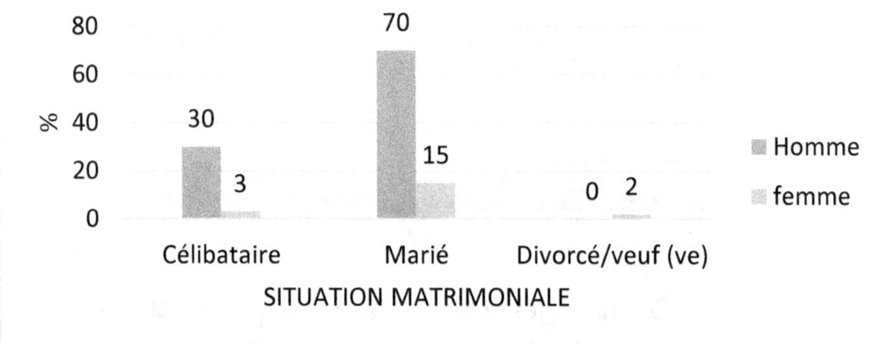

Source : SAMAKE C., 2022

Les données statistiques révèlent une prédominance des mariés avec 85% (70% des hommes et 15% des femmes). Cette forte proportion des enquêtés en union se traduit par la forte pratique des déplacements des populations en vue de subvenir aux besoins de leurs ménages.

2.1.3. Niveau d'instruction

Les résultats de l'enquête a revelé que 15% des enquêtés sont analphabètes, tandis que 85% sont alphabétisés (Tableau 1).

Tableau 1 : répartition des enquêtés selon le niveau d'instruction :

Sexe / Niveau d'instruction	Homme		Femme		Totaux	
	Effectif	%	Effectif	%	Effectif	%
Analphabète	9	7,5	9	7,5	18	15,0
Primaire	12	10	9	7,5	21	17,5
Fondamentale	9	7,5	9	7,5	18	15,0
Secondaire/Professionnel	3	2,5	18	15,0	21	17,5
Supérieur	21	17,5	15	12,5	36	30,0
Medersa/Coranique	6	5	0	0,0	6	5,0
Total	60	50	60	50,0	120	100,0

Source : SAMAKE C., 2022

Parmi les enquêtés alphabétisés, 30% ont atteint le niveau supérieur, contre 17,5% pour le niveau Secondaire/Professionnel. Ces différentes proportions appartiennent, en grande partie, à la tranche d'âge de 31 à 40 ans.

Les résultats indiquent également que les enquêtés ayant le niveau fondamental et ceux ayant fréquenté la Medersa et l'école coranique représentent respectivement 15% et 5% et appartiennent aux tranches d'âge de 21 à 30 et 41 à 50 ans.

Les déplacements quotidiens de ces enquêtés ayant fréquenté les écoles sont occasionnés, par l'achat, les courses, les études et le travail.

2.2. Statut d'occupation de l'habitat et moyens de déplacement

2.2.1. Statut d'occupation de l'habitat

Parmi les personnes enquêtées, la proportion des propriétaires de logement est considérable (55% des hommes et 75% des femmes) (Graphique 3).

Graphique 3 : statut d'occupation de l'habitat

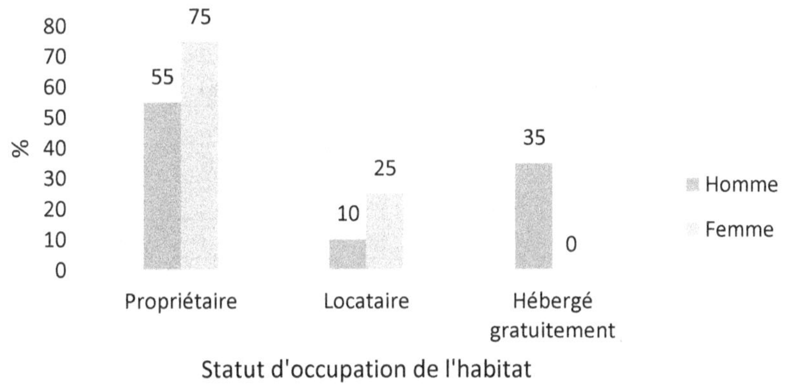

Source : SAMAKE C., 2022

Les résultats de l'étude indiquent que 35% des enquêtés (10% des hommes contre 25% des femmes) sont locataires de leur logement, tandis que 35% des hommes sont hébergés 00

2.2.2. Disposition d'un moyen de déplacement

Pour faciliter les déplacements dans les centres urbains, l'apport d'un engin s'avère indispensable. A cet effet, 50% (37,5% des hommes et 12,5% des femmes), disposent au moins d'une moto, et 7,5% (5% des hommes et 2,5% des femmes) ont une voiture personnelle. Ces différentes statistiques attestent donc l'inégalité entre les populations en terme pratique de déplacement dans le quartier de Badalabougou. L'absence notoire des moyens de déplacement à hauteur de la croissance démographique (bus, minibus, etc.) est préjudiciable de manière genérale à la mobilté de la population de Bamako.

2.3. Activité principale et lieu de travail

Dans le quartier de Badalabougou, plusieurs activités sont exercées par les populations. Parmi les personnes enquêtées, 22,5% sont des commerçants (Tableau 2).

Tableau 2 : répartition par sexe des enquêtés selon les activités principales

Sexe / Activité principale	Homme		Femme		Totaux	
	Effectif	%	Effectif	%	Effectif	%
Menuisier	9	7,5	0	0,0	9	7,5
Tailleur/couture	6	5,0	3	2,5	9	7,5
Fonctionnaire	9	7,5	9	7,5	18	15,0
Bureau d'étude	3	2,5	0	0,0	3	2,5
Commerçant/e	12	10,0	15	12,5	27	22,5
Journaliste	3	2,5	0	0,0	3	2,5
Etudiant/e/élève	3	2,5	15	12,5	18	15,0
Mécanicien	9	7,5	0	0,0	9	7,5
Pompiste	6	5,0	0	0,0	6	5,0
Ménagère	0	0,0	18	15,0	18	15,0
Total	60	50,0	60	50,0	120	100,0

Source : SAMAKE C., 2022

L'analyse du tableau indique que 15% des enquêtés sont des fonctionnaires, tandis que 15% sont des élèves et étudiant(e)s. Les menuisiers et les tailleurs/couture représentent 15% (7,5% pour les menuisiers et 7,5% pour les tailleurs/couture). La diversité d'activités exercées est source de déplacement quotidien des populations dans le quartier de Badalabougou. Ce quartier concentre les lieux de travail de plus de la moitié des enquêtés (65% des hommes et 80% des femmes).

Par ailleurs, les lieux de travail de 30% des enquêtés (20% des hommes et 10% des femmes) se situent dans le quartier limitrophe et ceux de 15% est au centre-ville de Bamako. La repatition differenciée des lieux de travail conditionne les déplacements quotidiens dans le quartier de Badalabougou.

2.4. Contraintres de covid-19 sur la pratique de la mobilité quotidienne des populations

Dans le quartier de Badalabougou, pour une minorité (38,3%) des enquêtés la Covid-19 n'a apporté aucune modification dans les habitudes de déplacements quotidiennes.

2.4 1. Caractéristiques des déplacements quotidiens de la population en période de covid-19

Les caractéristiques des déplacements quotidiens reposent sur le lieu de départ et de destination des déplacements, les plages horaires (départ et arrivée), la distance parcourue, le moyen de déplacement utilisé, le motif de déplacement et le coût de transport.

- *Lieu de départ et de destination du déplacement*

Sur l'ensemble des enquêtés, 70% débutent leur déplacement dans le quartier résidentiel (notamment le Badalabougou) et le déplacement de 42,5% reste concentré dans le même quartier résidentiel (Tableau 3).

Tableau 3 : répartition des enquêtés selon le lieu de départ et de destination

Sexe / **Lieu de départ et destination**	**Homme**		**Femme**		**Totaux**	
	Effectif	**%**	**Effectif**	**%**	**Effectif**	**%**
1. Lieu de départ						
Quartier0.0. résidentiel	39	32,5	45	37,5	84	70
Quartier limitrophe	15	12,5	15	12,5	30	25
Centre-ville de Bamako	3	2,5	0	0,0	3	2,5
Autres (…………)	3	2,5	0	0	3	2,5
Total	**60**	**50,0**	**60**	**50,0**	**120**	**100**
2. Lieu de destination						
Quartier résidentiel	30	25,0	21	17,5	51	42,5
Quartier limitrophe	15	12,5	12	10,0	27	22,5
Centre-Ville de Bamako	9	7,5	15	15,0	24	22,5
Autres (…….)	6	5,0	12	7,5	18	12,5
Total	**60**	**50,0**	**60**	**50,0**	**120**	**100,0**

Source : SAMAKE C., 2022

La proportion des déplacements orientée vers le quartier limitrophe ou vers le centre-ville de Bamako varie d'une personne enquêtée à une autre. En effet, le déplacement de 22,5% des enquêtés (12,5% des hommes et 10% des femmes) est orienté vers le quartier limitrophe et celui de 22,5% (7,5% des hommes et 15% des femmes) est orienté vers le centre-ville de Bamako. Les statistiques sur les lieux de départ et de destination confirment l'éclatement des déplacements quotidiens et l'inégalité en termes de plages horaires de départ et d'arrivée.

- *Plages horaires : départ et arrivée*

S'agissant des plages horaires, on constate que le déplacement de 25 % des personnes enquêtées débute le matin entre 7H30 et 8H et celui de 37,5% prend fin entre 7H et 8H (Tableau 4).

Tableau 4 : plages horaires (départ et arrivée)

Sexe / Plages horaire	HOMME		FEMME		Totaux	
	Effectif	**%**	**Effectif**	**%**	**Effectif**	**%**
1. Heure de départ						
6H à 6H30min	9	7,5	0	0,0	9	7,5
6H31 à 7H	15	12,5	9	7,5	24	20,0
7H01min à 7H30min	9	7,5	6	5,0	15	12,5
7H30 à 8H	15	12,5	15	12,5	30	25,0
8H à 9H	9	7,5	12	10,0	21	17,5
9H à 10H	3	2,5	18	15,0	21	17,5
Total	60	50,0	60	50,0	120	100,0
2. Heure d'arrivée						
7H 0 8H	30	25,0	15	12,5	45	37,5
8H 9H	9	7,5	21	17,5	30	25,0
9H 10H	21	17,5	24	20,0	45	37,5
Total	60	50,0	60	50,0	120	100,0

Source : SAMAKE C., 2022

Cependant, le déplacement de 20% (12,5% des hommes contre 7, 5% des femmes) débute le matin entre 6H31 et 7H et celui de 37,5% se termine entre 9H et 10H.

Toutefois, les différentes statistiques sur les plages horaires confirment que les déplacements sont réalisés pendant les heures de pointe et concernent, d'une part, les travailleurs, les scolaires, les universitaires, les commerçants, les ménagères et les aides ménagères, d'autre part.

Selon nos propres calculs, le déplacement de 20% des hommes et celui de 10% des femmes dure moins de 1 heure. Ce sont, en général, des déplacements de proximité concentrés en grande partie dans le quartier résidentiel, notamment dans le quartier de Badalabougou.

Par contre, le déplacement de 12,5% des hommes et 15% des femmes dure 1h à 1h 30mn ; celui de 10% des hommes et 17,5% des femmes dure 2h à 3h. Ces déplacements correspondent, en général, aux déplacements réalisés en dehors du quartier résidentiel du fait de la dispersion des lieux d'activités et de la densification du réseau routier sur le territoire de la ville.

- *Distance domicile-lieu d'activité*

La distance parcourue entre le domicile et le lieu d'activité varie d'une personne enquêtée à une autre. Elle se situe entre 1 à 5 km selon 67,5% des personnes enquêtées (25% des hommes contre 42,5% des femmes).

La distance parcourue entre le domicile et le lieu d'activité par 15% des personnes enquêtées oscille entre 6 à 10 Km et celle de 7,5% varie se situe à 20 km et plus. Ces distances à parcourir nécessitent l'utilisation d'un ou de plusieurs moyens de déplacement.

- **Moyen de déplacement utilisé**

En plus de la marche à pied, il existe d'autres moyens de déplacement utilisés par les populations du quartier de Badalabougou.

Ces moyens de déplacement utilisés sont soit individuels (voiture personnelle, motocyclette) ou soit collectifs (Minibus « Sotrama », Taxi collectif et moto-taxi).

Nos résultats ont révélé que la plupart des déplacements se réalisent soit à pied soit en transport en commun (Graphique 4).

Graphique 4 : répartition des enquêtés selon le moyen de déplacement

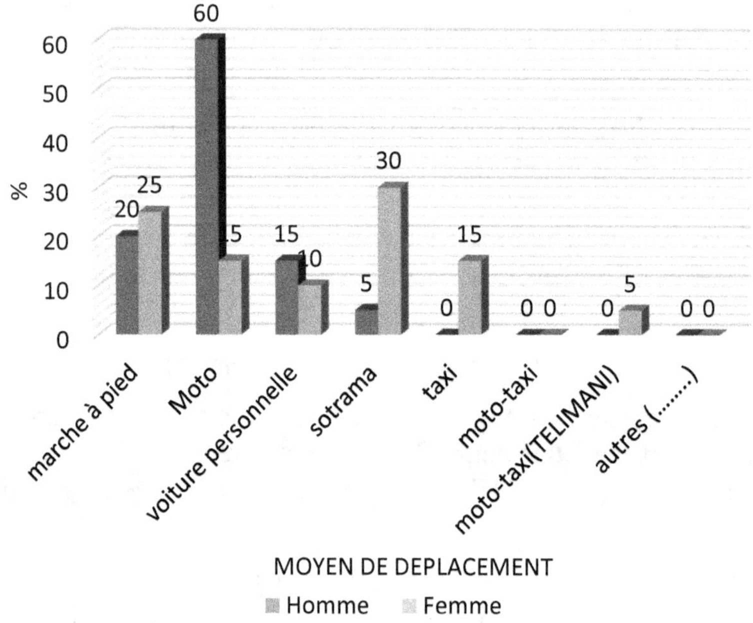

Source : SAMAKE C., 2022.

La pratique de déplacement pédestre est beaucoup plus fréquente chez les élèves, les ménagères, les aides familiales. Cette pratique s'explique, en grande partie, par la situation des établissements scolaires et équipements marchands à proximité du domicile. Les utilisateurs de la voiture personnelle sont minoritaires, car elle concerne 25% des enquêtés (15% des hommes et 10% des femmes). Par contre, 75% des déplacements des enquêtés (60% pour les hommes et 15% pour les femmes) sont effectués à moto communément appelée « *Djakarta* » importée de Chine. La forte utilisation de cet engin est liée à sa rapidité et à son coût. Le coût de cet engin *« flambant neuf »* varie entre 250000 à 500000FCFA. Les mêmes motos en bon état « donc usées » sont vendues à des prix variables sur les marchés de Bamako. La capacité de support de ces motos est faible, car n'excède pas deux personnes. La moto est donc le principal moyen de déplacement des hommes tandis que le taxi et la Sotrama sont empruntés principalement par les femmes. Le taxi utilisé par les femmes, de couleur jaune, joue un role considérable dans le secteur des transports en commun dans la ville de Bamako. Leur tarif fait objet de négociation entre le conducteur et le passager et en fonction de la distance à parcourir.

Le minibus *« Sotrama »* découle très généralement des véhicules d'occasion importés d'Europe. Ce véhicule a été introduit dans le secteur de transport en commun en vue de répondre aux besoins de déplacement des populations à faible revenu. Ainsi, 35% des enquêtés (5% des hommes et 30% des femmes) empruntent le minibus « Sotrama » pour la réalisation de leur déplacement.

Cependant, les déplacements réalisés en voiture personnelle ou en transport en commun (photo 1) sont largement minoritaires.

Photo 1 : utilisation des transports en communs

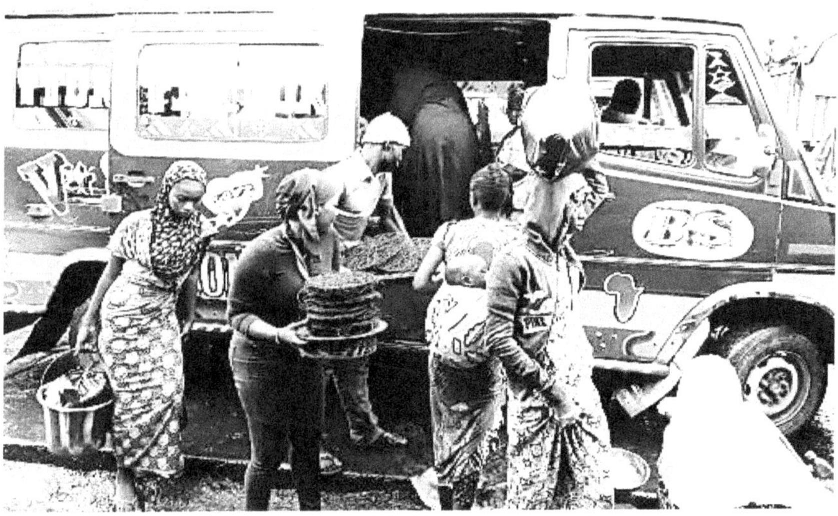

Sur la photo 1, on remarque qu'en période de la Covid-19, les passagers ne respectant pas souvent la distanciation sociale et le port de masque n'hésitent pas à emprunter le minibus « Sotrama » pour effectuer leurs déplacements. Il convient de rappeler que le minibus *« Sotrama »* découle des véhicules d'occasion importés d'Europe. Il a été introduit dans le secteur de transport en commun en vue de répondre aux besoins de déplacement des populations à faible revenu. Le minibus *« Sotrama »* de marques Toyota et Mercedes, est de couleur verte, aux fenêtres souvent sans vitres et de capacité variable, de 15 à 20 places et de 20 à 25 places assises. Le tarif par course s'élève en moyenne à 175FCFA.

L'étude indique que 5% des femmes enquêtées empruntent le moto-taxi « *TELIMANI* » pour effectuer leur déplacement. Cet engin a fait son apparition sur le secteur de transport en commun ces dernières années. Il est de plus en plus sollicité par les populations à cause de sa rapidité « *TELIMAN* » en Bambara. Par ailleurs, la capacité de support de cet engin demeure faible (deux personnes y compris le conducteur). Le coût de cet engin *« flambant neuf »* sur le marché de Bamako oscille entre 750000 à 800000FCFA. Le tarif de ces moto-taxi « *TELIMANI* » se négocie en fonction de la distance à parcourir.

- **Motif de déplacement**

Les motifs de déplacements quotidiens des populations du quartier de Badalabougou sont nombreux. Un peu plus de 42% des déplacements des personnes enquêtées sont générés par le travail et 12,5% par les courses (Tableau 5).

Tableau 5 : répartition des enquêtés selon le motif de déplacement

Sexe / Motif de déplacement	Homme		Femme		Totaux	
	Effectif	**%**	**Effectif**	**%**	**Effectif**	**%**
Achat	3	2,5	9	7,5	12	10,0
Courses	6	5,0	9	7,5	15	12,5
Etudes	0	0,0	12	10,0	12	10,0
Travail	42	35,0	9	7,5	51	42,5
Religion (Prière)	3	2,5	0	0,0	3	2,5
Visites	6	5,0	9	7,5	15	12,5
Loisirs	0	0,0	6	5,0	6	5,0
Autres	0	0,0	6	5,0	6	5,0
Total	60	50,0	60	50,0	120	100,0

Source : SAMAKE C., 2022

En outre, la proportion des déplacements occasionnés par les motifs tels que l'achat, les études, achat, loisirs, et la prière, représente 45% en période de la Covid-19.

Ces déplacements s'effectuent, en général, dans le quartier résidentiel qui concentre plusieurs types d'équipements collectifs (éducatif, marchand, cultuel, loisir, etc.).

- *Coût de transport*

Sur l'ensemble des personnes enquêtées, 30% (12,5% des hommes et 17,5% des femmes) ne paient aucun coût pour leur transport (Tableau 6).

Tableau 6 : répartition des enquêtés selon le coût de transport

Coût de transport \ Sexe	Homme		Femme		Totaux	
	Effectif	**%**	**Effectif**	**%**	**Effectif**	**%**
Aucun	15	12,5	21	17,5	36	30,0
Moins de 1 000 FCFA	24	20,0	18	15,0	42	35,0
1 000 à 1 750FCFA	3	2,5	3	2,5	6	5,0
1 751 à 2 000FCFA	9	7,5	3	2,5	12	10,0
2 500 et plus	9	7,5	15	12,5	24	20,0
Total	60	50,0	60	50,0	120	100,0

Source : SAMAKE C., 2022

En termes de coût de transport, 35% des enquêtés (20% des hommes et 15% des femmes) dépensent moins de 1000 FCFA contre 20% qui paient 2 500 FCFA et plus pour leur transport. Ces coûts de transport sont déterminés par la distance parcourue et en fonction des moyens de déplacements utilisés. Pour une distance oscillant entre 1 à 5 km en minibus « Sotrama», les enquêtés peuvent débourser moins de 1000FCFA et 2500FCFA et plus en taxi collectif où le tarif par course est souvent discutable selon la localisation des lieux de fréquentation.

Parmi les personnes enquêtées, 40% soit 25% des hommes et 15% des femmes trouvent qu'en période de Covid-19, le coût de transport demeure acceptable (Graphique 5).

Graphique 5 : appréciation du coût de transport

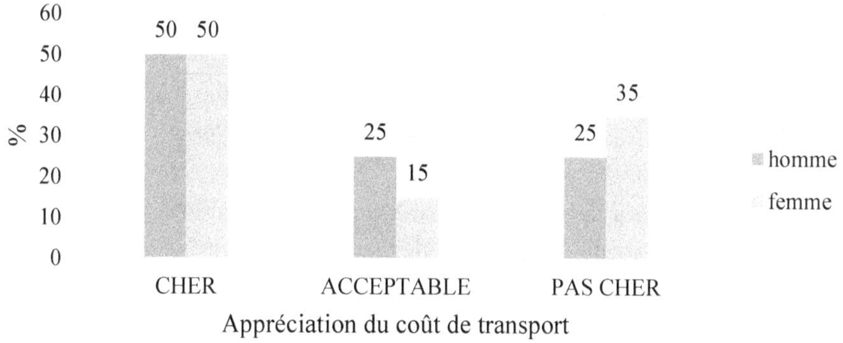

Source : SAMAKE C., 2022

Pour 50% des hommes et 50% des femmes, le coût du transport demeure cher. Cette cherté du coût de transport est liée, selon 12,5% des enquêtés, à la flambée du prix de litre de carburant, tandis que 5% des enquêtés mettent l'accent sur la distance relativement longue à parcourir entre le domicile et le lieu de travail. Ce sont des personnes qui empruntent les transports en commun pour accéder leur lieu de travail.

2.4.2. Contraintes de déplacements quotidiens liées à Covid-19

Plusieurs contraintes générées par la Covid-19 ont été évoquées par les personnes enquêtées et considérées comme préjudiciables à leurs déplacements quotidiens. Ces contraintes se caractérisent par des mesures de prévention contre la Covid-19 (Tableau 7).

Tableau 7 : contraintes des déplacements

Sexe / Contraintes	Homme		Femme		Totaux	
	Effectif	%	Effectif	%	Effectif	%
Arrêt des déplacements non nécessaires	12	10,0	9	7,5	21	17,5
Arrêt des Voyages	6	5,0	3	2,5	9	7,5
Observation du confinement à la maison	3	2,5	6	5,0	9	7,5
Interruption temporaire du travail	7	5,8	3	2,5	10	8,3
Diminution d'emprunt des transports en commun	4	3,3	6	5,0	10	8,3
Diminution des déplacements	12	10,0	3	2,5	15	12,5
Aucun	16	13,3	30	25,0	46	38,3
Total	60	50,0	60	50,0	120	100,0

Source : SAMAKE C., 2022

Cependant, pour se mettre à l'abri de tous risques de contamination de la Covid-19, la grande majorité des personnes enquêtées (13,3% des hommes et 25% des femmes) ont choisi d'apporter des modifications dans leurs déplacements quotidiens. Pour cela, 17,5% des personnes enquêtées ont interrompu des déplacements quotidiens jugés *« non nécessaires »* et 8,3% ont fait une interruption temporaire de leur travail.

3. Discussion

Cet article a permis de comprendre qu'en période de crise liée à la covid-19, les hommes et les femmes n'ont cessé de pratiquer leur déplacement quotidien dans le district de Bamako.

Dans le quartier de de Badalabougou, en commune V du District de Bamako, parmi les enquêtés, 75% sont âgés de 21 à 30 ans et 70% sont mariés. Il a été constaté une forte proportion des instruits et une faible proportion des analphabètes (85% contre 15%). Les enquêtés évoluent majoritairement dans le secteur informel, donc contraints à se déplacer pour subvenir aux besoins de leurs ménages. En pleine crise de Covid-19, 38,3% des personnes enquêtées (13,3% des hommes et 25% des femmes) n'ont apporté aucune modification dans leurs déplacements quotidiens. La moto est l'un des moyens individuels de déplacement le plus utilisé. Elle est utilisée par 75% des enquêtés (60% des hommes et 15% des femmes). Les déplacements de 42% des enquêtés sont liés au travail et ceux de 12,5% sont liés aux courses. Pour les personnes enquêtées (50% des hommes et 50% des femmes), le coût de transport est demeuré cher en période de Covid-19. Cette situation est due à la flambée du prix de carburant et à la cherté de la vie. Une étude réalisée par la Banque Mondiale avec SSAP (2019) a montré qu'à Nairobi au Kenya, les minibus de transport en commun couramment appelés « *matadus* » de 14, 25 et 30 places ont reçu des instructions limitant l'occupation à une capacité maximale de 60%. Cette limitation de l'occupation a été constatée également à Monrovia au Liberia, et Kumasi au Ghana. En plus, dans une ville comme Abidjan la fréquentation des transports publics a considérablement diminué suite à la limitation de l'occupation. Selon un rapport du Programme Alimentaire Mondial, 2020), au Burkina Faso, les impacts de la covid-19 sont multiples et variés. Parmi ces impacts figurent les restrictions de deux sources principales (diminution de rentabilité émanant du travail occasionnel et l'exportation des produits agricoles) pour les ménages. Ce rapport indique que la prévalence de la Covid-19 a touché plusieurs villes comme Ouagadougou, Boromo, Dédougou, etc. Cette crise liée à la pandémie de Covid-19 a touché de nombreux groupes de population (les migrants saisonniers et les personnes vivant des activités informelles) dans les villes. Selon un rapport de Unicef, USAID (2020), en Côte d'Ivoire, les stratégies de résilience mises en place par les chefs de ménages vulnérables parce qu'elles sont contre-productives, ne leur permettent pas de faire face efficacement aux bouleversements engendrés par la Covid-19 dans leurs conditions d'existence, surtout les femmes chefs de ménage. Ce rapport indique que pour faire face aux effets de la Covid-19 en période de mesures de restriction, des chefs de ménages vivant à San-Pedro, en Côte d'Ivoire, étaient dans l'obligation de pratiquer le commerce après leur licenciement. La crise a fortement affecté la mobilité des personnes dans les villes africaines. Bien que les changements en matière de mobilité diffèrent selon les pays, le nombre de déplacements en transports publics effectués dans les villes africaines a diminué en moyenne de 40 % en avril 2020 par rapport à l'époque précédant la Covid-19 (Banque Mondiale, 2021). Selon le rapport de la Banque Mondiale sur la « *Mobilité urbaine et Covid 19 en Afrique* », les mesures de confinement et les réductions consécutives de la mobilité et de l'occupation des véhicules ont entraîné une forte baisse des recettes, ce qui a conduit à une profonde crise financière qui menace le secteur formel et informel des transports publics dans la plupart des villes. Au niveau de l'éducation, la propagation de la Covid-19 a occasionné l'irrégularité de la mobilité des différents acteurs de l'éducation avec l'arrêt des cours et évaluations en présentiel. Cette situation a également impacté négativement la mobilité des vendeurs et vendeuses et la pratique de petits commerces à l'intérieur et aux alentours des écoles occasionnant une perte de revenus à leur niveau en Côte d'Ivoire (USAID/Unicef/RCI, Mai 2020).

Conclusion

Dans le quartier de Badalabougou, l'étude a revelé la jeunesse de la population avec une prédominance des mariés et d'alphabétisés. La plupart des personnes enquêtées travaillent dans le secteur informel, dans le secteur de l'éducation. Donc, elles constituent l'une des couches vulnérables de la population.

Cependant, la crise de la covid-19 ainsi que les mesures de prévention ont été préjudiciables à leur déplacement quotidien. Pour se mettre à l'abri, 38,3% des enquêtés ont préféré apporter des modifications dans leurs habitudes de déplacements quotidiens. Ces modifications se traduisent par l'interruption des déplacements quotidiens jugés *« non nécessaires »* et l'arrêt temporaire de travail.

Références bibliographiques

Banque Mondiale et Africa Transport Policy Program (SSATP), 2019, Mobilité urbaine et Covid-19 en Afrique, 11 p.

CLEMENT C., 2000, *Espaces de vie, Espaces en ville. Parcours migratoires, représentations et pratiques de l'Espace urbain à Niamey*, Thèse de Doctorat en Economie des Transports, FSEG, Université Lumière Lyon 2, 354 p.

DIAZ OLVERA L., PLAT D., POCHET P., 2007, « Mobilité quotidienne en temps de crise », Belgeo–Revue Belge de Géographie, n° 2, pp. 173-187.

EPSTEIN D., 2014, *La mobilité spatiale locale : l'influence de la mobilité quotidienne sur la mobilité résidentielle, l'exemple des résidents actifs luxembourgeois*, Thèse de doctorat de Géographie, Université de Strasbourg, 302 p.

Haut Conseil de Sante Publique (HCSP), Crise sanitaire de la Covid-19 et inégalités sociales de santé, Rapport du 7 Octobre 2021, 144 p.

LAOUAN F. Z., (2020), spécialiste du genre dans les situations d'urgence, CARE www.care.org

LEVY J, LUSSAULT M., 2003, Dictionnaire de la géographie et l'espace des sociétés, Belin, 1033 p.

Mobilité Urbaine et Covid-19 en Afrique (SSATP), Word Bank, 2021, groupe page : 2

Notes de Synthèse : le monde du travail et la covid-19 ; juin 2020 ; l'organisation internationale du travail. Covid -19 dans un monde urbain, page : 2

ORFEUIL J.P., 1999, *La mobilité révélatrice de nomadisme ou de la volonté d'ancrage* ? In the Spector, J-Theys (dir.), Villes du XXIème siècle, entre ville et métropole : rupture et continuité ? Synthèse du colloque de Rochelle, 19-20-21 octobre 1998, collection du C.E.R.T.U.

PROGRAMME ALIMENTAIRE MONDIAL (PAM), *Analyse rapide de l'impact du COVID-19 et des mesures de restrictions sur les marchés et sécurité alimentaire des ménages*, Rapport, version du 1 er avril 2020, 13p.

UNICEF, USAID, 2020, Seconde phase de l'analyse qualitative des effets de la COVID-19 sur les ménages vulnérables et les services sociaux de base en Côte d'Ivoire, Renforcer la protection sociale à l'endroit des ménages vulnérables dans un contexte de permanence des effets de la crise sanitaire, 101p.

USAID/UNICEF/RCI/ (2020), Analyse qualitative : maladie à Coronavirus (Covid-19) en Côte d'Ivoire. Quelles conséquences sur les ménages vulnérables et les services sociaux de base, 102p.

LES VILLES SENEGALAISES A L'EPREUVE DU CORONAVIRUS COVID-19 : CONSTATS ET LEÇONS

Mouhamadou Mawloud DIAKHATE

Résumé

La Covid-19 est une crise sanitaire majeure provoquée par une maladie infectieuse émergente apparue à la fin 2019 en Chine. Déclarée « Pandémie » par l'Organisation Mondiale de la Santé le 11 mars 2020, la Covid-19 débaque au Sénégal une semaine plus tôt. Elle obligea le pays à prendre des mesures radicales de confinement et de restriction des déplacements afin de ralentir sa propagation car il n'existait pas d'immunité naturelle ni de protocole de soins établis. L'Etat du Sénégal s'est appuyé sur des mesures de portée sociale et de santé publique telles que la quarantaine, le port du masque obligatoire, la distanciation physique, la fermeture des lieux de culte, la fermeture des écoles et universités, la fermeture des frontières et l'état d'urgence, entre autres.

Le Sénégal semblait, à l'instar de tous les pays d'Afrique d'ailleurs, constituer un « champ » idéal de propagation du virus compte tenu du profil économique et social de ses plus grandes agglomérations (notamment Dakar et Touba) et du mode de vie des populations urbaines. Cependant, le pays a, paradoxalement, offert à la face du monde un exemple de gestion et une résilience construite par la mémoire de gestion des récentes expériences comme Ebola. La stratégie d'atténuation mise en place par l'Etat (programme de résilience économique et sociale doté de 1000 milliards de francs CFA) a permis à l'économie de reprendre graduellement en enregistrant même un taux de croissance de 1.1%, en 2020, à la place des 6.8% attendus.

Mots-clés : *Covid-19, propagation, villes sénégalaises, impact, atténuation, résilience*

Senegalese cities tested by the Covid-19 coronavirus: findings and lessons

Summary

Covid-19 is a major health crisis caused by an emerging infectious disease that appeared at the end of 2019 in China. Declared "Pandemic" by the World Health Organization on March 11, 2020, Covid-19 broke out in Senegal a week earlier. It forced the country to take drastic containment and movement restriction measures in order to slow its spread because there was no natural immunity or established treatment protocol. The State of Senegal has relied on social and public health measures such as quarantine, the wearing of compulsory masks, physical distancing, the closure of places of worship, the closure of schools and universities, the closure of borders and the state of emergency among others.

Senegal - like all the countries of Africa for that matter - which seemed to constitute an ideal "field" for the spread of the virus given the economic and social profile of its largest agglomerations (in particular Dakar and Touba) and the lifestyle of urban populations. However, the country has, paradoxically, offered to the face of the world an example of management and a resilience built by the management memory of recent experiences such as Ebola. The mitigation strategy put in place by the State (economic and social resilience program endowed with 1,000 billion CFA francs) has enabled the economy to gradually recover, even recording a growth rate of 1.1%, in 2020, instead of the expected 6.8%.

Keywords : *Covid-19, spread, Senegalese cities, impact, mitigation, resilience*

Introduction

Peste, Fièvre jaune, Choléra, Ébola, Sras, Grippe aviaire ou Tuberculose… la menace des épidémies a contribué à façonner dans le temps et façonnent encore, en partie, le plan de beaucoup de villes du monde voire leur organisation. Pour tous les médecins du **Moyen-Âge, la corruption de l'air a été considérée comme la cause première de la peste**, comme l'affirme, par exemple, Aldobrandini pour la ville de Sienne ou Ibn Khatimah pour Grenade. **Ainsi, entre 1853 et 1887 Napoléon III et le Baron Haussmann, alors Préfet de Paris,** font le projet d'assainir la capitale de France, confrontée aux épidémies de choléra, grâce à des réalisations architecturales et d'urbanisme mieux adaptées aux contraintes de l'hygiène publique. Dans cette ville, en l'absence de connaissances sur le mode de propagation de cette maladie diarrhéique et ignorant l'existence des bactéries, c'est l'air que l'on rend responsable de la maladie, jusqu'en 1883. D'où les travaux d'amélioration du cadre de vie entrepris par Haussmann en sous-sol, par la construction de dizaines de kilomètres d'égouts. La gestion séparative de l'eau potable et des eaux usées a endigué les grandes épidémies de choléra qui ont complètement disparu de la capitale française.

Si les villes sénégalaises, pour les plus importantes, sont héritières des anciens comptoirs commerciaux implantés par la colonisation française, on peut dire que l'évolution de leur profil morphostructural est une réponse apportée en son temps aux périls sanitaires comme la peste ou la fièvre jaune (Seck, 1970). Le même principe appliqué à Paris le fut pour Dakar lors de la fameuse épidémie de peste que connut la Capitale de l'Afrique-Occidentale française au début du siècle dernier : la création du quartier de la Médina, intervint en août 1914, alors qu'une épidémie de peste atteint la ville. Une partie des populations autochtones du Plateau sont alors déplacées vers *Xuru Xan* (dépression de *Xan*) dans un village baptisé à l'origine Ponty-Ville en référence au gouverneur William Ponty. C'est le fondateur de la Confrérie religieuse des *Tijàan* du Sénégal, El Hadj Malick SY, qui baptisa le village ainsi créé *Madinatoul Mounawara* ou Médine du nom de la deuxième ville sainte de l'Islam.

Plus de 150 ans après la formation des villes de Saint-Louis, Dakar, Rufisque, …, le phénomène urbain au Sénégal est aujourd'hui caractérisé par son accélération constante et ses conséquences en matière d'environnement, de gestion du cadre de vie et de santé publique (Sinou, 1999). Il y a 2500 ans Hippocrate édictait déjà dans un traité « des airs, des eaux et des lieux », que la santé est tributaire de notre environnement et de notre habitat. Il disait « si on est malade tout seul, c'est qu'on a mangé quelque chose de mauvais. Mais si on est malades à plusieurs c'est que l'air n'est pas bon. Donc il faut changer l'air, le faire circuler ».

L'apparition au Sénégal, le 2 mars 2020, des premiers malades atteints par la Covid-19 a mis à nu les interrelations complexes entre l'urbanisation et la santé à travers les comportements différenciés de populations qui vivent la ville de façon singulière en rapport avec la fonction des quartiers (administratif, commercial, service du tertiaire et du tertiaire supérieur, universitaire, etc.). En effet, les attitudes et les comportements face à la pandémie sont variables selon le niveau d'éducation des citadins et selon les catégories socio-professionnelles. Si pour les intellectuels ce coronavirus est une réalité, pour les analphabètes, dans leur grande majorité, la Covid-19 est une maladie inventée par l'autorité politique pour des desseins inavoués si ce n'est encore une cabale venue de l'étranger (francs-maçons ou *illuminati*) contre l'Islam car pour eux, il est impensable que pour des mesures de conservation que l'on arrive à fermer des lieux de culte. Mais de manière générale, il faut noter que les comportements face à la maladie ont traduit, très tôt une conscience responsable de toutes les catégories de populations car les échos *via* les réseaux sociaux qui provenaient de la Chine, de l'Italie et de la France étaient très convaincants quant à la réalité de ce mal mystérieux. Cependant, cette conscience s'est effritée, dans le temps et dans l'espace, sous l'influence des discours contradictoires sur l'origine du mal relayés au niveau des espaces de rencontre et de socialisation appelés *grand'place*[19], relayés aussi par les médias officiels et les réseaux sociaux. Le doute s'est amplifié, lorsque le coronavirus ne semblait frapper que les personnes âgées en priorité ; lorsque la possibilité d'être « porteur sain du virus » autrement dit un malade asymptomatique a été évoqué et lorsque sa virulence et sa létalité excluaient la population jeune.

Il s'y ajoute, sur le plan de la statistique, que le chaos prédit par l'Organisation Mondiale de la Santé sur l'Afrique et amplement médiatisé ne s'est pas encore vérifié. La ville de Dakar, épicentre de la maladie au Sénégal (85% des malades), qui compte, jour pour jour après l'apparition du cas zéro le 2 mars 2020, 2525 cas positifs sur les 3739 cas sur l'étendue du territoire national, est entré en défiance vis-à-vis des mesures de

---

[19]**Grand'place** – La Grand'Place est un haut lieu de vie sénégalais ouverte aux quatre vents et sommairement meublé. Elle est un lieu de sociabilité qui accueillent, entre autres, le troisième âge, qui y trouve bien plus que le simple plaisir de passer le temps ensemble.

prévention édictées par l'État notamment l'État d'urgence et le couvre-feu.

En effet, le nombre peu élevé de décès liés au coronavirus Covid-19 (42 décès au 2 juin 2020) et une communication de conscientisation anxiogène menée par l'État a eu une conséquence inattendue manifestée par l'insouciance de la majorité des populations urbaines qui préfèrent « mourir du coronavirus que de mourir de faim ». Ces populations des couches urbaines les plus pauvres qui s'activent dans les petits métiers du secteur informel qui a pignon sur rue (marchands tabliers, marchands ambulants, marchands de fruits et légumes, mécaniciens de rue, menuisiers, porte-faix, laveurs de voiture, etc.) se sont auto-exclues du cadre normatif de vie et de prévention déterminé par l'Autorité politique. La frange la plus jeune de ces populations du secteur informel « respectent » passablement les règles barrières et, avec les jeunes des quartiers pauvres, affrontent quasiment tous les soirs le couvre-feu[20] décrété sur tout le territoire national. La récente manifestation d'exaspération manifestée par le Khalife général de la Confrérie des Mourides, Sérigne Mouhamadoul Mountakha Mbacké, contre le comportement d'une certaine frange de la population, est à inscrire dans le registre de la gouvernance difficile d'une ville cosmopolite comme Touba, capitale du mouridisme, qui est en train de glisser de ville religieuse à ville à contenu religieux !

Démarche méthodologique

La méthodologie qui a encadré ce travail est essentiellement basée sur le dépouillement des documents administratifs produits, notamment par le ministère en charge de la Santé et des affaires sociales. Elle a été complétée par des entretiens dans certains lieux publics comme les gares routières, le marché Tilène de la Médina et surtout les zones de concentrations humaines comme les lieux de culte. Des cibles comme les marraines de quartier ont aussi été entendues.

La démarche méthodologique est qualitative. Il s'est agi d'écouter parler les hommes et les femmes interviewés face à cette curieuse pandémie qui « épargnerait » les enfants et nourrissons. En utilisant la

---

[20]**Couvre-feu** – Le 14 mars, le Président de la République annonce la fermeture des écoles et universités et l'annulation de toutes les manifestations publiques y compris la célébration des 60 ans d'indépendance du pays. Le 23 mars 2020 est décrété l'état d'urgence et un couvre-feu de 20h à 6 h du matin sur l'étendue du territoire national. Le couvre-feu a été allégé, en raison du Ramadan, de 21h à 5h du matin.

règle de Chattam House, les pourvoyeurs d'informations et de données ont été anonymisés. Ce qui a permis de disposer d'informations de première main.

Développement urbain et risques sanitaires

Avec plus de la moitié de la population résidant en zones urbaines, le Sénégal présente un taux d'urbanisation supérieur à la moyenne observée en Afrique subsaharienne (40 %). Du fait de l'exode rural qui s'est accéléré lors de la séquence de sécheresse des années 1970 jusqu'au milieu des années 1980, la proportion de citadins a quasiment doublé. Elle a augmenté d'environ 10% toutes les décennies et devrait s'établir à 60 %, en 2030. Toutes les villes-capitales de région et, notamment la métropole de Dakar, tirent leur croissance démographique de l'apport annuel de jeunes provenant de l'intérieur du pays. Cette métropole abrite un peu plus du 1/3 de la population urbaine sénégalaise, concentre près de 2/3 des emplois créés dans le pays et regroupe plus de 80 % des Petites et Moyennes Entreprises (PME) et des Petites et Moyennes Industries (PMI). Elle abrite aussi plusieurs centaines de milliers de personnes s'activant dans le secteur informel pour lesquelles se déplacer et travailler pour vivre, au jour le jour, est une question de vie ou de mort. Confiner une population pareille est donc une vraie utopie d'autant plus que l'on s'interroge sur la promiscuité des concessions qui reçoivent en moyenne, de la Médina à Yoff, de Ouakam à Guet-Ndar, le triple voire le quintuple d'habitants qu'elles ne peuvent en prendre. En effet, il est très fréquent, dans toutes les villes du Sénégal, de trouver des maisons conçues pour abriter 7 personnes, contenir entre 10 à 15 âmes voire plus, formées par toutes les générations de la famille des grands parents aux petits enfants.

Les villes sénégalaises capitales de région présentent un déficit infrastructurel chronique et une carence de services publics que tentent de résorber les programmes d'urgence gouvernementaux actuels[21] (Plan

---

[21]**Programme d'urgence du gouvernement du Sénégal**
Plan d'Urgence de Développement Communautaire (PUDC) – Le Programme d'urgence de développement communautaire vise à contribuer à l'amélioration de l'accès des populations rurales aux services sociaux de base à travers la mise en place d'infrastructures socio-économiques. Les objectifs spécifiques du programme concourent à :

- renforcer l'accès des populations aux infrastructures et équipements socio-économiques de base (pistes rurales ; hydraulique ; énergie et équipements de production et de transformation agricole) ;

Sénégal Émergent, PUDC, PUMA, Promovilles, etc.). Dans les villes secondaires, en particulier, 2/3 des ménages sont raccordés au réseau d'alimentation en eau, tandis que le 1/3 restant dépend de bornes fontaines que l'on retrouve même dans certains quartiers de Dakar. Dans un registre

---

- renforcer la productivité des populations rurales et valoriser la production agricole et l'élevage à travers (i) l'accès aux semences, et aux techniques de production, de transformation et de commercialisation, le renforcement de la protection zoo sanitaire, et la construction et la réhabilitation des infrastructures (parcs à vaccination et abattoirs), et (ii) l'accès au financement ;
- renforcer les capacités des acteurs institutionnels, groupements professionnels et acteurs locaux en entreprenariat rural, en leadership et maîtrise d'ouvrage / œuvre, et gestion communautaire, et ;
- développer et mettre en place un système de suivi-évaluation géoréférencé à même de renseigner des progrès du projet et de servir au pilotage de la politique sociale du gouvernement.

Programme d'Urgence de Modernisation des Axes et Territoires frontaliers (PUMA) – Le PUMA représente l'expression d'une forte volonté politique du Chef de l'État Macky SALL, de répondre à l'impérieuse nécessité d'assurer la prise en charge effective et immédiate des préoccupations légitimes des populations des parties névralgiques du territoire national. Les orientations stratégiques sont articulées autour des trois axes majeurs ci-dessous :

- L'axe 1 prône une transformation structurelle de l'économie à travers la consolidation des moteurs actuels de la croissance et le développement de nouveaux secteurs créateurs de richesses, d'emplois, d'inclusion sociale et à forte capacité d'exportation et d'attraction d'investissements ;
- L'axe 2 est une amélioration significative des conditions de vie des populations, une lutte plus soutenue des inégalités sociales tout en préservant la base de ressources et en favorisant l'émergence de territoires viables ;
- L'axe 3 vise le renforcement de la sécurité, de la stabilité et de la gouvernance de la protection des droits et libertés, la consolidation de l'état de droit afin de créer les meilleures conditions d'une paix sociale et de favoriser le plein épanouissement des potentialités.

Programme de Modernisation des villes (Promovilles) – Le PROMOVILLES prévoit la réalisation, dans différentes villes du Sénégal, de plus de 300 Km de voiries incluant leurs dépendances (assainissement, éclairage public et aménagement paysager) pour un coût global de 280 milliards. Les objectifs spécifiques de ce programme sont :

- le renforcement de l'accès des populations urbaines aux infrastructures routières en vue de faciliter leur déplacement en sécurité avec une réduction significative des coûts des transports et une amélioration sensible de la mobilité ;
- le renforcement du système de drainage des eaux pluviales pour faire face aux phénomènes d'inondation ;
- le renforcement de la sécurité des personnes et des biens à travers un système d'éclairage public conforme aux normes requis en la matière ;
- L'amélioration du cadre de vie des populations par la réalisation d'espaces publics avec un type d'aménagement respectant les normes environnementales.

connexe, seul 2/5 des foyers en milieu urbain disposent d'équipements sanitaires de base (latrines ou fosses septiques). D'ailleurs, hormis Dakar, seuls six centres urbains bénéficient d'un accès partiel à un système d'égout, à savoir Rufisque, Louga, Saint-Louis, Kaolack, Thiès et les villes touristiques de Saly-Portudal et Mbour. Il s'y ajoute, dans toutes ces villes, un lancinant problème de gestion d'ordures ménagères et de divers déchets solides dont l'enlèvement n'est plus systématique. Encore moins leur tri voire leur transformation. Dans l'absolu, toutes les villes sont des espaces à grand risque sanitaire.

De plus, l'absence (ou l'obsolescence) de documents de planification spatiale dans les collectivités territoriales est illustrée par la compétition que se livrent les acteurs du secteur informel sur les avenues et boulevards des villes mais aussi, par le changement de fonction de certains quartiers réputés résidentiels depuis toujours mais qui, aujourd'hui, se transforment en quartiers d'affaires, sans en avoir ni la structure ni la capacité de charge. Au demeurant dans de nombreuses villes, l'incapacité à maîtriser la dynamique urbaine pose d'énormes difficultés pour la satisfaction de la demande sociale massive dans le domaine de l'accès à l'eau, à l'assainissement, à un logement décent, aux soins de santé, etc.

Soumises à une urbanisation rapide et non planifiée, les villes du Sénégal apparaissent ainsi comme des espaces à risques sanitaires multiples. Mais, en même temps qu'elles représentent un risque pour la santé, l'urbanisation offre de plus en plus des possibilités de médicalisation avec toutefois un accès inégal aux soins des populations. Parmi les multiples dimensions déconcertantes de la croissance urbaine, la santé pose des problèmes aigus à l'État qui a la lourde charge d'équiper, sans grands moyens publics, des villes dont il ne maîtrise pas la croissance. La responsabilité des collectivités territoriales est aussi engagée, dans un contexte de décentralisation, car elles doivent définir des stratégies de prévention des épidémies dans les quartiers et de soins adaptées à des populations majoritairement pauvres mais socialement bien intégrées dans la vie desdits quartiers.

L'un des slogans de la campagne de riposte contre le coronavirus Covid-19 est « Lavez-vous les mains » ! Ce slogan a été bien pris en charge au niveau des quartiers par les relais sociaux notamment les *Badianou Gokh* ou « Marraines de quartier » qui sont de vrais relais médico-sociaux, dans le système médical sénégalais. Mais, le paradoxe est que le service de l'eau est défaillant dans certains quartiers de Dakar, le réseau de la Société des eaux SEN'EAU enregistre beaucoup de coupures, ce qui provoque d'ailleurs de temps à autre des protestations et parfois des émeutes plus ou moins graves. Il va sans dire que l'absence des services de base (eau et électricité) se traduit par une hygiène défectueuse qui offre des conditions bio-écologiques favorables au développement de germes pathogènes (virus, bactéries, parasites) responsables de nombreuses maladies qui sévissent dans l'espace urbain.

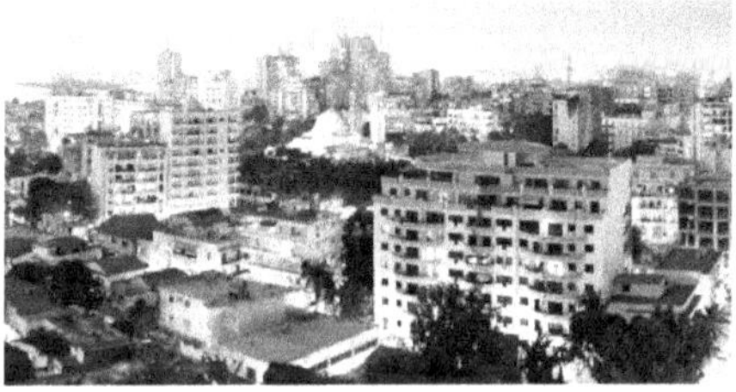

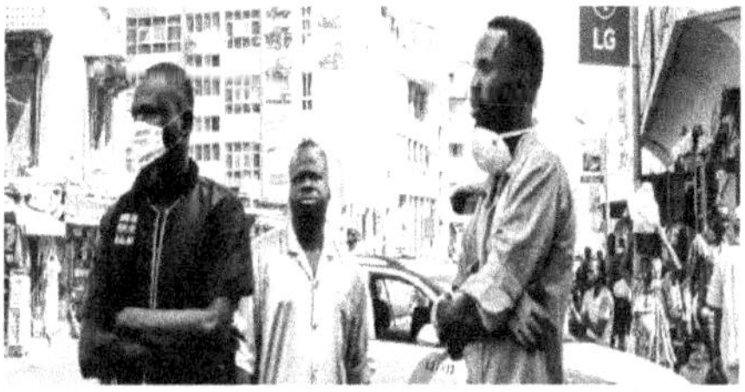

Photo 1 : La ville de Dakar durant le couvre-feu Photo 2 : Commerçants ambulants à Sandaga

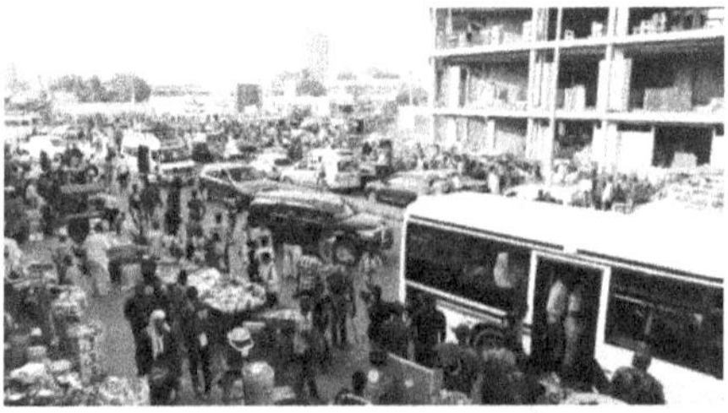

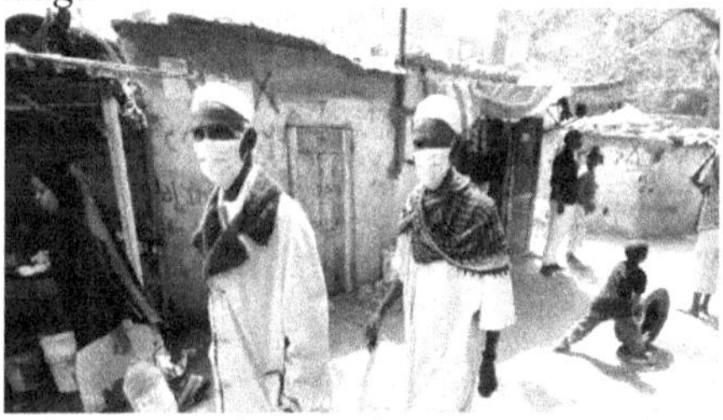

Photo 3 : La gare routière de Petersen Photo 4 : Habitants de quartier populaire

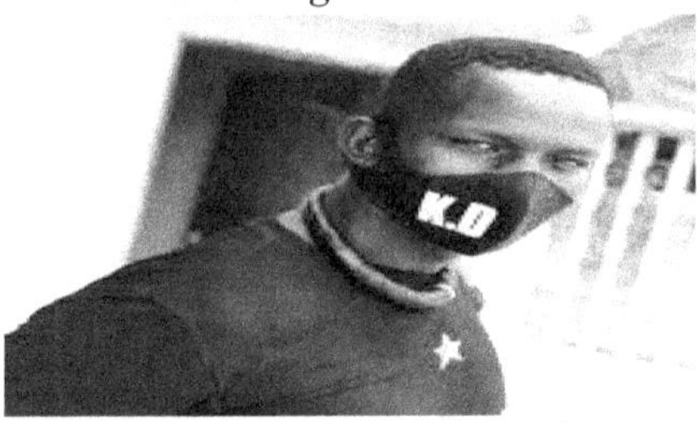

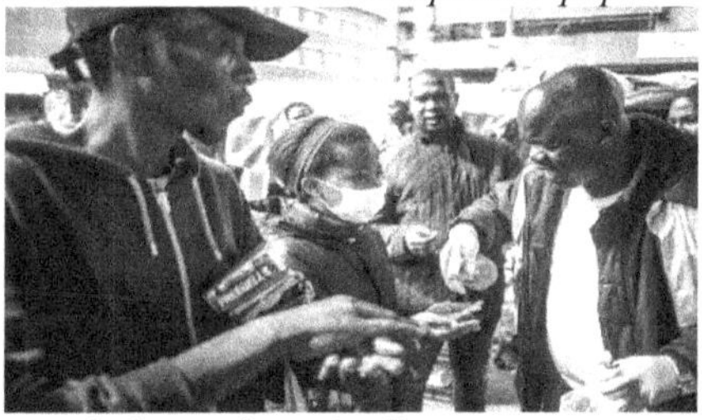

Photo 5 : L'inscription sur le masque en dit long Photo 6 : Ceux qui y croient et ceux qui doutent !

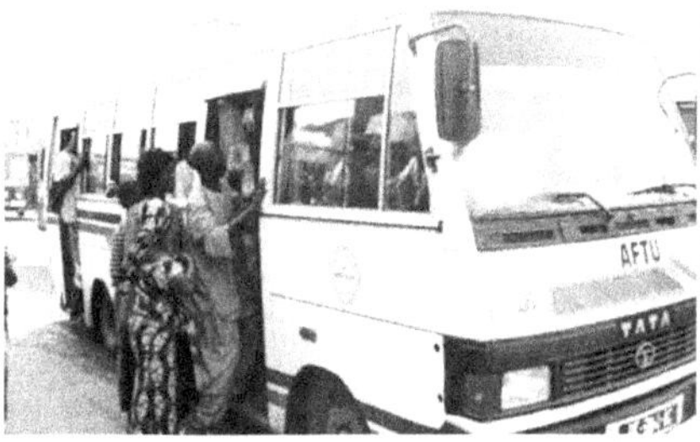

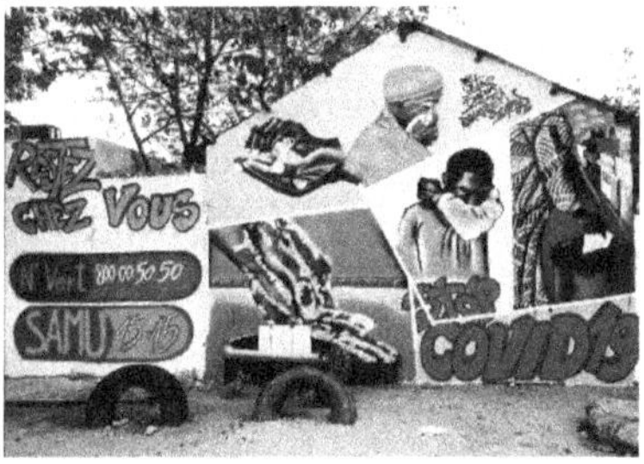

***Photo 7** : Bousculade malgré les restrictions **Photo 8** : Conscientisation par les artistes de rue*

Commentaire des photos : Scènes de vie saisies en milieu urbain au Sénégal (Dakar), lors de la pandémie du coronavirus Covid-19.

Des prédispositions sanitaires explosives mais aussi des capacités de résilience insoupçonnées

Les fortes concentrations humaines dans les espaces de vie les plus pauvres (quartiers populaires de la Médina, de Grand Yoff, de *Guinaw* rail -littéralement derrière le rail- dans la région de Dakar ou de Guet-Ndar dans la ville de Saint-Louis) et la densité et l'importance de l'habitat précaire surtout dans les espaces d'habitats irréguliers, apparaissent comme des caractéristiques épidémiologiques déterminantes pour les pathologies de promiscuité et des facteurs aggravants dans les pathologies de pauvreté (Salem, 1998). Ainsi, les processus d'urbanisation en cours génèrent une situation d'épidémiologie nouvelle caractérisée par un cumul de pathologies infectieuses et parasitaires classiques des pays pauvres avec les pathologies dites des pays riches comme l'hypertension artérielle, l'obésité, le diabète, les cancers, etc. Il est important de préciser, en faisant écho au discours officiel, que « *de la même manière que l'urbanisation s'accentue, les politiques de santé ont connu de nombreuses mutations qui ont considérablement renforcé l'offre publique de soins pour atténuer les effets pervers du phénomène* ». Dans ce contexte, les villes se caractérisent par un système de soins variés et complexes avec une large offre de soins modernes et spécialisés mais avec de grandes inégalités d'accès. Ce qui fait le lit d'une médecine traditionnelle omniprésente et en plein essor qui a eu d'ailleurs son mot à dire dans le combat contre la pandémie. Plusieurs remèdes (soi-disant potions magiques) ont été formulés par des charlatans de tout acabit. D'aucuns prétendant même détenir leur secret de Dieu !

Toutefois, les problèmes de santé rencontrés dans les villes sénégalaises sont, de façon générale, plus des problèmes sociaux que des problèmes médicaux : il est rarissime que les médecins soit médicalement dépassé devant une infection respiratoire, une diarrhée, une rougeole ou un accès palustre mais ils le sont très vite lorsque le patient ne dispose d'aucune forme de prise en charge malgré tout le dispositif social mis en place par l'État (Couverture Maladie Universelle, Plan Sésame pour les plus de 60 ans, etc.). Et les problèmes sociaux tiennent à la vitesse de la croissance urbaine qui finit par donner naissance à des bidonvilles et des taudis qui traduisent une forte hétérogénéité à l'intérieur des villes, avec une opposition prononcée entre « ville légale » et « ville illégale », entre quartiers planifiés et quartiers construits en dehors des normes urbanistiques légales. Ce phénomène génère, de manière croissante, des besoins en matière de logement décent, d'accès à l'eau potable, d'assainissement, de collecte des ordures ménagères, d'accès aux soins de santé, etc. On est là dans un cercle vicieux créé par la pauvreté qui démultiplie, mécaniquement, l'impact des épidémies.

La Covid-19 a fini de démontrer que la non satisfaction des demandes en services sociaux de base affecte le bien-être des populations les plus pauvres et provoque une augmentation de leur vulnérabilité. Plusieurs interrogations sont à résoudre face au coronavirus : comment planifier l'action sanitaire dans des villes « incontrôlées » qui font face à des situations épidémiologiques explosives ? Comment assurer le minimum d'infrastructures sanitaires dans des villes pratiquement sans ressources, en dehors de la ville de Dakar ? Comment assurer un système de santé avec des populations qui ne déclarent pas leur propre cas en raison de la stigmatisation ?

Le Ministère en charge de la Santé du Sénégal a mis en place, depuis plusieurs décennies, des programmes de renforcement des soins de base qui ont consacré des progrès considérables dans l'offre de soins dans les villes capitales de région de Dakar. Cependant, le risque demeure quand même entier pendant que se créent des espaces épidémiogènes.

Espaces épidémiogènes et Covid-19 : pourquoi le désastre tant attendu, au Sénégal, n'a pas eu lieu ?

Depuis la fin de l'ajustement structurel et des politiques de restriction budgétaire prescrits par le Fonds monétaire international et la Banque mondiale, vers la fin des années 1990, le Sénégal, à l'instar de beaucoup de pays africain, est quasiment devenu un « *État mendiant* » qu'il faut prendre par la main et tout offrir au nom de son intégration au Monde libéral fondé sur la croyance dans les vertus autorégulatrices du Marché. Ce Monde, qui jusqu'au début de l'année 2020 était la référence planétaire avec sa philosophie, ses codes et ses exigences, vient d'être frappé de collapsus par le coronavirus Covid-19. Ce fait n'est pas nouveau : l'effondrement presque simultané des empires chinois et romain dans les premiers siècles de notre ère s'explique en partie par la virulence des épidémies qui se diffusaient le long des routes commerciales. Mais les mobilités étaient alors sans commune mesure avec celles d'aujourd'hui. Pour les flux humains mondiaux, la différence est particulièrement marquée pour les classes supérieures. Les plus aisés voyagent, les pauvres ne connaissent que leurs villages et leurs voisinages immédiats. La sociabilité des plus riches a toujours été internationale, voire cosmopolite. Et, aujourd'hui, leur mobilité a pris une nouvelle dimension sous l'effet de la globalisation, et de l'urbanisation planétaire. Dakar est devenue une banlieue de Paris, Rome ou Barcelone. Dès lors, face à ce nouveau virus à la fois hautement social et difficilement détectable, les classes supérieures ont été des super-agents disséminateurs. Ce n'est pas pour rien que les pays touchés les premiers sont parmi les plus riches du monde.

En revanche, le Sénégal, pays pauvre, alors que rien ne l'y prédisposait, a résisté (ou mieux résiste encore). Ses villes, lieux d'incubation d'infections et de maladies de toutes sortes, ont réussi à déjouer les préjugés et prévisions catastrophiques de l'Organisation Mondiale de la Santé[22], concernant la diffusion de la pandémie en Afrique qui devait payer le tribut le plus lourd de l'humanité. Ce ne fut pas le cas, le scénario chaotique imaginé pour les villes sénégalaises et africaines n'a pas eu lieu. Il faut évidemment se garder de toute prévision hâtive. Car l'impact de la pandémie dépendra notamment de sa durée dans le pays. Pour le moment, en termes de létalité, la Covid-19 est moins dangereuse que le Paludisme (*Malaria*). En ayant tué environ 45 personnes en trois mois de présence, ce virus fait moins que le Paludisme qui tue aujourd'hui environ 500 personnes durant les trois mois que dure la saison des pluies même si la mortalité vient d'effectuer un bond inquiétant dépassant les 250 morts au 15 août 2020. Ce virus fait moins que les 300 décès annuels dus à la Tuberculose ou encore les 3 000 enfants victimes, tous les ans, de Pneumonie.

Pour l'Autorité politique, les villes sénégalaises ne peuvent pas vivre la pandémie comme les villes italiennes, espagnoles ou françaises en étant mise-en-défens et leurs populations confinées dans leurs domiciles. L'économie nationale ne tiendrait pas le coup. Donc, « *tenter de vivre avec cette maladie* » a été officiellement comprise comme la solution la moins mauvaise parce que la Covid-19 présente une morbidité qui, à la différence du SRAS, ne semble pas totalement inacceptable même si un mort est toujours un mort de trop. Le Sénégal a donc cherché à contrôler le virus plutôt que de chercher à l'éliminer, ce qui n'est d'ailleurs pas dans ses intentions ni dans ses possibilités techniques et technologiques. Outre

---

[22]**Organisation Mondiale de la Santé** – L'Organisation mondiale de la santé est une agence spécialisée de l'Organisation des Nations unies pour la santé publique créée en 1948. Elle dépend directement du Conseil économique et social des Nations unies et son siège se situe à Pregny-Chambésy, dans le Canton de Genève, en Suisse. Elle est aujourd'hui soupçonnée d'être à la solde d'un groupe de pression international, dont le plus en vue est Bill Gates, qui voudrait profiter de la pandémie pour réduire la population mondiale et notamment africaine.

les gestes barrière et la « distanciation physique »[23], un « État d'urgence »[24] a été promulgué qui a interdit tous les rassemblements (y compris une réglementation des marchés traditionnels et les marchés ruraux) et la mobilité interurbaine.

Ainsi, les villes qui ont développé des foyers d'infection ont été systématiquement mises en quarantaine. Toutes les villes ont donc vécu en semi-confinement à l'effet de contrôler la diffusion du virus. Aujourd'hui, le dispositif a été allégé malgré l'augmentation des cas en raison de la grande pression exercée par une certaine catégorie de chefs religieux qui croient fermement que le coronavirus « *est en mission divine sur Terre pour corriger les innombrables pêcheurs qui enfreignent quotidiennement la loi de Dieu* ». Pour eux, la fermeture des lieux de culte augmenterait « *la colère divine* » et ce n'est que par la prière que le virus retournera vers son créateur. Quid du grand Magal de Touba et du Gamou de Tivaouane ? Ce qui est sûr, c'est que dans les villes sénégalaises se construit, petit-à-petit et à bas bruit, une immunité collective. Beaucoup de scientifiques locaux avancent comme hypothèse la transformation de la pandémie en endémie qui actera la banalisation du coronavirus Covid-19. Cette dernière ne serait plus qu'une grippe dont la saisonnalité restera à déterminer. D'où la nécessité de réfléchir sur le profil de la ville sénégalaise de l'après Covid-19.

---

[23]**Distanciation physique** – La distanciation physique ou éloignement sanitaire (social/physical distancing) est une mesure visant à éloigner les individus les uns des autres, notamment à l'extérieur. C'est l'une des mesures non pharmaceutiques de Contrôle des infections prises par les responsables de la santé publique pour arrêter ou ralentir la propagation d'une maladie très contagieuse comme Covid-19. L'objectif de la distanciation sociale est de réduire la probabilité de contacts entre les personnes porteuses d'une infection et d'autres personnes non infectées, de manière à réduire la transmission de la maladie, la morbidité et la mortalité. C'est un des comportements-barrière qui participe à la réduction des risques sanitaires.

[24]**Etat d'urgence** – Après la fermeture des frontières nationales et de l'espace aérien sénégalais pour stopper les cas importés, l'État a proclamé l'état d'urgence et le couvre-feu qui certes sont des mesures généralement jugées salutaires mais contre-productives selon d'autres avis. N'oublions pas la situation dans les transports urbains à Dakar déjà très chaotique aux heures de pointe même avant la Covid-19. Au lendemain de l'annonce du couvre-feu, la situation du « sauve-qui-peut » entre 18h et 20h a fait que les usagers, en voulant éviter à tout prix les contreventions administratives, devraient s'entasser dans les transports collectifs pour rallier la banlieue sans se préoccuper des consignes et gestes barrières de distanciation sociale préconisés par les autorités sanitaires (Cf. Wade C.S., 2020).

Conclusion

Nombreux sont les enseignements que l'on peut tirer de cette crise sanitaire sans précédent au Sénégal. En effet, dès son apparition, la Covid-19 a été associée, en milieu urbain, à des facteurs démultiplicateurs du danger de propagation rapide comme les conditions environnementales médiocres (eau à potabilité douteuse, assainissement insuffisant, gestion partielle des ordures ménagères, logement précaire) et socio-économiques (niveau de revenu et pauvreté) plus prégnantes dans les quartiers à urbanisation irrégulière et spontanée. Cette photographie est qualificative de la quasi-totalité des villes du Sénégal qui développent peut-être, sans en avoir une nette conscience, la production d'espaces épidémiogènes, c'est-à-dire des espaces dont le fonctionnement génère des germes pathogènes qui provoquent des processus pathologiques et qui contribuent à faire apparaître et propager des phénomènes morbides au sein d'une population. Cependant, cette situation est inégalement vécue par les citadins au regard des risques sanitaires moins élevés pour les habitants des quartiers résidentiels (Point E ou Fann résidence, pour Dakar) ou planifiés (SICAP, HLM et Fann-Hock) dont des conditions de vie relativement décentes leur procurent, en théorie, un cadre d'hygiène normalisé et une bonne santé.

Mais il est important de noter que l'inadéquation de la réglementation actuelle, en matière d'aménagement et de gestion du territoire, entraîne des distorsions sur les marchés foncier et immobilier, et conduit au développement d'implantations sauvages jusqu'au cœur même des centres villes, dans les quartiers résidentiels, à la périphérie des villes, voire jusque dans des zones *non aedificandi* sujettes aux inondations provoquées par les pluies d'hivernage[25].

À l'heure du bilan définitif de la pandémie, il sera peut-être nécessaire de relativiser une certaine vision que d'aucuns (scientifiques, décideurs politiques, citoyens) ont encore des pays sous-développés et de l'Afrique en règle générale. La Covid-19 me semble être une chance pour les villes

[25]**Hivernage – L'hivernage** correspond à la saison des pluies dans les pays tropicaux, généralement juin-octobre dans l'hémisphère nord (par exemple Antilles, Sénégal) ou décembre-avril dans l'hémisphère sud. Les pluies, appelées tornades, y sont rares, mais intenses (lorsque leur durée atteint 2 heures elles emportent les routes et les habitants), forçant les habitants à rentrer et cesser toute activité (d'où le nom hivernage), chacune est précédée quelques minutes avant d'un calme lourd et humide puis d'un court mais violent ouragan. C'est la période de prolifération de l'anophèle (femelle du moustique) qui donne le Paludisme.

du Sénégal, parce qu'elle a permis de donner des réponses pratiques à certaines problématiques telles que l'occupation anarchique de l'espace, l'éradication de l'habitat précaire ou informel au profit d'un habitat adapté au milieu naturel, la maîtrise de la pollution de l'air, de l'eau et la sauvegarde des écosystèmes qui apportent une plus-value à l'équilibre écologique de la ville, l'invention de métiers du futur à l'effet d'enrayer le déclin de l'économie urbaine dans ses formes actuelles, l'inversion de la courbe de pauvreté des populations citadines, l'éradication de l'insécurité et l'ouverture au plus grand nombre aux services sociaux de base.

La Covid-19 a aussi révélé que la santé, en milieu urbain, découle moins des services de soins eux-mêmes que de l'amélioration des conditions de vie. La santé publique en elle-même requiert une vision globale et une approche intégrée prenant en compte toutes ses dimensions et implications. Les enseignements et expériences tirés de la mise en œuvre du programme national de riposte[26] contre la Covid-19, recommandent aux autorités publiques et territoriales d'entreprendre, sans délai, des actions élaborées dans le domaine de l'habitat précaire et de l'assainissement. Il s'agit concrètement de promouvoir la santé des pauvres par l'amélioration des conditions environnementales de leurs cadres de vie et par un système numérisé permettant de rapprocher les soignants des patients (télémédecine) et les services de santé de l'environnement humain, social, culturel et économique des patients afin d'humaniser le rapport digital qui s'est déjà imposé aux sociétés urbaines. Sénèque disait qu'il n'y a pas de vent favorable pour celui qui ne sait pas où il va. Le chemin du nouveau développement urbain a-t-il été balisé par la pandémie liée au coronavirus Covid-19 ? Rien n'est moins sûr.

Références bibliographiques

HIERNAUX, G., 1961, Le *rôle du grand commerce dakarois*, Dakar, Université de Dakar, Diplôme d'Études Supérieures, 112 p.

NDIAYE M. M. D., 2020, *Développement et mise en œuvre d'outils opérationnels pour la continuité des services essentiels SRMNIA-Nut : Partage*

---

[26]**Risposte Covid-19** – Afin d'atténuer l'impact économique de la pandémie du coronavirus, le Président de la République Macky SALL, a créé un Fonds de riposte et de solidarité contre les effets du COVID-19, #FondsForceCovid19, qui est doté de 1 000 milliards de FCFA. Ce Fonds est alimenté par l'État, le secteur privé, les partenaires au développement et par des contributions volontaires.

d'expérience entre les pays (Succès et défis) » Médecin, Chef de la Division Planification Familiale Direction de la Santé de la Mère et de l'Enfant, Ministère de la Santé, Sénégal. PPT, 19 Pl.

NDIONE E., 1993, *Dakar, une société en grappe*, Editions Karthala, Paris, 212 p.

SECK A., 1970, *Dakar, métropole ouest-africaine*, IFAN, Dakar, Université de Dakar, 517 p. (thèse de doctorat)

SECK M., 1984, *Population et habitat du centre de Dakar, le secteur de l'avenue Lamine Gueye*, Dakar, Université de Dakar, Mémoire de Maîtrise, 94 p.

SINOU A., 1999, *Comptoirs et villes coloniales du Sénégal : Saint-Louis, Gorée, Dakar*, Editions Karthala, Paris, 344 p.

SALEM G., 1998. *La santé dans la ville. Géographie d'un espace dense : Pikine (Sénégal).* Éditions Karthala-ORSTOM, Paris, 360p.

CENTER FOR SYSTEMS SCEINCE AND ENGINEERING., 2020, *Etude de Cas : la Covid-19 au Sénégal*, (Université John Hopkins Compilation à partir du tableau de bord sur la Covid-19)

Webographie

1. ORGANISATION MONDIALE DE LA SANTE., 2020, Timeline : Who's Covid-19 response https://www.who.int.emergencies/diseases/novel-coronavirus-2019/interactive-timeline
2. CHAKAMBA, R., 16 novembre 2020, How Senegal has set standard on COVID-19. https://www.devex.com/news/how-senegal-has-set-the-standard-on-covid-19-98266
3. BBC News 5 octobre 2020, Coronavirus in Senegal : Keeping Covid-19 at bay https///www.bbc.com/news/world-africa-54388340
4. DIOP, A., 13 mars 2020, COVID-19 : comment la maladie s'est vite propagée au Sénégal. https://www.afrik.com/covid-19comment-la-maladie-s'est-vite-propagée-au-senegal
5. POTTER, C., 17 septembre 2020, Senegalese Success. Outbreak Observatory https://www.outbreakobservatory.org/outbreakthursday-1:9/10/2020/senegals-success

TRANSMISSION DE LA COVID 19 AU SENEGAL : ANALYSE DES DYNAMIQUES SOCIO-SPATIALES DES FACTEURS DE PROPAGATION DANS LA VILLE DE DAKAR

Modou Ndiaye

Résumé

L'objectif général recherché est de contribuer à une meilleure connaissance des facteurs de transmission de la COVID-19 au Sénégal à travers une approche socio-spatiale devant permettre de renforcer la riposte, de documenter les initiatives et de partager les leçons apprises aussi bien avec les autorités sanitaires que le milieu scientifique. C'est dans cette perspective que s'inscrit le rôle des sciences sociales dans la risposte contre la pandémie. La pandémie de la COVID-19 a entrainé une crise sociale et économique suscitant chez les scientifiques un intérêt général consistant à analyser profondément les facteurs de propagation de cette maladie, les stratégies développées et les mesures prises par les autorités afin de faire face à ce fléau mondial. Elle s'appuie sur une méthodologie axée sur la documentation et des enquêtes menées dans les quatre districts sanitaires de ladite ville. Il ressort de nos travaux que la pandémie de COVID-19 a bouleversé les différentes activités socioéconomiques aboutissant à la fermeture de certaines entreprises occasionnant des pertes d'emplois et la baisse des revenus des travailleurs. Cette situation est accentuée par les restrictions dans les déplacements pour couper la chaine de transmission communautaire dont la mobilité est considérée comme le principal facteur de transmission. Ainsi, pour y faire face des mesures sont adoptées par l'État, les collectivités locales, les organisations communautaires de base s'appuyant sur des campagnes de sensibilisation sur le respect des mesures barrieres, de dotations de matériels de protection et d'hygiène, de mise en place de dispositifs de tests et de campagnes de vaccination etc. Malgré toutes ces mesures prises, la maladie persiste toujours.

Mots clés : *Pandémie-Covid19-Transmission-Socio-spatiales-Dakar-Sénégal*

Abstract

The general objective sought is to contribute to a better knowledge of the transmission factors of COVID-19 in Senegal through a socio-spatial approach that should make it possible to strengthen the response, document initiatives and share lessons learned with both both health authorities and the scientific community. It is in this perspective that the role of the social sciences in the response to the pandemic fits. The COVID-19 pandemic has led to a social and economic crisis arousing for scientists a general interest consisting in deeply analyzing the factors of propagation of this disease, the strategies developed and the measures taken by the authorities in order to face this scourge. global. It is based on a methodology based on documentation and surveys carried out in the four health districts of the said city. Our work shows that the COVID-19 pandemic has upset the various socio-economic activities, leading to the closure of certain companies, causing job losses and lower worker incomes. This situation is accentuated by travel restrictions to cut the chain of community transmission whose mobility is considered the main transmission. Thus, to deal with it, measures are adopted by the State, local authorities, grassroots community organizations going in the direction of awareness campaigns, respect for barrier measures, allocations of protective and hygiene equipment, test devices, vaccination campaigns, etc. Despite all these measures taken, the disease still persists.

Keywords: *Pandemic-Covid19-Transmission-Socio-spatial-Dakar-Senegal*

Introduction

Le bureau de l'OMS en Chine a été informé en date du 31 décembre 2019 que des cas de pneumonie de cause inconnue avaient été détectés dans la ville de Wuhan, dans la province chinoise du Hubei. Les autorités chinoises ont identifié qu'il s'agissait d'un type de coronavirus inconnu COVID-19. Dès lors, le nombre de cas confirmés de COVID-19 a augmenté rapidement et progressivement en Chine et dans le monde. Et dès le 30 janvier 2020, l'OMS a déclaré que la maladie était une urgence de santé publique de portée internationale (USPPI). Malgré son arrivée tardive en Afrique subsaharienne, le COVID-19 se propage rapidement. En Afrique subsaharienne le premier malade a été détecté le 27 février 2020. Au Sénégal, cette pandémie de COVID-19 s'est introduite depuis le 02 mars 2020 par l'intermédiaire d'un cas importé.

La pandémie de COVID-19 a entrainé une récession économique mondiale sans précédent et une détresse sociale généralisée. Tous les secteurs socioéconomiques ont été affectés négativement par cette pandémie. Les secteurs les plus touchés sont le transport aérien, maritime et routier, le transport de marchandise et de la logistique, le tourisme, le pétrole, le gaz ainsi que le commerce de gros et de détail. Le secteur des transports publics a été parmi les plus impactés à cause de la réduction du nombre de passagers notamment les places débout.

C'est dans ce contexte global de la pandémie de COVID-19 que s'inscrit cette recherche qui analyse la dynamique sociopatiale de la propagation dans la ville de Dakar en s'appuyant sur les données sanitaires, du transport, du secteur socioéconomique et celles issues des acteurs communautaires. En effet, cette zone de fortes activités socioéconomiques, industrielles comme tant d'autres dans le monde, a été fortement affecté par la pandémie de COVID-19. Au Sénégal, 40% des actifs travaillent dans des secteurs impactés par les mesures de restriction notamment le commerce de détails, hôtels, restaurants, industries de fabrication. Cette situation s'est répercutée sur les conditions de vie des ménages. Par ailleurs, une enquête conduite par le Programme des Nations Unies pour le Développement (PNUD) sur la crise de la COVID-19, établit que 86,8% des ménages dans la partie sud-est du Sénégal, 83,8% à Dakar, 87, 8% dans le reste du Sénégal, déclarent que leurs revenus en cours ont été inférieurs à la normale.

En effet, il en résulte des pertes d'emplois, une augmentation du taux de chômage et de la pauvreté. Au Sénégal, les derniers chiffres du taux de chômage au quatrième trimestre de 2021, sont estimés à 24,5%, soit une hausse de 7,8 points de pourcentage par rapport au dernier trimestre de 2020. Ce taux renferme des disparités selon le milieu de résidence et le genre. Le taux de chômage est plus élevé en milieu rural avec 29,8% contre 19,1% en zone urbaine. Selon le genre, le chômage touche plus les femmes (35,8%) que les hommes (13,0%). De même que le taux d'activité a diminué de 2,1 points de pourcentage par rapport à la même période et varie selon le milieu de résidence, avec une valeur relative de 57,2% en milieu urbain, contre 54,3% en zone rurale. Il est plus élevé chez les hommes avec un taux de 64,5% contre 48,8% chez les femmes (ANSD, 2022).

L'intérêt de cette recherche réside d'abord dans une dynamique de recherche-fondamentale qui explique les facteurs de propagation du virus de la COVID-19 dans la ville de Dakar. Il est lié à ce que les autorités sanitaires ont qualifié de transmission issue des cas communautaires. En effet, après des cas d'infection issus principalement de l'extérieur (cas importés), aujourd'hui, le problème majeur est lié au suivi de cette transmission communautaire que les autorités sanitaires définissent comme des gens qui ont contracté le virus sans pour autant savoir où est ce qu'ils ont pu être infectés.

L'autre constat est que les commerçants sont les plus nombreux à être impactés par la maladie. Or, cette catégorie socio-professionnelle est constituée en majorité de petits commerçants du secteur informel qui fuient les zones rurales où les revenus déclinants ne donnent plus l'espoir d'une vie digne alors que les lieux de rassemblement restent les marchés, les transports publics, les lieux de culte, notamment les mosquées, les événements sociaux (baptême, mariage, funérailles…). En recherchant le lien entre la propagation du virus et les aspects socioculturels et spatiaux, notre recherche correspond au domaine de recherche portant sur la dynamique socioculturelle de la transmission. Les enjeux sont certes scientifiques, sociétaux et spatiaux, cependant les efforts pour inverser la tendance de la propagation du virus, ne peuvent se déployer sans tenir compte de la vulnérabilité et de la pauvreté des communautés locales, les premières concernées par les plans de riposte.

Pour appréhender ces dynamiques, l'étude s'appuie sur l'analyse de l'incidence de la mobilité inter-urbaine et intra-urbaine et ses liens avec l'évolution des cas positifs de coronavirus (répartition des gares routières, des arrêts de bus, « des garages clando… » ainsi que les aspects socio-culturels (promiscuité, cérémonies culturelles, groupes vulnérables). Les risques de propagation du virus sont accentués par les fortes densités de population dans les marchés, gares routières, supermarchés, etc.). Aussi, il convient d'appréhender les savoirs, pratiques et rôle des acteurs socioculturels (imams, prêtres, chefs de quartiers, chefs de villages, artistes, leaders locaux...) dans l'adoption des mesures barrières de lutte contre le virus.

Approche méthodologique

La recherche documentaire

Cette étape permet de mieux appréhender la question de recherche et de la situer dans un contexte global et particulier. Pour cela, une documentation électronique (articles, revues, supports dans les médias...) a été exploitée à travers des revues de publication, des moteurs de recherche (cf. liens consultés) pour définir la revue de la littérature sur la Covid 19, son évolution dans le Sénégal, sa propagation au niveau des districts sanitaires dans le but de faire la corrélation entre la pandémie et les facteurs socioculturels et spatiaux. L'analyse des différentes contributions, articles et études existant dans le cadre d'une meilleure connaissance de la Covid 19, ainsi que dans le but d'analyser les plans de riposte contre la propagation de la pandémie. Cette phase permet d'étudier les actions des institutions sanitaires (OMS, Croix rouge, ministère, autorités déconcentrées, chercheurs) ainsi que les rôles de différentes parties prenantes dans la gestion de la riposte. L'analyse comparative des données historiques et actuelles à partir du suivi des interventions des acteurs de la lutte contre la maladie.

Le critère géographique

L'aspect du choix géographique porté sur la ville de Dakar se justifie d'abord par sa situation géographique stratégique considérée comme une porte d'entrée de l'Afrique occidentale, ensuite sa forte concentration démographique, enfin par son poids socioéconomique et industriel. La ville de Dakar concentre l'essentiel des centres administratifs et politiques ainsi que des infrastructures socioéconomiques et industrielles du pays. Les départements de Pikine, Rufisque, Keur Massar et Guédiawaye qui en réalité constituent sa banlieue disposent des réserves foncières très importantes qui en ont jusqu'ici fait la principale zone dortoir et de recasement des personnes qui y affluent lors des situations de crise (SIF, 2021). L'ensemble de ces différents facteurs justifie le choix des zones cibles qui font l'objet d'enquête pour appréhender la perception que les populations ont de la pandémie. Elle a concerné un échantillon de 300 personnes adultes (de 18 à 70 ans) interrogées au niveau des quatre districts sanitaires de Dakar cf. figure 1. Les données ont été collectées à partir du logiciel koobocollect, et traiter sous l'application Excel. Des entretiens combinés avec les enquêtes de terrain, se sont déroulés sous forme de guides adressés à 80 acteurs potentiels des différents secteurs d'activités. Ces acteurs sont principalement les chefs de garage, les présidents des Groupements d'Intéret Economique (GIE) et des groupements de femmes, les guides religieux, les présidents d'Associations Socioculturelles (ASC), les collectivités locales.

Figure 1: Les communes enquêtées dans chaque district du département de Dakar

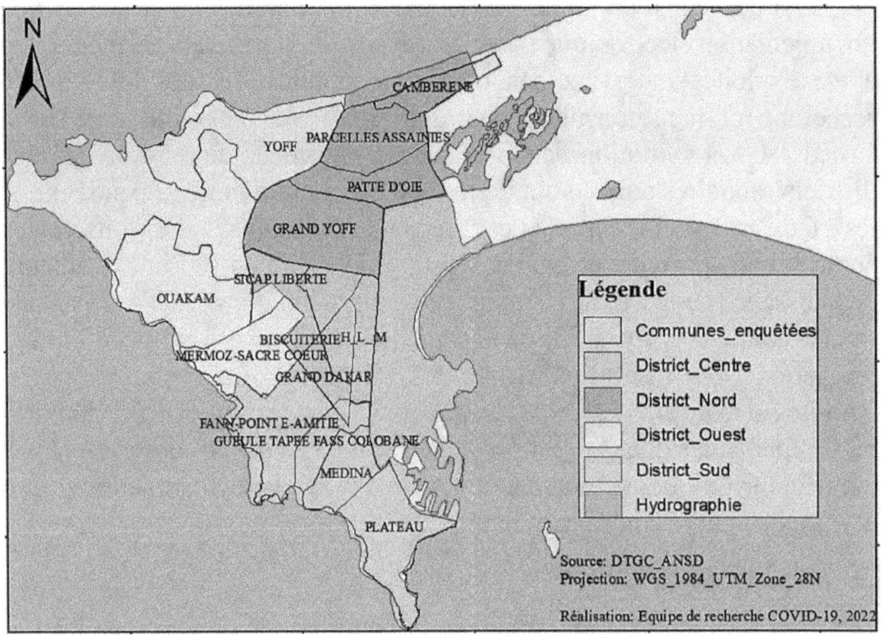

Résultats de l'étude

Les facteurs de propagation du virus

Le Sénégal, à l'instar des autres pays dans le monde, a connu une dynamique de propagation très rapide dans les zones fortement peuplées de Dakar et de Touba. Ces zones où la concentration humaine est dense, la dynamique de transmission communautaire est très accentuée. Elles constituent la principale préoccupation du personnel sanitaire qui décrit le caractère variable de la dynamique de contamination du virus au Sénégal en trois vagues. Dès l'apparition du premier cas communautaire, la propagation du virus a connu d'abord des phases de poussées puis des phases de rémissions et de stabilité entrainant une évolution qui se manifeste le plus par vagues de variabilité. Après cette tendance à la baisse, il s'en suivit une dynamique de propagation contrôlée aux dernières vagues. Globalement, cette variabilité est liée aux effets des variantes (Beta, delta, omicron...) du COVID-19 et au non respect des mesures et gestes barrières qui entrainent les repoussées et rémissions entre les vagues. Par ailleurs, il est noté que les campagnes de vaccination ont favorisé une stabilité et un contrôle de la transmission communautaire aux dernières vagues. La mobilité humaine a également accentué la chaine de transmission communautaire du virus dans l'espace.

« Les covido-sceptiques » accentuent la dynamique de la transmission communautaire

Au Sénégal les lieux de regroupement s'avèrent être les marchés, les transports publics, les garages, les salons, les lieux de culte. L'analyse des résultats des enquêtes réalisées dans ces lieux de regroupement montre deux catégories de perception sur la maladie. Il est d'abord constaté que près de 39,13% des personnes interrogées ne croient pas en l'existence de la maladie contre 60,87% cf. figure 2.

Figure 2: Le taux de croyance à la maladie de la COVID-19 dans la ville de Dakar, Source : Ndiaye, 2022

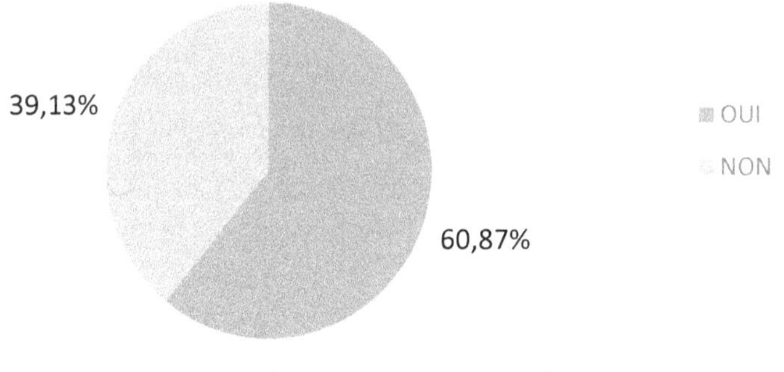

L'analyse partielle des résultats révèle que ce scepticisme est dominant dans le secteur socioéconomique notamment le transport et les commerces qui constituent une véritable équation pour la maitrise de la chaine transmission communautaire. Les dispositifs pris par l'État et les collectivités locales au sein des garages et marchés sont remise en cause par les acteurs.

Le vaccin entre refus et acceptabilité un handicap pour endiguer la pandémie

L'arrivée du vaccin était considérée comme le remède pour éradiquer la dynamique de la transmission du Sénégal. Mais face au scepticisme des acteurs des catégories socioéconomique, l'acceptabilité des vaccins fut une autre difficulté même au sein du personnel sanitaire où les avis restent divisés sur l'efficacité de certains vaccins. Cette situation confuse a influé aussi sur la perception de la population à accepter les vaccins. En outre d'autres disent vouloir se vacciner mais se trouvent confrontés au manque de temps ou négligence, à l'inaccessibilité au vaccin. Il résulte de nos résultats que 73,91% des personnes interrogées ne sont pas vaccinées contre 26,09% qui se sont vaccinées cf. figure 3. Ces derniers sont plus remarqués au sein des acteurs décisionnels, des personnels des collectivités locales et sanitaires et les personnes du troisième âge.

Figure 3 : Le taux de vaccination dans la ville de Dakar, Source : Ndiaye, 2022

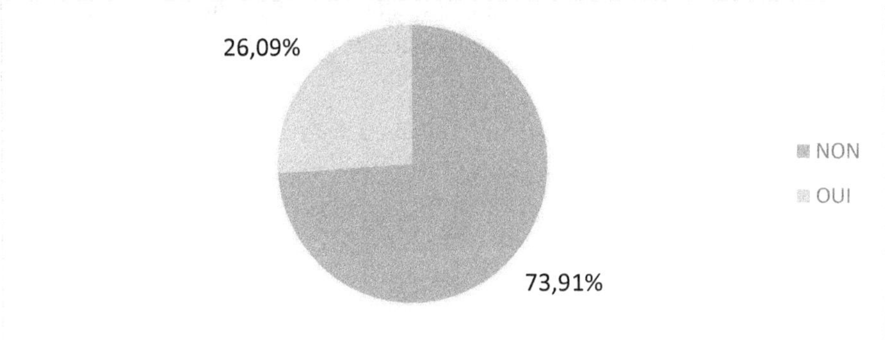

La perception de la population sur le respect des gestes barrières

Face au scepticisme sur l'existence du Coronavirus, la communication était au centre du dispositif de gestion de la pandémie de COVID-19. Ainsi, les autorités sanitaires et les leaders d'opinion ont accompagné l'Etat dans la sensibilisation, la riposte communautaire et la décision de l'Etat, obligeant les populations au respect des gestes, la majeure partie des personnes interrogées n'ont pas observé le respect des gestes barrières sauf en cas de contrainte (présence policière, entrée dans les moyens transports en commun notamment l'Association de Financement des professionnels du Transport Urbain (AFTU) et les « DAKAR DEM DIKK » (DDD). En effet, l'interprétation des résultats issus de nos enquêtes, montre que 73,07% des populations interrogées ne respectent pas les gestes barrières comme édictées par les autorités sanitaires contre

26,92% qui respectent les mesures de restrictions cf. figure 4. Cette forme de protection souvent légère et contraignante ne garantit pas une protection au virus.

Figure 4: La perception sur le respect des gestes barrières par les familles sénégalaises, Source : Ndiaye, 2022

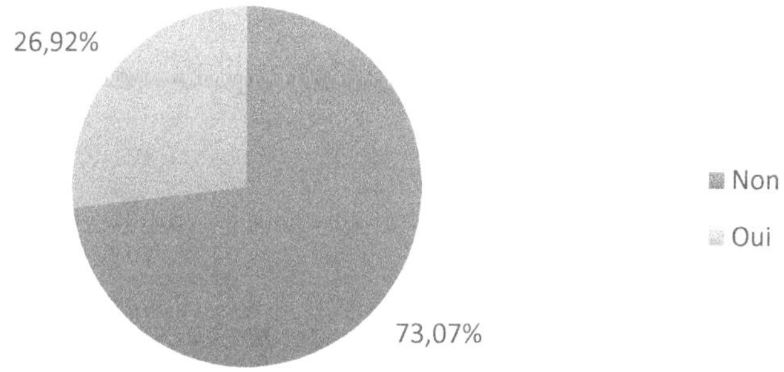

Pauvreté, promiscuité, manque de moyens et l'équation de la transmission communautaire

Le taux élevé du non respect des gestes barrière est le corrolaire des conditions de vie et de la forme d'organisation de la famille et de l'habitat du grand nombre des Sénégalais. Ils constituent une véritable équation dans la rispote contre la transmission communautaire.Le niveau de pauvreté des personnes interrogées a été déterminé en s'interrogeant sur les contraintes liées au non respect des gestes barrières dans les concessions. Les enquetés ont été invités à choisir les facteurs notamment la pauvreté, la promiscuité et le manque de moyens qui les empêchent de respecter les gestes barrières, 8,3% sont liées à la pauvreté, 56,66% pour raisons de promiscuité dans la concession et 35% au manque de moyens pour acheter les materiels de protection cf.figure 5.

Figure 5 : les contraintes liées au non-respect des gestes barrières par les populations ; Source : Ndiaye, 2022

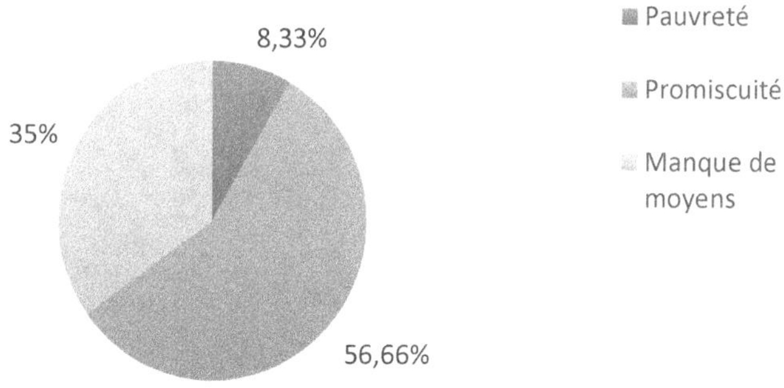

Cérémonies culturelles et cultuelles dans un contexte de pandémie

L'appréhension des savoirs, pratiques et rôle des acteurs socioculturels (imams, prêtres, chefs de quartiers, chefs de villages, artistes, leaders locaux...) dans l'adoption des mesures barrières de lutte contre le virus montre des "Covido-sceptiques" rendant difficile la riposte contre les cas issus de la transmission communautaire. Les cérémonies familiales culturelles continuent à se tenir, malgré la présence de la COVID-19. Pourtant, il a été fortement recommandé d'éviter les rassemblements. Malgré tout, les mariages, baptêmes et funérailles font légion.

Mobilité et célébration de la fête de tabaski 2020, font de Dakar l'épicentre de la pandémie

Pour mesurer l'influence des cérémonies socioculturelles et religieuses sur l'évolution de la transmission communautaire de la COVID-19, pendant la tabaski 2020, un intervalle de temps a été retenu allant du 16 juillet 2020 au 14 aout soit trente jours dont quinze jours avant et après la célébration de la féte de tabaski. Durant cette période, le cumul du nombre de cas communautaires montre une évolution ascendante aussi bien au niveau national qu'à Dakar. Aussi, nous constations, à la date du 16 juillet 2020 au 14 août 2020, que la région de Dakar a totalisé 582 cas communautaires contre 1168 cas communautaires au niveau national soit 49,82% cas communautaires dans la région de Dakar. (MSAS, 2021) cf. figure 6.

Figure 6 : superposition des cas communautaires de Dakar à ceux nationaux entre le 16 juillet - 14 aout 2020, Source : MSAS, 2022

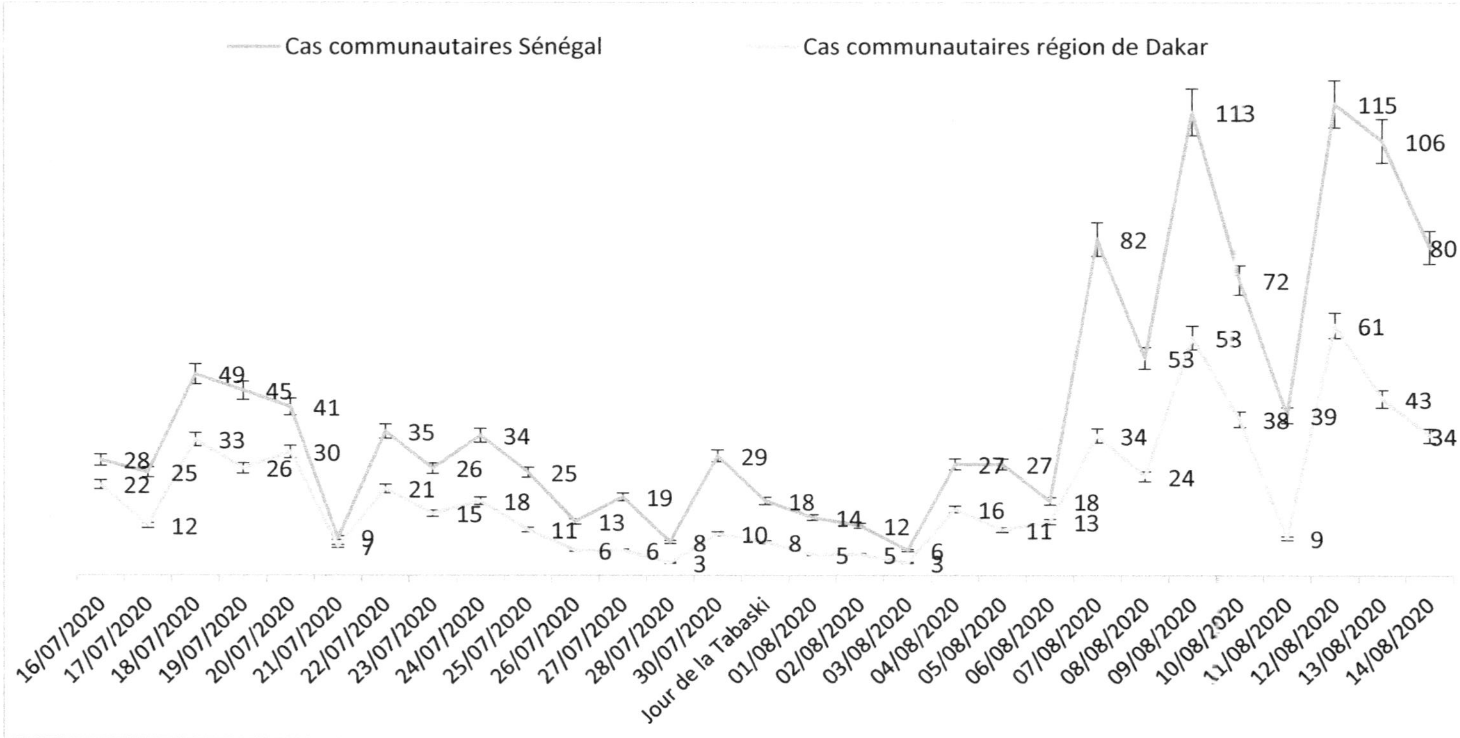

Cette évolution rapide et ascendante des cas communautaires sur cette période, a augmenté le nombre de cas déclarés positifs au niveau national. En effet, à la date 14 août 2020, le Sénégal comptait 6 694 cas déclarés positifs. Après une année d'existence, le nombre de cas déclarés positifs a atteint 70 679 cas déclarés positifs soit une hausse de 63 985. Cf. figure 7.

Figure 7 : L'augmentation du nombre de cas positifs entre en 14 aout 2020 et 15 aout 2021, Ndiaye, 2022

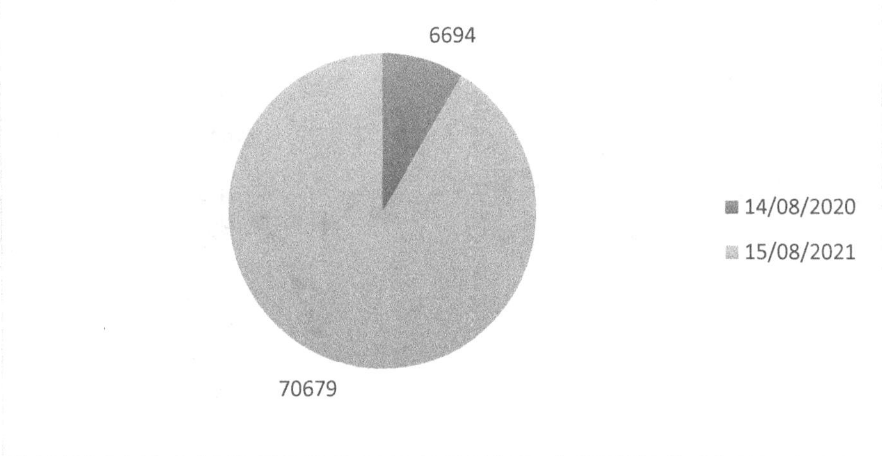

En outre, l'analyse montre que l'évolution ascendante du nombre de cas positifs dans la ville est le corollaire de la forte densité de population. A la date d'aout 2021, les quatre districts (Dakar Ouest, Dakar Nord, Dakar Sud et Dakar centre) ont atteint en moyenne plus 30704 cas testés positifs soit 43,44% du nombre de cas au niveau national. A y regarder de près ces districts sont localisés dans les zones les plus peuplés et denses de Dakar avec plus d'un million d'habitants, ce qui s'exlique par la concentration de l'essentiel des activités économiques et des mouvements de la mobilité urbaine.

Les mesures d'endiguement prises dans le secteur sanitaire

Le secteur sanitaire étant parmi les secteurs les plus concernés par cette pandémie de COVID-19, des mesures ont été prises dès les premiers signes d'apparition de cette maladie. Ainsi, l'étude faite dans les centres de santé de références et les centres de traitement des épidémies des districts de la ville de Dakar, a permis d'avoir un constat de ces mesures. Parmi les dispositions prises par le personnel sanitaire, nous pouvons noter le port du masque et la distanciation physique, les mesures d'hygiène (lavage des mains, usage de gel hydro-alcoolique, port de masque obligatoire) qui sont appréciés à l'échelle de 33,3% selon la structure sanitaire. En outre, le contrôle des températures et les tests TDR/PCR utilisés pour détecter les cas suspects de COVID-19 sont à un niveau d'observation de 28,89%. Les autres mesures à savoir la sensibilisation des populations par le personnel sanitaire et l'isolation rapide des malades sont à un faible taux d'observation (2,22%) cf.8

Figure 4: Les mesures d'endiguement prises par le personnel sanitaire à Dakar, Source : Ndiaye, 2022

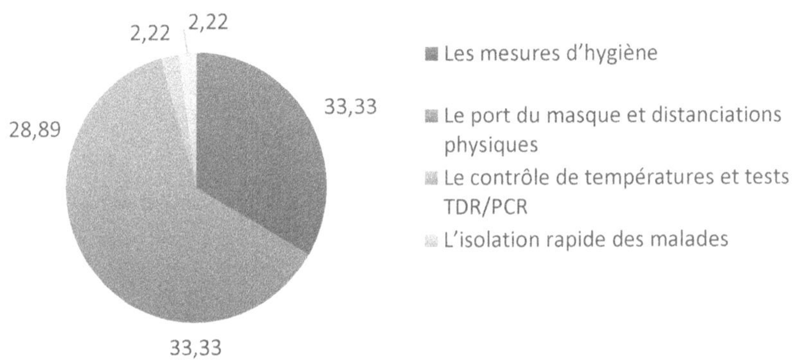

A cela s'ajoute les mesures de couvre-feu, état d'urgence ainsi que la sensibilisation, le renforcement du personnel sanitaire, l'appui en matériels de protection et d'équipements, l'installation de centres de traitements, les campagnes de vaccination au sein de la population.

Les collectivités locales au cœur de la risposte

Pour soutenir les différentes secteurs socioéconomiques exposés à la chaine de transmission de la pandémie de COVID-19, des dispositifs ont été pris par les collectivités locales. Parmi ces mesures, on distingue la dotation de matériels de protection (masque, gel hydro-alcoolique, dispositifs de lavage des mains), la campagne de sensibilisation, les mesures d'hygiène (nettoiement des lieux publics notamment des marchés, les garages etc.). Il résulte de nos analyse que les collectivités locales se sont investis à hauteur de 55,80% dans la dotation de matériels de protection qui sont généralement destinées aux structures sanitaires, aux populations et aux lieux de cultes. Des campagnes de sensibilisation ont été également notées au sein des collectivités locales (31%) et enfin le nettoiement des lieux et espaces publics (13,20%).

Figure 5: Les dispositions prises par les collectivités locales de la ville de Dakar, Source : Ndiaye, 2022

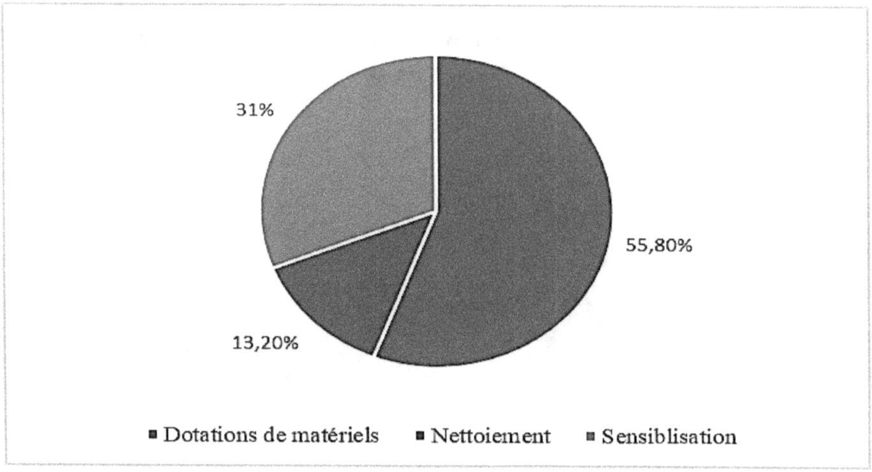

Engagement communautaire comme stratégies de lutte de la transmission communautaire

En fonction de l'évolution du nombre de cas positifs, des stratégies ont été mises en œuvre pour endiguer l'augmentation des cas communautaires au Sénégal. L'initiative « cent mille étudiants contre la COVID-19 » est un exemple illustratif. Cette stratégie de lutte s'est basé sur la sensibilisation à l'engagement de toutes les couches de la population dans la lutte contre la pandémie de Covid-19. Le rôle de la communauté estudiantine peut être déterminant dans la lutte contre la Pandémie. Ainsi, à travers le soutien de l'Etat, du secteur privé et des ONG, les étudiants ont mené des campagnes de sensibilisation et de dons (masques, gels, nourritures) dans les localités d'implantation des universités et d'autres localités du Sénégal.

D'autres acteurs communautaires tels que les organisations communautaires de base (OCB), les associations sportives et culturelles (ASC), les groupements d'intérêt économique (GIE), les acteurs communautaires de développement, les groupements de femmes, les acteurs culturels et religieux et les leaders d'opinion etc., ont joué un rôle déterminant dans la risposte. L'analyse de la combinaison des résultats des entretiens, est remarquée dès l'apparition de la pandémie de la COVID-19 au Sénégal. Plusieurs actions ont été entreprises. Cependant, selon les acteurs, malgré ces dispositions qui ont été prises, la maladie persiste toujours, même si le taux de contamination est en baisse. Ainsi, pour endiguer la dynamique de la chaine de transmission communautaire, (30,80%) des acteurs communautaires indiquent qu'il est maintenant plus stratégique de mettre l'accent sur les campagnes de vaccination, (25,61%) sur la sensibilisation et 21,80% conseillent au respect des mesures d'hygiène.

Résultats et discussions

L'analyse des données montre que la COVID-19 a créé plusieurs problèmes qui sont d'ordres spatial, social et économique dans sa dynamique de progapation et de gestion. Les scènes de répression de citoyens ayant violé le couvre-feu illustrent un État qui se veut visible, présent et fort. Toutefois, cette militarisation fait oublier que les consignes données sont réceptionnées par des individus aux situations sociales et besoins de survie différents, dans une société démocratique (le Sénégal n'est pas la Chine, ni le Rwanda). Face à cette problématique, le médecin chef du district de Touba avait fait une alerte sur le non-respect des mesures barrières et semi-confinement dans la région de Diourbel. Ceci s'est manifesté par une défiance lié à l'interdiction des prières collectives. Cette défiance des citoyens a entrainé des manifestations.

Dans ce sens, certains Imams ont été arrêtés à Yoff, Rebeuss et à Grand Yoff où des populations ont manifesté pour réclamer leur libération. Pourtant, ces attitudes sont loin d'être une nouveauté. Sylvain Ladrie Faye (2020) nous rappelle que ces attitudes « rappellent celles qualifiées en Guinée de « réticences » lors de l'épidémie d'Ebola ». Aussi, ces mêmes comportements avaient-ils été déjà observés dans les différents foyers d'Ebola en Afrique Centrale. Dans ce contexte, Clélia Gasquet (2011) note les émeutes villageoises au Gabon et au Congo (2001-2002), qui avaient empêché un temps les équipes internationales de lutte contre la maladie d'accéder aux foyers. Elle rapporte aussi le massacre de quatre infirmiers de la ville de Kellé en 2003 au Congo. Le Sénégal a procédé à un couvre-feu et à des interdictions de rassemblement. Toutefois, sous la pression des populations, notamment concernant les cérémonies religieuses, baptêmes, mariages, etc., le gouvernement a progressivement allégé les mesures de semi confinement.

En perspective de ces propos, Saliou NGOM (2020) met en lumière les relations complexes entre l'État et les foyers religieux dans l'application des mesures visant à faire face à la COVID-19 pour freiner la transmission communautaire. L'analyse montre la difficulté de faire appliquer la décision de fermer les lieux de cultes au Sénégal. Selon NGOM, on note la réaction contrastée de l'Etat face à certains membres de confréries, notamment de Touba qui ne s'est pas plié aux orientations du Comité National de Gestion des Épidémies. Durant l'année 2020, le grand Magal de Touba s'est tenu malgré la présence de la COVID-19. Cette décision de réouverture n'était pas critiquée par certains religieux qui ont maintenu fermées les mosquées sous leur tutelle. Il ressort de cette étude l'importance de l'implication des chefs religieux dans la lutte contre la transmission communautaire avec un discours et une approche différente.

Cette réticence de certains chefs religieux a influencé certaines couches de la société. Ce qui est confirmé par le guide religieux Serigne Cheikh Tidiane Sy Al Amine (2021) : « l'harmonie constatée au début de la pandémie a cédé progressivement la place au scepticisme vis-à-vis des décisions des autorités publiques pour finalement créer une division totale dans la gestion de la pandémie par les différentes communautés religieuses ». C'est ce qui fait dire à Lynda REY et Michée DARE (2020) que la réticence aux respects des règles édictées par l'Etat ne se limite pas seulement aux foyers religieux ni au Sénégal uniquement mais la gestion de la pandémie du Coronavirus en contexte africain a des enjeux.

Les réticences de la population par rapport au respect des recommandations des autorités sanitaire, est la conséquence de la problématique du non-respect des gestes barrières. Sylvain Landry (2020) pense que « la distanciation sociale au Sénégal est un remède au COVID-19 qui a du mal à passer. Il montre la difficulté d'appliquer les mesures barrières contre la pandémie de COVID-19 au Sénégal. Ce refus de la distanciation sociale est la résultante des affrontements avec les forces de l'ordre et certaines franges de la population notamment les jeunes. L'auteur propose d'installer la relation de confiance par l'engagement communautaire qu'il considère comme piste de solution. En outre, le manque de personnels de santé, le déficit d'équipements sanitaires et les nombreuses maladies qui sévissent encore compliquent la lutte contre le coronavirus. Par conséquent, le Sénégal peut également tirer une opportunité de la pandémie de coronavirus en termes de souveraineté, de possibilités économiques et sanitaires.

Le Sénégal présente également un déficit d'équipements et, dans le cas de la crise sanitaire, certains patients développent des formes graves nécessitant une assistance respiratoire. En effet, le Sénégal compterait au premier avril 56 lits de réanimation, 40 autres lits supplémentaires étant en cours de mise en place. Il a fallu augmenter en quelques semaines le nombre de lits disponibles pour les malades atteints du COVID-19. Tant que le nombre n'explose pas, le système de santé pourra faire face. Chez les musulmans, quand certains jurisconsultes affirment que conformément à la jurisprudence islamique, il faut fermer les mosquées pour éviter les contaminations, d'autres évoquent la résilience spirituelle pour lutter contre la covid19. Le monde religieux se base sur les textes sacrés pour justifier sa position. A titre illustratif, les deux principaux guides du Sénégal ont appelé à des journées de prières.

L'analyse du mécanisme de gestion du secteur du transport face à la contrainte du respect des gestes barrières, a entrainé la baisse de revenus des acteurs. Le transport constitue l'activité la plus transversale dans le fonctionnement de l'économie sénégalaise. Les mesures de restrictions (mobilité interurbaine, réduction du nombre de places, couvre feu, la reduction des heures de travail…) prises dans le secteur pour réduire la mobilité des personnes et par conséquent du virus, ont impacté les acteurs. Sur le plan économique, 38,50% des transporteurs interrogés ont vu leurs revenus baisser. En effet, cette crise sanitaire est source de crise sociale liée à la perte d'emplois. Certains chauffeurs étaient obligés en un moment donné d'arrêter immédiatement le travail et de retourner chez eux. Ce qui a provoqué des tensions au sein des familles dont 21,51% des transporteurs interrogées ont été victimes pendant la période de restriction. En outre, les acteurs étaient également confrontés au respect des gestes barrières. Les problèmes les plus récurrents dans le respect des gestes barrières et auxquels les acteurs du transport sont confrontés restent notamment celui du non-respect des gestes barrières par les clients dont 39,99% de nos interlocuteurs.

De son coté, l'analyse des mesures de restrictions dans les commerces a entrainé des difficultés notamment dans le secteur informel. Au Sénégal, le secteur informel est le premier employeur du pays. Aujourd'hui, plus de 60% de la population active travaille dans ce domaine. Il regroupe un ensemble d'activités qui ne sont pas reconnues légalement. Il compte les petits boulots qui permettent aux familles de survivre (comme les travaux de réparation pour les hommes et la transformation et la vente des fruits et légumes pour les femmes). Leur niveau de productivité est faible comparé aux autres entreprises informelles (comme les fonderies fabriquant des marmites, des casseroles ou des ustensiles de cuisine) et l'essentiel des activités formelles et informelles dont le transport, le commerce, la menuiserie, le secteur mécanique, la couture, les multiservices, etc. Ces activités ont été complètement touchées par la crise engendrée par la pandémie de COVID-19. En effet, la mise en place du semi-confinement et des mesures connexes a entrainé 73% de pertes de travailleurs domestiques dont 80 % de femmes (Maisonnave 2021). Globalement, les acteurs ont été confrontés à trois difficultés : l'approvisionnement du marché, la rareté des clients et la difficulté du respect des gestes barrières.

A l'analyse des résultats de nos enquêtes, il est constaté que 19,88% des acteurs socioéconomiques sont confrontés à des difficultés liées à l'approvisionnement du marché, 36,87% à la rareté des clients, 39% indiquent qu'ils ont des difficultés à respecter des gestes barrières et 4,25% sont victimes des restrictions des libertés et de la réduction des heures de travail. Ces difficultés dans le secteur socioéconomique ont été engendrées par les mesures visant la fermeture des frontières terrestres et aériennes, la réduction de la production par certaines entreprises, et les mesures prises par l'État (état d'urgence, couvre-feu, mobilité restreinte).

Dans un pays où la majorité de la population dépend à 90% de l'économie informelle, restreindre les déplacements et l'ouverture des marchés est un moyen de créer un autre « drame social » plus grave que la pandémie. Ainsi, les conséquences sociales, économiques et politiques du COVID-19 ouvrent d'importantes questions autour de la situation immédiate de gestion de l'épidémie et l'avenir de nos sociétés. La crise du coronavirus est partagée entre inégalités et vulnérabilités au Sénégal notamment à Dakar. Ce qui revient à se demander à quel point cette épidémie de coronavirus est devenue le révélateur de l'état de notre pays, de la fragilité de la mondialisation, de ses crises systémiques au niveau économique, politique, social, environnemental. Ces crises mettent en évidence la vulnérabilité de nos sociétés.

La vulnérabilité se rapporte à une insuffisance de moyens pour faire face aux évènements perturbateurs ou se prémunir contre eux (Lachaud, 2002). Dans le cas de la vulnérabilité sanitaire, il s'agit des individus qui ne peuvent accéder, de façon appropriée, aux moyens de prévention et de soin contre les maladies les plus graves, susceptibles, par exemple, de conduire à des décès maternels ou infantiles. A partir de là se posent des questions cruciales : les personnes pauvres ont-elles moins de chance d'être en bonne santé que les personnes riches ? Les pauvres sont-ils en mauvaise santé du fait de la pauvreté qui les frappe ? Où est-ce leur mauvais état de santé qui les maintient dans la pauvreté ?

En effet, une famille frappée par la maladie de l'un de ses membres peut se retrouver durablement appauvrie du fait de la perte de revenus associée à la maladie et du coût de l'accès aux soins. Dans ce sens, Genver (1976) trouve que parmi les facteurs qui déterminent l'état de santé d'un individu, il y a entre autres les facteurs liés au mode de vie qui sont regroupés dans les comportements sociaux. D'après Berkman et Glass (2002), les déterminants sociaux et psycho sociaux de la santé sont constitués en particulier des facteurs sociaux économiques (urbanisation, crises, etc.). Bach, Muszynski et Rioux (1993) nous apprennent qu'à ceux-ci s'ajoutent le revenu, l'éducation et l'alphabétisation de l'individu.

Ces difficultés socioéconomiques notées dans la gestion de la COVID-19 montrent les limites autour de la communication sur la gouvernance de la pandémie. En effet la communication est importante dans la sensibilisation des populations en période de crise sanitaire. A l'analyse, face à la multiplication des nombres de cas déclarés positifs, les défaillances du système sanitaire se sont révélées dans la prise en charge des malades. Ces difficultés peuvent se regrouper en deux catégories. D'abord la première est d'ordre technique notamment le manque de matériels, d'équipements (oxygène, respirateurs, lits…) pour la prise en charge des malades et la gestion des cas graves, etc.). Le personnel est aussi confronté à des difficultés d'ordre social liées à la non croyance à la réalité de la maladie, au non-respect des mesures et des gestes barrières, au refus de faire des tests après apparition des premiers symptômes au refus des malades de coopérer, au refus de respecter les mesures prises.

Ainsi, la sensibilisation est au cœur du dispositif de la lutte contre la pandémie de COVID-2019 pour éviter l'explosion des cas sur toute l'étendue du territoire national. Pour la réussite de la sensibilisation, il faut au préalable prendre en compte les paramètres socioéconomiques et culturels. Dans ce sens Alexandra Razafindrabe (2019) cite Jones et Williams qui pensent que la réussite de la sensibilisation dans la lutte contre une maladie dépend certes de la qualité et des efforts fournis dans le cadre de cette sensibilisation, mais aussi de la situation socio-économique, culturelle et institutionnelle du territoire.

En effet, il faut s'intéresser aux éléments qui vont influer sur la perception qu'a la population de la gravité de la situation. Puis, il faut se pencher sur le fonctionnement de la communication en temps de crise et enfin, sur l'importance du rôle de chaque acteur dans un système constitué de plusieurs sphères en interdépendance et en interconnexion, face au risque et à l'incertitude. Une approche multidimensionnelle est ainsi nécessaire, incluant chacune de ces sphères et leur organisation propre, notamment la sphère culturelle. A cet effet, il est nécessaire de déterminer la perception des acteurs des différents secteurs d'activités pour comprendre la différence de perception entre l'Etat et les populations. A cet effet l'Etat doit anticiper sur la perception pour rassurer les populations tout en mettant en garde par rapport au comportement à tenir face à la pandémie.

Les enseignements de Sylvain Landry Birane FAYE (2020), Socio-anthropologue, nous montrent que l'épidémie est un événement socialisé dont la gestion dépasse le cadre biomédical. Ainsi, la situation requiert de travailler à redynamiser la confiance, à valoriser l'altruisme et l'engagement communautaire. Il faut s'adresser aux communautés en utilisant des figures légitimes reconnues par elles (jeunes leaders, mères modèles des quartiers, présidents d'associations culturelles et sportives, bénévoles communautaires) et non imposées par l'État. C'est aussi maintenant qu'il faut notamment faciliter l'accès à Internet pour permettre aux populations isolées physiquement de rester en contact socialement avec leurs proches et soutenir psychiquement les plus vulnérables.

Conclusion

Apparue en premier lieu dans la ville de Wuhan, dans la province chinoise Hubei, en date du 31 décembre 2019, la pandémie de COVID-19 s'est rapidement propagée dans le monde. Elle a complétement bouleversé la société et l'économie mondiale. Le Sénégal, à l'instar des autres pays du monde, a subi les impacts de la pandémie de COVID-19 à travers la vie communautaire, les différentes activités sanitaires et socioéconomiques. Les secteurs de la santé, des transports, du commerce, des acteurs communautaires par rapport au COVID-19, ont fait l'objet de cette étude à Dakar. De cette étude ressortent les premières mesures qui ont été prises au Sénégal dès l'apparition du COVID-19. Il s'agit d'abord des mesures de restrictions pour éviter les rassemblements dans les lieux populaires et des mesures de sécurité pour éviter les déplacements. Elles sont accompagnées par des mesures d'hygiène.

Ensuite, pour appuyer ces secteurs, les collectivités ont pris des initiatives allant dans le sens de campagnes de sensibilisation, de dotations de matériels de protection. Et pour contenir la maladie de COVID-19, le personnel sanitaire a joué un grand rôle de contrôle de températures et tests TDR/PCR ; d'isolation rapide des malades, de traitements/ vaccination. Malgré ces dispositions, les familles sénégalaises ont faiblement respecté les mesures sanitaires du fait des habitudes quotidiennes contraires aux normes imposées par le COVID-19. En effet, le COVID-19 a profondément perturbé les habitudes sociales. Nous ne pouvons plus nous serrer la main, nous faire des bises, nous rassembler autour d'un thé, nous rendre visite. Nos réunions ont migré sur internet. Aujourd'hui, l'éloignement est le meilleur moyen de prendre soin de soi et des autres. Aussi du fait de la promiscuité, du manque de moyens financiers et matériels, de la pauvreté et de non croyance à la maladie, les mesures sont faiblement respectées par les ménages sénégalais. Cette situation se reflète sur le faible taux de vaccination constaté à travers les différents secteurs et couches de la société.

Enfin, pour endiguer cette maladie, notamment la dynamique de la chaine de transmission communautaire, des recommandations sont ressorties de cette étude. Il s'agit entre autres de renforcer la campagne de sensibilisation en impliquant les jeunes et les femmes, de promouvoir l'hygiène publique, de promouvoir la santé de proximité, d'améliorer le cadre de vie, de continuer le respect des mesures tout en s'adaptant à la maladie, au changement de paradigme et de comportement, d'encourager la campagne de vaccination et enfin de renforcer le personnel et le matériel sanitaires.

Références bibliographiques

ADGER W. N. (2006), "Vulnerability." Global Environmental Change 16(3): 268-281.

ALLAN C. et CURTIS A. (2002), Participatory rural appraisal. Natural Resource Management, 5 (1): 28-34.

GARRY R. F. (2020), The proximal origin of SARSCoV- Nature

ANDERSEN K. G. AL. (2020). The proximal origin of SARSCoV-2. Nature

ANONYME. (2020), le covid2019, Faire face à tous ces bouleversements.

ANONYME. (2020), Riposte à l'épidémie du nouveau coronavirus COVID-19, Sénégal, Rapport de situation n°4 du 16 mars 2020

APS. (2020). COVDI-19 : Faire face à tous ces bouleversements. 2 p.

BENNET A. et BENNET D. (2007), Knowledge mobilization in the social sciences and humanities: Moving from research to action. Frost, WV: MQI Press.

BERKES F. (2007), Understanding uncertainty and reducing vulnerability: lessons from resilience thinking. Nat Hazards 41:283–295.

BLAIKIE P. AL (1994), At Risk: natural hazards, people's vulnerability and disasters. London, Routledge.

BOUDIA S. et JAS N. (2007). Introduction: Risk and 'Risk Society' in Historical Perspective. History and Technology, 23(4), 317-331.

BRICQUET J.P. AL. (1997). Variabilité des ressources en eau en Afrique Atlantique. PH1-V, 6: 83-95.

BUNCE M. AL (2010), "Policy misfits, climate change and cross-scale vulnerability in coastal Africa: how development projects undermine resilience." Environmental Science & Policy 13(6): 485-497.

BURBY R.J. (2006), Hurricane Katrina and the paradoxes of government disaster policy: bringing about wise governmental decisions for hazardous areas, Annals of the American Academy of Political and Social Science, 604, 1, 171-191.

CARRERE R. (2009), African mangroves: Their importance for people and biodiversity. Nature and Faune, 24(1): 3-7.

CHAMBERS R. (1994), The origins and practice of participatory rural appraisal. World Development, 22(7): 953-969.

COSTAS S. AL (2015), Why do we decide to live with risk at the coast? Ocean & Coastal Management, 118, Part A, 1-11. .

CRF. (2020), *Impact social des mesures sanitaires dans la lutte contre le COVID-19*. Lutte contre le COVID-19 : quel impact social des mesures sanitaires les plus vulnérables ? 54 p.

DIOUF, AL (2020), Mobilité urbaine et COVID-19 en Afrique. 10 p.

FAYE S.L.B. (2020), la distanciation sociale au Sénégal, un remède au Covid-19 qui a du mal à passer ; L'utilité épidémiologique de la distanciation sociale n'est plus à démontrer. Sur le terrain, elle contrarie des codes sociaux et culturels très forts.

GALLOPÍN G. C. (2006), "Linkages between vulnerability, resilience, and adaptive capacity." Global Environmental Change 16(3): 293-303.

MAISONNAVE H., (2021), L'impact du COVID-19 sur l'économie sénégalaise : une perspective de genre, p 32.

NGOM, D, (2020), Le Coronavirus : Un rappel à l'ordre par la nature ou une alerte pour protéger la faune sauvage ?

SIF. (2021). Étude de « *l'impact de la crise sanitaire liée au COVID-19 sur les conditions de vie des populations dans les zones d'intervention du SIF* », 12 p.

www.jacques attali.com

ZHANG T., WU Q. ET ZHANG Z. (2020). Pangolin homology associated with 2019-nCoV. BioRxiv

LA COVID 19 DANS LA VILLE DE TOUBA : DE LA RÉSISTANCE À LA RÉSILIENCE COMMUNAUTAIRE

Mamadou Ndong Touré, Mor Faye

Résumé

Cet article est issu du projet de recherche « Transmission de la Covid 19 au Sénégal : analyse des dynamiques socio-spatiales des facteurs de propagation dans la région de Dakar et la ville de Touba », mis en œuvre par le Laboratoire LEIDI de l'Université Gaston Berger de 2021 à 2022 (02 ans). Il analyse la problématique de la perception communautaire de la pandémie de COVID-19 et de son évolution dans la ville de Touba. Il fait l'état des lieux des facteurs de la résistance et du déni de la maladie, ensuite des catégories professionnelles les plus impactées (commerce et transport).

L'objectif global de l'étude est de contribuer à une meilleure compréhension des dynamiques communautaires qui ont prévalu durant la pandémie de Covid 19 dans la ville de Touba. De façon spécifique, il s'agit d'interroger les acteurs communautaires sur leur perception de la maladie, ensuite les caractéristiques explicatives de la propagation de la pandémie, notamment au niveau du commerce et du transport.

La méthodologie découle de celle globale du projet de recherche cité plus haut. Les outils de la Méthode Active de Recherche Participative ont été privilégiés du fait de leurs capacités à capturer les réalités socioéconomiques à partir des focus-groups, interviews, témoignages que nous avons combinés à un sondage sur 500 individus de différentes catégories socio-professionnelles.

Les principaux résultats obtenus sont que les approches communautaires devraient être privilégiées pour faire face aux pandémies et futures épidémies. La transmission dite communautaire est globalement liée à la précarité des conditions de vie d'une population souvent laborieuse qui est obligée de se déplacer tous les jours pour chercher la dépense quotidienne dans des endroits recevant du public, notamment les marchés et les gares routières.

Mots-clefs : *Covid 19 –Perception– Transmission communautaire– Résilience- Touba*

COVID 19 IN THE CITY OF TOUBA: FROM RESISTANCE TO COMMUNITY RESILIENCE.

Abstract

This article comes from the research project "Transmission of Covid 19 in Senegal: analysis of the socio-spatial dynamics of the factors of propagation in the region of Dakar and the town of Touba", implemented by the LEIDI Laboratory of the Gaston Berger University from 2021 to 2022 (02 years). It analyses the problem of community perception of the COVID-19 pandemic and its evolution in the town of Touba. It takes stock of the factors involved in resistance to and denial of the disease, and of the occupational categories most affected (commerce and transport).

The overall aim of the study is to contribute to a better understanding of the community dynamics that prevailed during the Covid 19 pandemic in the city of Touba. Specifically, the aim is to question community players about their perception of the disease, and then the characteristics that explain the spread of the pandemic, particularly in terms of trade and transport.

The methodology is based on the overall methodology of the research project mentioned above. The tools of the Active Participatory Research Method were favoured because of their ability to capture socio-economic realities through focus groups, interviews and testimonials, which we combined with a survey of 500 individuals from different socio-professional categories.

The main findings are that community-based approaches should be favoured to deal with pandemics and future epidemics. Community transmission is generally linked to the precarious living conditions of a population that is often hard-working and obliged to travel every day in search of daily expenses in places open to the public, notably markets and bus stations.

Key words : *Covid 19 -Perception- Community transmission- Resilience- Touba-*

Introduction

Contexte et problématique

Au Sénégal, depuis le premier cas de contamination à la COVID-19, le 02 mars 2020, le Gouvernement a pris des mesures d'ordre sanitaire, sécuritaire et social consistant en la :–vulgarisation des mesures de prévention sanitaire au sein des communautés, au traitement des malades, à l'instauration de l'état d'urgence assortie d'un couvre-feu et de l'aide économique et alimentaire. Globalement, le Sénégal a enregistré de bons taux de guérison par rapport au nombre de cas d'infection principalement « communautaire » (MSAS, 2021).

Pour une meilleure implication des collectivités territoriales, des dispositions institutionnelles et réglementaires ont été prises. Trois lettres circulaires initiées par le ministère des collectivités territoriales ont invité les exécutifs locaux à définir des stratégies pour mettre en évidence leur rôle essentiel dans la lutte contre la COVID-19 et pour participer activement à la préparation de la reprise des enseignements et apprentissages dans les établissements scolaires par des actions de protection sanitaire.

Dans la ville de Touba, des initiatives, certes limitées en raison de l'insuffisance des ressources financières et du caractère isolé des interventions, sans logique d'harmonisation, sont portées par plusieurs catégories d'acteurs pour assurer une riposte multisectorielle. Il s'agit de la mise à disposition d'équipements et matériels, la mobilisation des ressources pour financer les actions de riposte, la sensibilisation de masse et de proximité, la mise en place de comités d'alerte et de sécurité, le suivi du respect des mesures d'hygiène avec la mobilisation des facilitateurs et relais communautaires. Cependant, les habitants de Touba ont été très sceptiques vis-à-vis de la pandémie. En effet, étant, chronologiquement, la deuxième ville touchée par la pandémie après Dakar, Touba ne s'est pas très tôt mis « au masque ». Une forme de résistance communautaire, une non-appropriation des mesures barrières conduisant à une contestation populaire ayant engendré des débuts d'émeute ont été relatés dans la ville.

A travers cette recherche, nous avons cherché à analyser la relation qu'il y a entre ce que les autorités sanitaires ont qualifié de « transmission issue des cas communautaires » et les lieux de rassemblement que sont les marchés, les transports publics, les lieux de culte, notamment les mosquées, les événements sociaux (baptême, mariage, funérailles…).

Notre recherche a généré des produits de connaissance qui porteront sur :

 les zones et les secteurs socioéconomiques les plus vulnérables à la COVID 19 dans la ville de Touba ;

 l'analyse facteurs de résistance d'abord et de résilience, ensuite ;

 les comportements sociaux et leurs incidences sur la propagation de la pandémie ;

 les modes de déplacements en lien avec la pandémie.

Carte 1 : Evolution historique de la ville de Touba

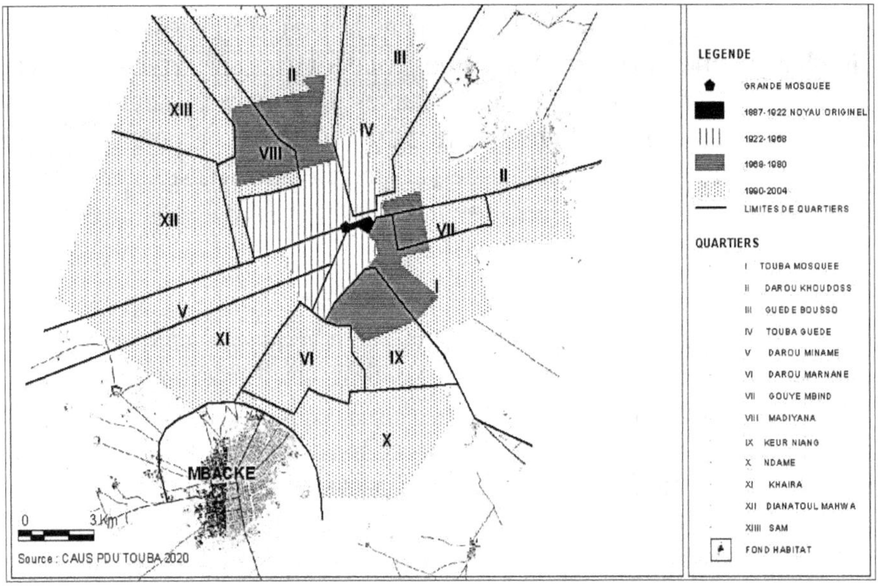

La ville de Touba, fondée en 1887 par Cheikh Ahmadou Bamba, est bâtie sur le titre foncier 528 Baol appartenant exclusivement à la famille du marabout. Depuis, elle est dirigée par les descendants de « Serigne Touba », communément appelés « Khalife Général des mourides ». Cependant, à partir de la réforme administrative et territoriale locale de 1972, Touba est érigée en communauté rurale, avec un Président de Conseil Rural nommé par le Khalife. Aujourd'hui, avec la communalisation intégrale issue de l'Acte 3 de la décentralisation intervenue en 2012, Touba est une commune, ayant à sa tête un maire élu, sur désignation du Khalife de la ville. Cette situation politique et religieuse fortement imbriquée pose la problématique de la gouvernance

« ouverte[27] » et celle dite « fermée » (Meijer, 2012). En effet, d'un côté, il y a la « concentration du pouvoir de décision » dans les mains du Khalife qui s'assure d'un environnement contrôlé et d'une réelle autorité exercée sur l'ensemble des disciples à travers des injonctions, communément appelées « ndigel ». De l'autre côté, il y a le pouvoir administratif incarné par le maire et le sous-préfet, représentant respectivement la décentralisation et la déconcentration ; donc le pouvoir central qui se veut démocratique et ouverte.

Objectifs

La présente étude a pour objectif, d'abord de présenter et d'analyser la dynamique de la propagation de la Covid 19 à Touba, en mettant l'accent, d'une part, sur les causes de la résistance communautaire, et, d'autre part, étudier les facteurs-clefs ayant conduit à la résilience sanitaire, économique et sociale.

Le choix de Touba s'explique par le fait que c'est la deuxième ville la plus impactée par la crise sanitaire, les premiers cas étant issus de la transmission dite « importée [28] ». En effet, la pandémie s'est déclarée à Dakar le 02 mars 2020 et à Touba, le 05 mars. À cet égard, le travail examine les conséquences socioéconomiques directes de cette crise sur le système sanitaire, le transport et la vie communautaire. En plus, il s'agira de montrer comment les mesures barrières et le « *Restez chez vous* » ont été perçus et appliqués par la population de Touba.

Partant des objectifs de recherche, nous avons émis deux hypothèses majeures, à savoir : d'abord comment la pandémie a affecté le système sanitaire, social et économique de Touba et comment les habitants d'abord récalcitrants, puis conciliants, ont pu renforcer leur résilience sous l'impulsion du Khalife Général des Mourides.

MÉTHODOLOGIE

Pour vérifier les hypothèses et répondre à la problématique de la recherche, nous avons adopté les outils de la Méthode Active de Recherche Participative, combinant plusieurs approches, allant de l'observation participante, aux entretiens en *focus-group* et aux entretiens individuels par questionnaire.

27 Albert J. Meijer, in Revue Internationale des Sciences Administratives 2012/1 (Vol. 78), pages 13 à 32

28Les cas importés sont des patients révélés positifs au test Covid et qui ont séjourné à l'étranger.

Présentation du cadre de l'étude

La ville de Touba est l'une des rares agglomérations sénégalaises qui ne procède pas du système colonial. En effet, la fondation de Touba en 1887 répondait au dessein de Cheikh Ahmadou Bamba, d'une part, de bâtir une cité de référence pour la science et la pratique religieuses, et, d'autre part, un refuge social et économique. Dans son ouvrage « Mathlaboul Fawzaïni [29]», le fondateur y révèle son ambition pour la ville qui doit être le centre spirituel du mouridisme : « *Que ma ville soit une ville de savoir ; que ma ville soit une ville de prières, de prospérité* ».

La population de la ville estimée à 906.514 habitants en 2019[30] est inégalement répartie. Les quartiers centraux situés à l'intérieur de la rocade, plus proche du noyau historique sont les plus peuplés. Par exemple, le quartier de Touba Guédé qui est contiguë à la grande mosquée abrite une population estimée à environ 236.704 habitants. La densité moyenne est de 3500 habitants au Km².

Carte 2 : Densité de la population par quartier

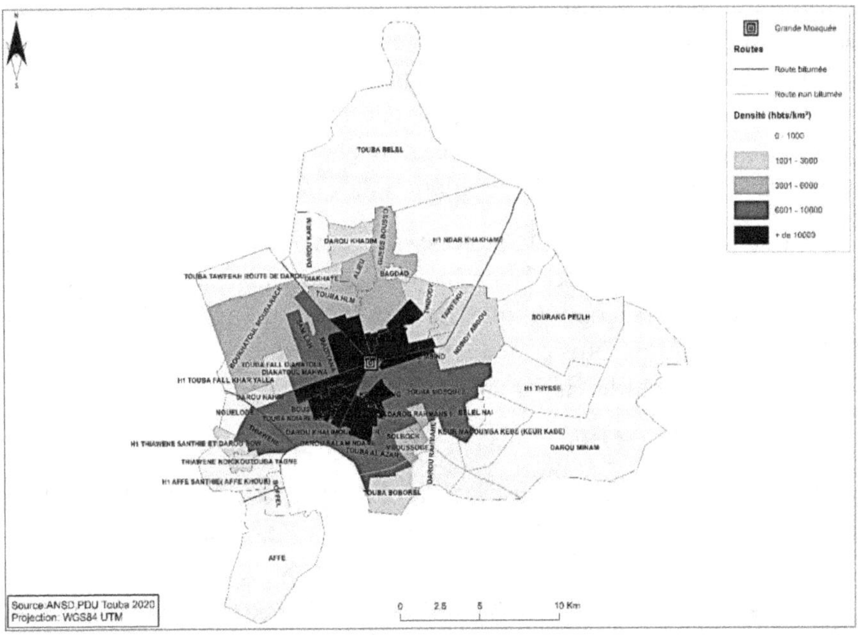

---

29 La Quête du Bonheur des deux Mondes (MATLABOUL FAWZEYNI) Prière pour la ville Sainte de Touba

4 Rapport situation économique et sociale de la région de Diourbel, 2019

A Touba, les équipements de santé sont en deçà des recommandations de l'OMS[31]. L'hôpital Matlaboul Fawzeyni a une capacité d'accueil de 200 lits, qui a été augmentée à 300 durant la période de flambée de la Covid 19. Les 10 centres de santé, notamment ceux de Ndamatou, Darou Khoudoss, Dianatoul et Ndame affectés à la médecine générale, à la maternité et au PMI ne parviennent pas à mailler le territoire de la ville. Malgré 32 postes de santé qui assurent les soins de santé primaire, la ville reste globalement sous-équipée sur le plan sanitaire.

Carte 3 : Localisation des infrastructures sanitaires de Touba

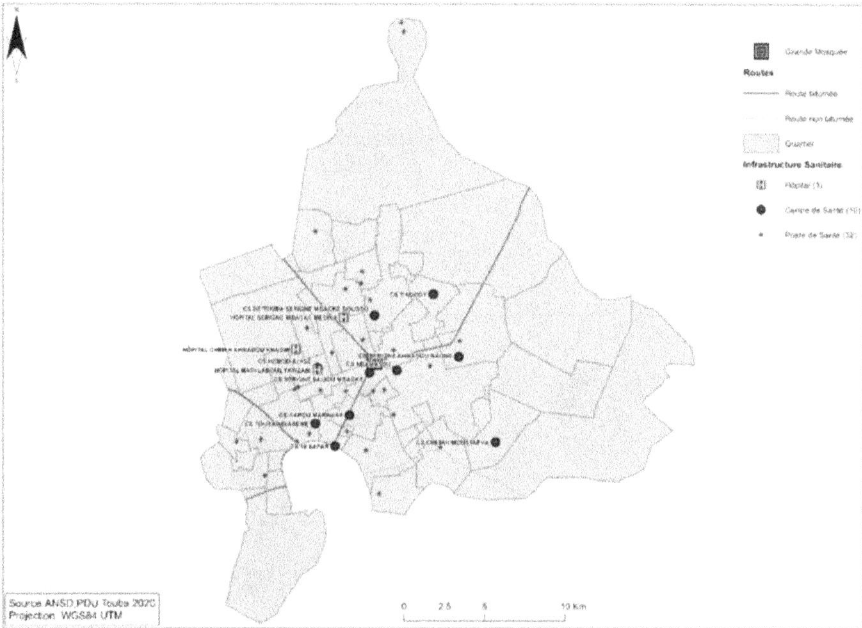

La collecte des données

Dans le cadre de cette étude, nous avons combiné à la fois, la recherche documentaire, les enquêtes de terrain par le biais d'entretiens semi-directifs et l'observation participante. La recherche documentaire nous a permis de passer en revue les principales sources faisant l'état des lieux de la connaissance sur la thématique. À cet effet, nous avons parcouru des articles et suivi des interviews et débats télévisés sur la question principale de la pandémie au niveau national et international. Sur ce plan, notons que les statistiques du Ministère de la Santé nous ont été d'un grand apport. En effet, nous suivions les bulletins quotidiens et procédions à des

---

5 L'O.M.S. recommande un 01 hôpital pour 150.000 habitants.

extractions mensuelles pour agréger les données. Ces indicateurs nous ont permis de croiser les données sanitaires avec celles économiques obtenues durant nos enquêtes.

Quant aux observations faites sur le terrain d'étude, elles ont permis de saisir la perception des acteurs locaux et d'orienter les enquêtes vers les professionnels de la santé, du transport et du commerce. Signalons qu'une équipe de 04 enquêteurs utilisant l'application smartphone Kobotoolbox a interviewé 500 acteurs sur la base d'un sondage établi durant le protocole de recherche, ainsi répartis au niveau des structures sanitaires (100), des marchés (200) et des gares routières (200).

Figure 1 : Répartition de l'échantillon en fonction de la catégorie socio-professionnelle

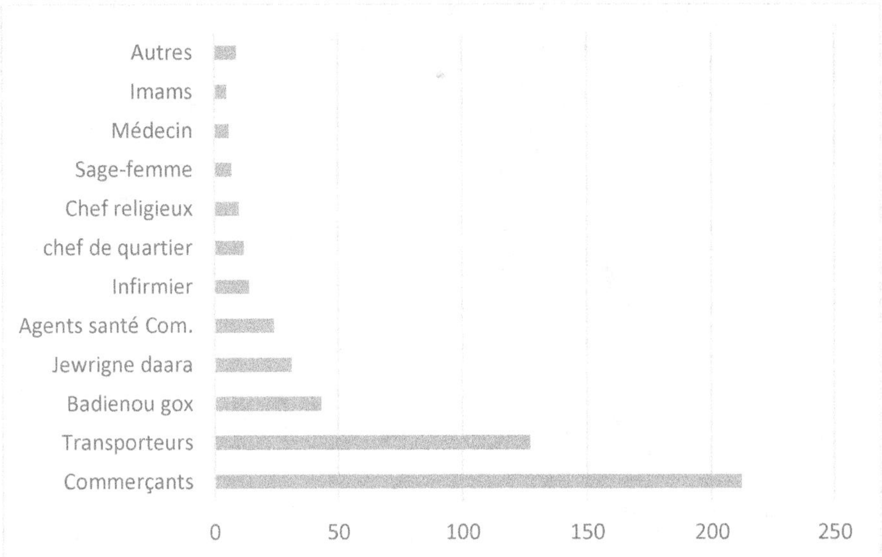

Source : Projet Covid 19 Rapid Grant - Enquêtes à Touba, mai 2022

Figure 2 : Répartition de l'échantillon en fonction du sexe

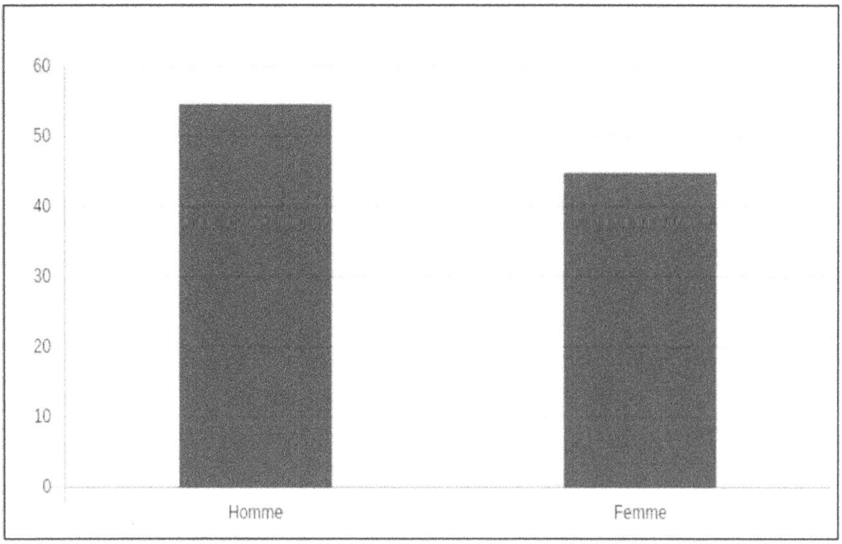

Source : Projet Covid 19 Rapid Grant - Enquêtes à Touba, mai 2022

Les outils de collecte des données

Le questionnaire composé de questions structurées et parfois de questions ouvertes est destiné aux acteurs du transport, aux commerçants et aux agents de santé de la ville de Touba. Ce questionnaire a permis, d'une part, d'avoir quelques éclairages sur la façon dont ces acteurs interrogés ont vécu les différentes phases de la crise sanitaire et, d'autre part, d'identifier et d'analyser leur degré de perception des mesures de résilience mises en place par les pouvoirs publics pour prendre en charge leurs difficultés socio-économiques.

Le questionnaire comportait une première partie « identification des problèmes socioéconomiques causés par la pandémie dans la ville de Touba et une seconde partie qui s'articulait autour des propositions de résilience, c'est-à-dire les mesures prises en vue de relancer les activités face à l'ampleur des effets négatifs de la COVID-19 à Touba.

Le questionnaire et le guide d'entretien utilisés ont donc porté sur les questions relatives à la problématique de la crise, à ses répercussions sociales sur les différentes catégories d'acteurs.

Le traitement des données

L'analyse et l'interprétation des données collectées ont permis de réaliser un diagnostic des effets de la l'épidémie de COVID-19 sur la vie économique, sociale et sanitaire de la ville de Touba. Elle a permis d'identifier les principales caractéristiques des patients en termes d'âge, de sexe, de profession ainsi que les incidences socioéconomiques. Par ailleurs, les résultats de l'étude ont permis de mieux comprendre et appréhender fondamentalement comment la pandémie a impacté la ville de Touba.

Dans cet article, il sera question de mettre l'accent sur quatre points : analyser les facteurs de la résistance, ensuite examiner les caractéristiques de la propagation de la pandémie à Touba en insistant sur les relations entre la crise sanitaire, le transport et le commerce, puis analyser les conséquences de celle-ci sur l'économie locale et, enfin mettre en lumière les actions communautaires ayant renforcé la résilience des acteurs face au changement climatique.

Résultats et analyse

Les résultats obtenus montrent globalement que la Covid 19 s'est fortement propagée dans la ville de Touba (2 494 cas positifs répertoriés entre mars 2020 et juin 2022, soit 2,8% du nombre total de cas déclarés au Sénégal)[32]. Les mesures prises par les autorités pour rompre la chaîne de transmission du virus ont été perçues par les populations de la ville, comme une tentative de brimade. La majorité des enquêtés notamment parmi les acteurs du transport et du commerce, soit 80 %, déclarent n'avoir pas compris la fermeture des marchés, des mosquées, des gares routières. La consigne du « rester chez vous », n'ayant pas été comprise par une masse laborieuse évoluant principalement dans le secteur informel. Les données issues du terrain nous ont permis de confirmer nos hypothèses.

Une population d'abord récalcitrante

Pour qu'une intervention en santé publique soit efficace, il faut que les gens l'acceptent. Même la meilleure intervention sera inefficace si les gens ne l'adoptent pas. Ce choix dépend de facteurs personnels et socioculturels qu'il est important de bien cerner (Dubé E.2020).

---

[32] MSAS, 2022 – Rapport de situation de la pandémie à Covid 19 au Sénégal

Des mesures barrières d'abord rejetées par les populations de Touba

Les recommandations visant à prévenir la propagation de la COVID-19 ne sont pas entendues par tous. Les entretiens avec les acteurs ciblés (transporteurs, commerçants, chefs de quartiers, guide religieux) ont permis de comprendre que le rejet des gestes barrières résulterait d'une incompréhension du message véhiculé par les autorités sanitaires. En effet, à la question de savoir « croyez-vous en la maladie, 80 % des enquêtés ont répondu par l'affirmative, toutefois en les questionnant davantage, ils ont révélé que c'est au bout de la 3e vague qu'ils ont commencé à y croire. Ce déni constaté serait la conséquence des procédures stigmatisantes de mise en quarantaine (Petit, 2020). En effet, les personnes suspectées sont considérées comme des parias, police, gendarmerie, Croix Rouge mobilisées, les quartiers bunkerisés, créant dès le début un sentiment de privation de libertés individuelles. Au fur et à mesure, les autorités sanitaires et administratives ont compris que la sensibilisation et l'information étaient les meilleurs moyens de faire accepter les gestes barrières par les populations[33].

L'apport décisif du Khalife Général des Mourides

Dès le début de la pandémie, le Khalife Général s'est investi en apportant un appui financier de 200 millions de FCFA à la « Force Covid[34] ». Par la suite, il a instruit les organisations en charge du fonctionnement et de l'entretien de la Mosquée, d'éviter les rassemblements et de n'autoriser que les 12 premières personnes à rentrer dans la salle de prières de la grande Mosquée. Ainsi, il n'a pas été question de fermeture des mosquées.

Mais l'apport le plus décisif a été son appel au port du masque lancé le 23 juillet 2020 où lui-même est toujours sorti avec le masque. Des personnes rencontrées lors de nos enquêtes à Touba, nous ont affirmé que dès que l'on a vu le Khalife avec un masque, l'on a plus hésité, car c'est devenu un « ndigel[35] ». L'analyse des courbes de contamination a montré qu'entre le 19 avril et le 23 juillet, la maladie s'est installée et a fortement

---

[33] FAYE, S.L.B, (2020). La distanciation sociale au Sénégal, un remède au Covid-19 qui a du mal à passer ; L'utilité épidémiologique de la distanciation sociale n'est plus à démontrer. Sur le terrain, elle contrarie des codes sociaux et culturels très forts. Article publié au quotidien Le Quotidien du 24 janvier 2021

[34] Force Covid est un fonds de financement participatif mis en place par l'Etat du Sénégal pour faire face à la pandémie.

[35] Un ndigel peut s'assimiler à une injonction, un ordre émis par le Khalife des mourides aux disciples.

cru, semblant atteindre un plateau[36]. Mais à partir de ce moment, la tendance est allée à une baisse rapide, au point que certains ont émis un doute, en émettant l'hypothèse que l'approche du grand Magal de Touba pourrait inciter les acteurs de la santé à ne pas donner les chiffres réels, poussant le Médecin chef du district de Touba à dire que « la baisse est bien une réalité. "Nous avons présentement au total, 21 cas confinés qui sont suivis à domicile, 8 malades hospitalisés au CTE, 58 contacts suivis et 11 familles confinées." Signalons que pour le décompte de ce mardi 11 août 2020, seuls 05 malades ont été détectés dont 04 issus de la transmission communautaire.

Les caractéristiques de la propagation de la Covid à Touba

A partir des données de nos enquêtes et entretien, nous avons caractérisé la propagation du virus dans la ville de Touba. En effet, selon le personnel de santé (05 médecins, 15 infirmiers, 30 Badiénou Gox), la propagation du virus a été très rapide au début du fait d'un déni de la maladie, ce qui a entraîné un non-respect des gestes barrières. Pour cette catégorie socio-professionnelle, l'explication la plus plausible est que la maladie s'est propagée à partir des cas communautaires.

Les cérémonies, un facteur de diffusion

A la question de savoir, où pensez-vous avoir été contaminé ? La plupart des patients ne pouvaient répondre, directement. Il fallait donc procéder à des hypothèses, notamment par rapport aux derniers rassemblements dont ils se souviennent, durant les deux dernières semaines avant leur maladie. Sur un échantillon de 55 personnes testés positifs et ayant accepté de répondre à nos questions, nous avons eu les données consignées dans le graphique suivant.

Figure 3 : Répartition des facteurs de contamination

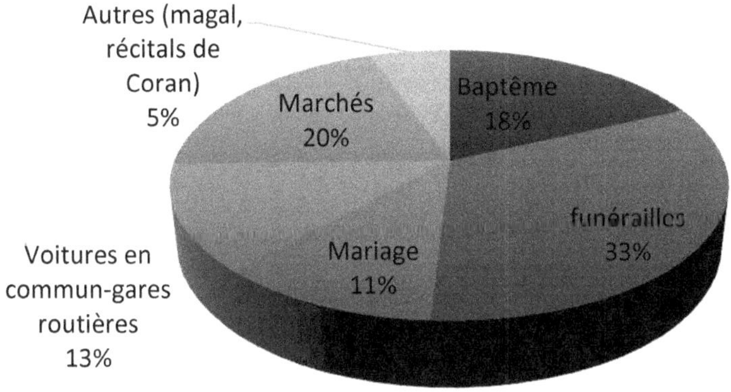

Les cérémonies familiales culturelles ont continué à se tenir, malgré la présence de la Covid 19. Pourtant, il a été fortement recommandé d'éviter les rassemblements ; malgré cela les mariages, baptêmes et funérailles ont rythmé la vie sociale dans la ville de Touba. Certains nous ont dit qu'ils avaient l'obligation morale de se rendre aux cérémonies familiales, par exemple aux funérailles, il est impossible de respecter les gestes barrières et de maintenir la distance physique.

Une propagation sensible à l'âge

Lors de la première vague les personnes âgées ont été les plus touchées par la maladie. Un âge médian de 60 ans est noté dans les structures sanitaires visitées. C'est aussi le cas, lors de la deuxième vague. Cependant, la troisième vague a touché plus de jeunes de moins de 40 ans, sans pour autant être mortelle. En effet, sur les données recueillies auprès des structures sanitaires de Touba, 86 % des patients étaient âgés de plus de 60 ans durant la première et la deuxième vague, avec un taux de létalité de 10 %. Pour la troisième vague, 65 % étaient âgés de 20 à 40 ans avec moins de 3 % de mortalité. Il faudrait remarquer que de nombreux jeunes et adultes présentent des symptômes de la maladie mais refusent dans la plupart des cas de se faire tester.

Un personnel de santé touché par la Covid19

Des membres du personnel médical ont été atteints de Covid durant les vagues successives de la maladie. Comme le montre la carte ci-dessous, toutes les structures de santé visitées ont enregistré des cas au sein de leur personnel.

Le centre de santé Sidy Guissé situé dans le quartier de Touba Mosquée remporte la palme avec près d'une vingtaine de cas dans le personnel. Les enquêtes ont montré que ceux testés positifs étaient asymptomatiques. Cette carte montre aussi le niveau d'exposition du personnel sanitaire conséquence directe de l'insuffisance des équipements de protection individuelle.

Le transport et le commerce, deux secteurs exposés, deux secteurs vulnérables

Selon la perception du personnel sanitaire de Touba, la mobilité est le principal facteur de transmission de la maladie. Elle a eu un impact direct dans la propagation de la maladie.

Carte 4 : Les équipement de transport de Touba

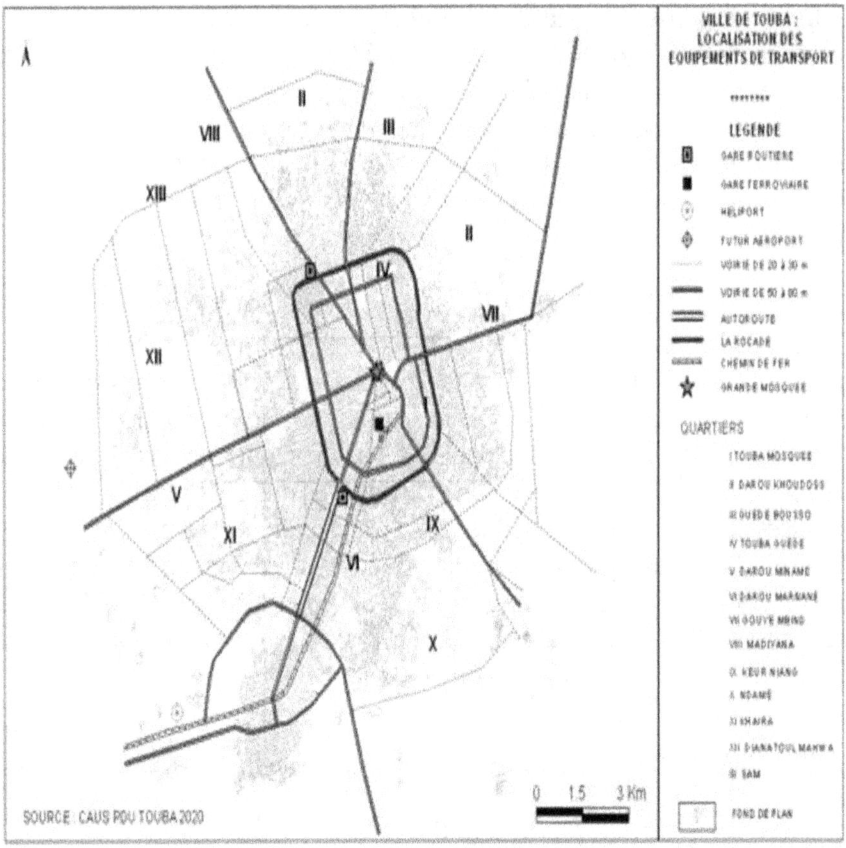

En effet, au début de la maladie il n'y avait que deux foyers : Dakar et Touba. Cependant, après la levée des restrictions de déplacement, neuf régions sur 14 ont eu leur premier cas. A l'intérieur de la ville de Touba, le transport collectif intra-urbain assuré par les minibus Tata, les taxis-brousses, les taxis-clandos et les charrettes ont aussi été facteur de propagation.

Certains passagers ne portaient pas le masque et il nous a été rapporté qu'une personne dans un minibus a tellement toussé qu'il a fini par inquiéter les passagers dont certains ont réajusté leur masque, d'autres ont tout simplement quitté la voiture. Les données recueillies lors de nos enquêtes pour savoir les derniers endroits fréquentés par les patients testés positifs, 13 % ont incriminé les transports en commun et les gares routières de Dahra, de Darou et Dakar.

Figure 4 : Un des principaux moyens de transport à Touba

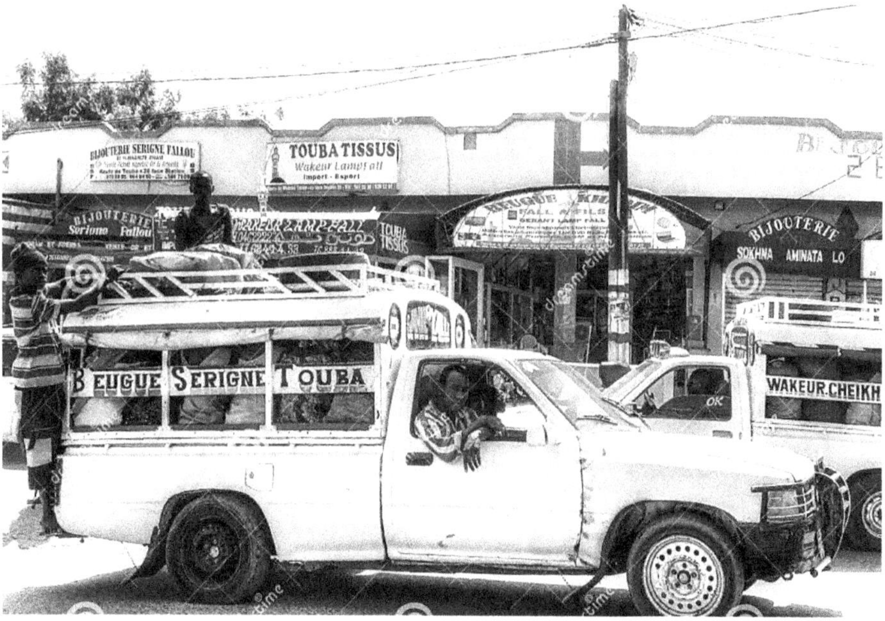

Source : Projet Covid 19 Rapid Grant - Enquêtes à Touba, mai 2022

Quant aux marchés, nos entretiens au niveau du marché OCASS et Mame Diarra ont notamment montré que ce sont de hauts-lieux de propagation du virus. En effet, 20 % des cas positifs ont révélé avoir fréquenté les marchés durant les deux semaines précédant leur positivité.

Les commerçants sont impactés par la crise sanitaire à cause de leur statut informel, mais aussi des problèmes d'approvisionnement du marché en marchandises. En effet, avec la fermeture des frontières à l'échelle internationale et la suspension du transport entre les régions pour limiter la propagation du virus, les marchandises avaient du mal à parvenir aux commerçants.

Certains métiers ont particulièrement souffert ; c'est le cas des restauratrices contraintes de fermer boutique. Ces activités sont souvent menées dans l'espace public et dans des lieux où la concentration humaine est forte. Les lieux d'exercice de l'activité demeurent faiblement aménagés, avec un niveau de salubrité limité et peu ou pas d'équipement d'hygiène nécessaire. Les secteurs les plus représentés dans l'économie informelle sont aussi ceux directement affectés par les mesures de prévention et notamment par les mesures de restriction de circulation. Les entretiens avec les femmes tenantes de gargotes et restaurants au niveau des marchés Ocass, Mame Diarra, et au niveau des gares routières ont révélé la grande vulnérabilité de leurs activités face à la Covid 19. En effet, certaines ont vu leurs chiffres d'affaires tombés à zéro, durant la première vague de la Covid où la psychose avait fini de prendre le dessus.

Figure 5 : Le marché OCASS, un haut-lieu de promiscuité

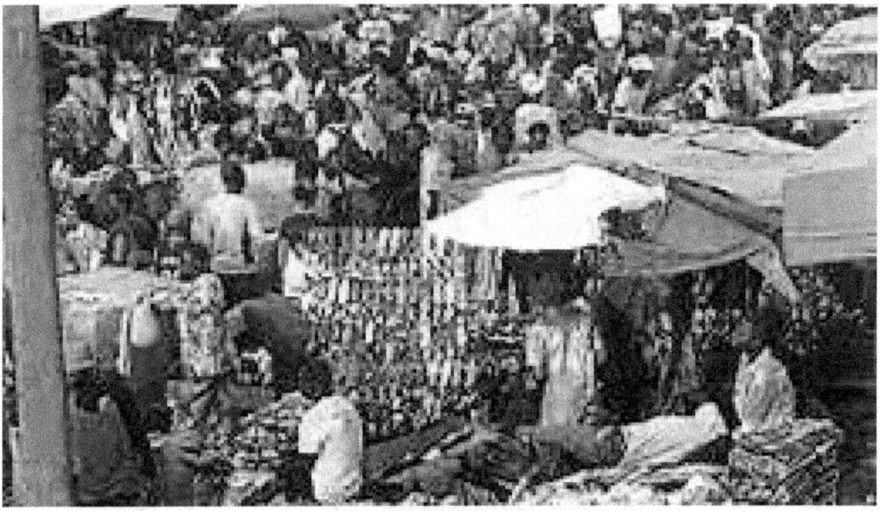

Source : Projet Covid 19 Rapid Grant - Enquêtes à Touba, mai 2022

En ce qui concerne le transport, nous nous sommes entretenus avec les chauffeurs (59), les coxeurs (13), des apprentis (22) mais aussi les chefs de garage et un ancien chauffeur qui fréquente toujours la gare routière. Les enquêtes se sont déroulées au niveau de la gare routière de l'héliport, la gare routière de Dahra, la gare routière de Darou Mousty et l'ancienne « garage Dakar ».

Carte 5 : répartition des enquêtés par site d'intérêt

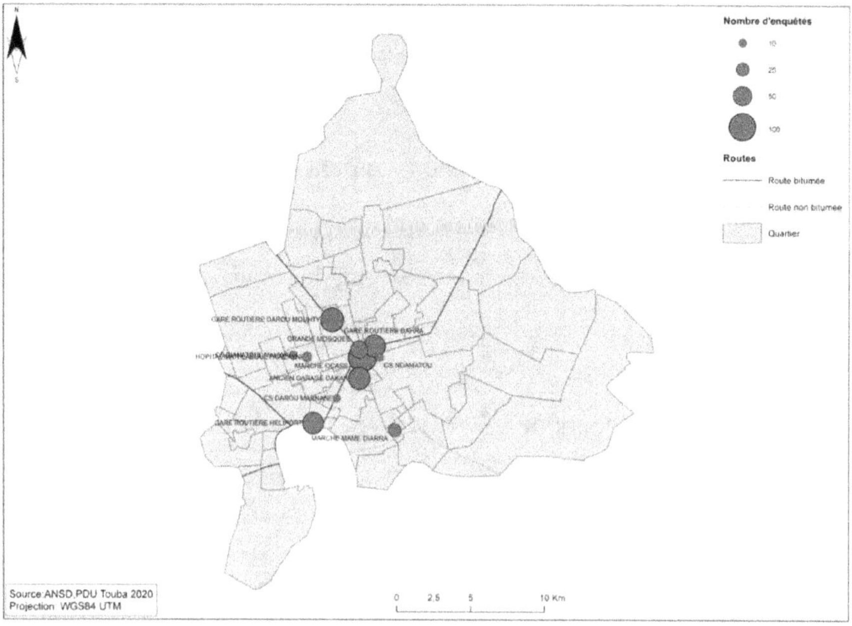

Les acteurs du transport ont ressenti les impacts de la maladie sur le plan économique. En effet, la limitation du nombre de clients dans les voitures avait diminué considérablement leurs recettes. En outre, le port obligatoire de masque étant instauré ; certains clients n'en avaient pratiquement jamais, alors les policiers faisaient payer les amendes et sanctions aux transporteurs. Par ailleurs, les restrictions sur les transports inter-urbains ont fait que les voitures sont restées trois mois sans bouger à cause de la Covid. Durant cette période aussi, les clients se faisaient rares, la peur les obligeant à rester chez eux et à limiter leurs déplacements.

Une résilience bâtie autour des actions communautaires

Après un premier moment de riposte musclé et stigmatisante, les autorités ont compris qu'il fallait bâtir la riposte autour de l'engagement communautaire[37]. En effet, une stratégie officielle a été mise en branle par les autorités pour mobiliser les leaders communautaires dans la lutte contre la propagation du virus de la Covid 19.

[37] Un couvre-feu a été décrété par l'Etat du Sénégal et les Forces de Défense et de Sécurité devaient veiller à ce que les populations le respectent, allant jusqu'à user de la force brutale.

Les structures sanitaires à l'avant-garde de la riposte

Pour endiguer la maladie, les structures sanitaires de Touba ont pris des dispositions dont les plus saillantes sont :

- la mise en place d'un dispositif de lavage des mains à l'entrée
- la distanciation par un réaménagement des salles d'attente
- l'organisation de séances de causeries et de sensibilisation
- le port obligatoire de masque pour les patients et le personnel médical
- le port de gant du personnel sanitaire
- l'arrêt ou l'abandon de certaines consultations et traitements nécessitant la prise de salives.

*Selon le personnel médical, il s'agissait de r*enforcer les capacités d'accueil et d'isolement des personnes infectées au COVID-19 au niveau des postes et centres de santé avant leur référencement aux structures sanitaires dédiées pour leur prise en charge médicale d'une part, et d'autre part, d'assurer la protection du personnel de santé. A ce niveau, il a été mis à la disposition du personnel de santé, des équipements de détection (thermoflashs), de protection (masques, visières, combinaisons de protection). L'action a porté sur l'ensemble des structures sanitaires de la ville, qui en a profité pour relever son plateau médical. Par exemple, chaque structure sanitaire dispose en permanence d'équipements de protection individuelle (masques, visières, gants, combinaisons…), mais aussi d'un local qui peut servir de salle d'isolement en cas de suspicion de maladie hautement contagieuse.

Les autorités étatiques, principaux acteurs de la riposte économique et sociale

Dans la ville de Touba, les dispositions mises en place par l'État pour endiguer la maladie sont les suivantes :

- L'instauration du port de masques obligatoires ;
- les restrictions mises en place sur les déplacements et la limitation du nombre de personnes dans les transports publics ;
- la surveillance et la prise en charge des malades ;
- la disponibilité des tests rapide ;

- la gratuité de la prise en charge médicale ;
- l'appui du service d'hygiène avec les pulvérisations de désinfection ;
- l'augmentation du montant des indemnités du personnel médical pour 6 mois

A côté de ces mesures, des mesures sociales ont été prises : elles concernent la distribution de vivres aux familles les plus nécessiteuses, n'ayant plus la possibilité d'aller chercher leur dépense quotidienne.

La mairie de Touba, aux premières heures de la riposte

A Touba, la municipalité est venue en aide aux structures sanitaires et aux populations, notamment les daaras, par la distribution de produits désinfectants (savons solides et liquides, eau de javel, gels hydro-alcooliques, etc.). Elle a aussi acquis et distribué des centaines de milliers de masques et a installé des dispositifs de lavage des mains dans les espaces publics. Concernant les marchés, la collectivité territoriale a pris des dispositions pour lutter contre la propagation de la maladie. Ces mesures sont la fermeture des marchés pour nettoiement, la distribution de produits et matériels de protection et la tenue de séances de sensibilisation sur la maladie.

La riposte communautaire, un succès notable

A travers nos entretiens avec les leaders communautaires, notamment les marabouts, les imams, les maîtres d'école coranique, les badienou gox, les présidentes de GPF, les « jewrigne[38] » des dahiras et kurels, les actions entreprises ont été recensées, les défis auxquels ils ont été confrontés identifiés et les recommandations mises en œuvre.

Cette implication communautaire s'avère nécessaire, notamment au niveau de l'information, de la sensibilisation et de la communication afin que la pandémie ne soit pas gérée que par les professionnels de la santé ; mais que cela devienne l'affaire de la communauté, ce qui peut éviter la stigmatisation et la négation de la réalité de la maladie.

Par ailleurs, étant une ville religieuse, la ville de Touba compte des centaines de mosquées. Ce nombre important de mosquée est pris en compte dans la riposte communautaire et la prévention du Covid 19. En

---

[38] Responsable moral des organisations d'écoles coraniques ou associations de solidarité, d'entraide mutuelle communément appelés dahiras.

effet, les personnes du troisième âge sont celles qui fréquentent le plus les lieux de culte et il est clairement établi que le virus est létal pour eux. D'où la nécessité de les sensibiliser davantage sur les gestes barrières, la distanciation physique et le port des équipements de protection. Il a été aussi procédé à un marquage des places à laisser vides au niveau des mosquées.

Comme dit précédemment, l'apport du Khalife Général des Mourides a été décisif dans cette riposte communautaire. Au lendemain de sa sortie historique du 23 juillet 2020, les habitants de Touba ont radicalement changé d'attitude vis à vis de la pandémie. En effet, ils n'ont pas entendu l'appel des médecins, ils n'ont pas obéi à l'autorité administrative, mais ils ont spontanément compris le message du vénéré marabout et ont immédiatement adopté les mesures barrières, notamment le port du masque. La situation est d'autant plus remarquable que quelques deux mois après, devait se tenir le grand Magal de Touba[39]. Les autorités sanitaires craignaient que ce grand rassemblement humain estimé entre 3 et 5 millions de personnes, ne constitue un foyer de propagation. Mais le constat fait est que le nombre de contaminés a toujours continué à observer une baisse tendancieuse, jusqu'à l'arrivée de la 2e vague au mois de novembre 2020.

Les difficultés rencontrées pour contenir la maladie

Le recueil des informations sur le terrain auprès du personnel sanitaire a permis de connaître leurs difficultés rencontrées durant cette période de pandémie. La première difficulté est un déni ressenti chez les populations qui ne croyaient pas à la maladie avec des refus de se faire tester ou de respecter les mesures.

Sur le plan financier, la gestion de la maladie a engendré une augmentation des charges et une baisse des recettes. Cette baisse causée par la limitation des fréquentations des structures sanitaires par les populations. On a aussi noté des difficultés dans la prise en charge des malades surtout avec la fermeture des centres de traitement et d'épidémiologie (CTE). Il s'est aussi posé des difficultés de gestion des cas graves avec peu de moyen surtout le manque parfois d'oxygène.

A Touba surtout, la proportion de vaccinés est faible, comparativement à la population de la ville. Nos enquêtes traduisent aussi cet état de fait,

---

39 Pèlerinage qui se tient le 18 du mois lunaire de Safar commémorant le départ en exil du fondateur de la ville de Touba

dans la mesure où sur notre base de sondage de 500 personnes, seuls 124 sont vaccinés et ce sont principalement des acteurs de santé.

Discussion

Les résultats de l'étude confirment que la méthode initiale de lutte contre la Covid 19 n'était pas la bonne. En effet, après avoir eu une communication alarmante et inquiétante, les autorités gouvernementales ont imposé des mesures strictes qui ont amené les populations à se rebeller et à refuser d'appliquer les gestes barrières et à rester chez elles, même durant les heures de couvre-feu. Par la suite, elles ont fini par comprendre que la riposte communautaire semblait donner de meilleurs résultats.

Les équipes du Professeur Ibrahima Niang[40], déployées à Guédiawaye, faisant du porte-à-porte pour sensibiliser les ménages, ont réussi à mobiliser les acteurs communautaires (badienou gox, ASC, association des Imams,...). Ainsi, le nombre de cas à Guédiawaye n'a cessé de décroitre, allant même durant certains jours à 0 cas.

Ces mêmes circonstances se sont aussi vues à Touba, suite à l'appel du Khalife Général qui a su mobiliser l'ensemble des forces vives de la ville autour de la riposte communautaire. Cependant, la réussite de la lutte contre la Covid au Sénégal et particulièrement à Touba, ne serait-elle pas aussi le fruit de la jeunesse et de la robustesse de sa population qui l'aurait rendue plus résistante face au virus ? Finalement, avec moins de 2000 décès sur 02 ans, la Covid est-elle plus létale que les autres maladies comme le paludisme, la diarrhée, la tuberculose, le SIDA ?

La résilience des acteurs économiques de la ville de Touba a été mise en évidence dans le cadre de cette étude, tout comme celle des acteurs du tourisme au niveau de la station balnéaire de Touba. Ceci a été démontré par l'enseignant-chercheur Mamadou Diombera dans son article intitulé « Les impacts socioéconomiques de la COVID-19 sur le tourisme littoral : le cas de la station de Saly Portudal (Sénégal) » 2021. En effet, les acteurs économiques ont été mis à rude épreuve par les mesures restrictives liées à la Covid. Certains sont rapidement entrés dans une précarité réelle, à l'image de cet apprenti-chauffeur qui nous a confié que trois jours après la déclaration d'état d'urgence et de couvre-feu, il s'est retrouvé sans le sou et sans la possibilité de sortir pour chercher à manger. Les boutiques et restaurants étant fermés à partir de 20 heures. C'est pourquoi, il était

[40] Professeur Ibrahima Niang, enseignant-chercheur en Sociologie de l'UCAD, précurseur de la riposte communautaire

contre les mesures prises par l'Etat et n'hésitait pas à sortir pour manifester. Cependant, il a adhéré aux mesures d'allégement, nous a-t-il dit, car le Gouvernement a compris leurs préoccupations et les a prises en compte. A partir de ce moment, il a pu retourner au travail et a adopté les gestes barrières préconisés par les autorités sanitaires.

Conclusion

Cette étude a mis en évidence l'importance de la riposte communautaire qui a permis de contenir et d'endiguer la maladie, malgré un début difficile émaillé d'une résistance réelle. Cependant, l'appel du Khalife Général a été entendu et suivi plus que les nombreuses alertes et bulletins émanant du ministère de la Santé. Les résultats confirment la nécessité d'impliquer les acteurs communautaires, notamment les chefs religieux, les badienou gox, les leaders de quartiers, les associations corporatives dans la gestion des crises sanitaires, notamment celles liées aux maladies climato-sensibles (GIEC, 2021).

Références Bibliographiques

ALBERT J. M., DEIRDRE C., MAARTEN H., (2012). "La gouvernance ouverte : relier visibilité et moyens d'expression", In Revue Internationale des Sciences Administratives /1 (Vol. 78), p. 13-32

ANONYME, (2020). *Le covid 2019, Faire face à tous ces bouleversements.*

ANONYME, (2020). *Riposte à l'épidémie du nouveau coronavirus COVID-19, Sénégal, Rapport de situation n°4 du 16 mars 2020.* Ministère de la santé,

BENNET, A. & BENNET, D. (2007). *Knowledge mobilization in the social sciences and humanities: Moving from research to action. Frost, WV*: MQI Press, 13 p.

BERKES F., (2007). *Understanding uncertainty and reducing vulnerability: lessons from resilience thinking.* Nat Hazards 41:283–295.

BLAIKIE, P., et al, (1994). *At Risk: natural hazards, people's vulnerability and disasters. London, Routledg, 134p.*

BOUDIA, S., & JAS, N. (2007). "Introduction: Risk and 'Risk Society'" in Historical Perspective. History and Technology, 23(4), 317-331.

BUNCE M., BROWN K., ROSENDO S. (2010). "Policy misfits, climate change and cross-scale vulnerability in coastal Africa: how development projects undermine resilience." Environmental Science & Policy 13(6): 485-497.

BURBY, R.J., (2006). "Hurricane Katrina and the paradoxes of government disaster policy: bringing about wise governmental decisions for hazardous areas", in Annals of the American Academy of Political and Social Science, 604, 1, p. 171-191.

CHAMBERS, R. (1994). "The origins and practice of participatory rural appraisal" in World Development, 22(7): p. 953-969.

COSTAS, S., FERREIRA, O., & MARTINEZ, G. (2015). "Why do we decide to live with risk at the coast?" in Ocean & Coastal Management, 118, Part A, p. 1-11. .

GALLOPIN, G. C. (2006). "Linkages between vulnerability, resilience, and adaptive capacity." In Global Environmental Change 16(3): p. 293-303.

GIEC (2022). *Changement climatique 2022: impacts, adaptation et vulnérabilité*, Résumé technique, 102 p.

NGOM, D, (2020), *Le Coronavirus : Un rappel à l'ordre par la nature ou une alerte pour protéger la faune sauvage ? Article publié au quotidien* « Le Quotidien » du 13 mai 2020

PNUD (2020). *Impact socioéconomique de la pandémie du Covid-19 au Sénégal*. PNUD

LA COVID-19, UN DÉMONSTRATEUR DE LA VULNÉRABILITÉ DES SYSTÈMES ALIMENTAIRES DANS LES TERRITOIRES RURAUX ET PÉRIURBAINS DU SÉNÉGAL : CAS DE L'AXE RURAL LOMPOUL-POTOU (RÉGION DE LOUGA) ET DU MARCHÉ SYNDICAT DE PIKINE DANS LA BANLIEUE DE DAKAR

El Hadji Mamadou Ndiaye, Aliou NDAO, Cheikh Samba Wade

Résumé

Le Sénégal présente de dynamiques relations villes-campagnes marquées par une forte interdépendance organisée autour de l'approvisionnement et la distribution de produits alimentaires et de services. La pandémie à COVID-19 a impacté les principaux secteurs de la vie socio-économique et politique nationale. Les restrictions dans la mobilité et les mesures barrières ont constitué des obstacles dans le fonctionnement regulier et traditionnel des systèmes de production et de distribution des denrées alimentaires des zones rurales et périurbaines.

Cette contribution analyse le niveau de résilience et d'adaptation des systémes alimentaires à la Covid-19, à travers l'analyse du lien rural-urbain basé sur les relations d'approvisionnements de produits vivriers (produits de maraîchage, d'élevage et d'aviculture).

La recherche d'indicateurs de vérification s'est faite à partir de sites représentatifs de l'objet de l'étude : Axe Lompoul-Potou localisé dans le secteur des Niayes de Louga (zone dépressionnaire humide, grand hub de produits maraichers au Sénégal) et le marché Syndicat de Pikine situé dans la banlieue de Dakar. Le marché est un lieu de convergence des transports de produits alimentaires d'origine rurale. Il est le principal marché de legumes et de fruits du Sénégal.

La démarche a reposé sur une collecte de données, des témoignages et des récits de vie auprès des différents acteurs de la filière et des synthèses d'observations de terrain. Des enquêtes mixtes, quantitatifs (sur 150 personnes) et qualitatifs (sur 20 personnes) ont permis de recueillir les avis des differents groupes constitués : des commerçants alimentaires sur les marchés urbains et ruraux ; des ménages ruraux propriétaires de petites exploitations ; des ménages urbains et ruraux et des vendeurs d'aliments urbains informels.

La principale conclusion de l'étude montre que les restrictions de la mobilité ont entraîné des perturbations dans la chaine, de la production à l'accessibilité des produits. La pandémie a négativement affecté les activités et le fonctionnement et les logiques des exploitations agricoles et des marchés urbains et ruraux. Nous pouvons decliner cet enseignement : la résilience alimentaire procède de l'adoption de politiques publiques capables de promouvoir le développement économique, social et territorial inclusif et durable.

Mots clè : *Covid-19, Vulnérabilité, Systèmes alimentaires, Rural-urbain, Sènègal*

Abstract

Senegal has dynamic city-rural relations marked by strong interdependence organized around the supply and distribution of food products and services. The COVID-19 pandemic has impacted the main sectors of national socio-economic and political life. Restrictions on mobility and barrier measures have constituted obstacles to the regular and traditional functioning of food production and distribution systems in rural and peri-urban areas.

This contribution analyzes the level of resilience and adaptation of food systems to Covid-19, through the analysis of the rural-urban link based on the supply relationships of food products (market gardening, livestock and livestock products). poultry farming).

The search for verification indicators was carried out using sites representative of the subject of the study: Lompoul-Potou axis located in the Niayes de Louga sector (humid low pressure zone, large hub of market garden products in Senegal) and the Syndicat de Pikine market located in the suburbs of Dakar. The market is a place of convergence for the transport of food products of rural origin. It is the main vegetable and fruit market in Senegal.

The approach was based on data collection, testimonies and life stories from different stakeholders in the sector and summaries of field observations. Mixed surveys, quantitative (on 150 people) and qualitative (on 20 people) made it possible to collect the opinions of different groups: food traders in urban and rural markets; rural households owning small farms; urban and rural households and informal urban food sellers.

The main conclusion of the study shows that mobility restrictions have led to disruptions in the chain, from production to product accessibility. The pandemic has negatively affected the activities and functioning and logic of agricultural operations and urban and rural markets. We can decline this lesson: food resilience comes from the adoption of public policies capable of promoting inclusive and sustainable economic, social and territorial development.

Keywords: *Covid-19, Vulnerability, Food systems, Rural-urban, Senegal*

Introduction

Les bouleversements introduits par la COVID-19 interrogent les politiques de développement dans les pays du sud. La pandémie a révélé au monde entier la grande fragilité et la vulnérabilité des systèmes économiques locaux, nationaux et regionaux ainsi que les fractures socioculturelles et les disparités socio-territoriales dans les différentes regions du monde. Le décryptage permet d'identifier des limites majeures à l'organisation de l'espace, les incohérences des politiques d'aménagement et de gouvernance des territoires. Les défis de l'approvisionnement alimentaire sont confrontés au poids de l'économie extravertie marquée par une très forte informalité. La COVID-19 s'est révélée être un facteur de ségrégation socio-territoriale et spatiale. La crise sanitaire a affecté les chaînes d'approvisionnements alimentaires au quotidien. Le secteur du transport de marchandises en général et des denrées alimentaires en particulier subit les conséquences des mesures de confinement. La situation est plus préoccupante dans les pays du Sud marqués par le poids de la ruralité, les ruptures territoriales entre les villes, les campagnes, les régions périphériques mais aussi entre le littoral et l'intérieur souvent enclavé.

L'observation a porté sur les zones rurales, urbaines et périurbaines à travers une approche de comparaison et d'analyse des mécanismes et des fondements des systèmes productifs locaux et des impacts des politiques publiques sur le secteur primaire et agricole. Elle a ciblé les territoires où le lien rural-urbain est assez bien illustré, articulé autour des relations d'approvisionnement entre la ville et la campagne en produits frais, maraîchers et de volailles. L'originalité de ces territoires tient à leur importance et à leur centralité dans la production, le transport et la distribution des produits alimentaires vers les centres urbains.

A travers l'étude « Impacts du covid-19 sur le transport des denrées alimentaires et des produits connexes dans le nexus urbain-rural au Sénégal » et l'évaluation des résultats des politiques publiques déclinées dans les différents programmes et stratégies de développement, nous pouvons affirmer la non-résilience des systèmes économique, socioculturel et politique du monde rural.

Revue de la littérature

D'un point de vue épistémologique, la géographie a toujours été associée à l'espace naturel et rural. Selon P. Claval (1972), la campagne a été un champ d'étude privilégiée des interactions et des relations entre les hommes et le milieu naturel. Aujourd'hui, l'urbanisation massive et diffuse, ajoutée au processus de métropolisation dynamique a introduit de profondes transformations dans les territoires conduisant à des recompositions spatiales et territoriales. Les transformations socio-spatiales des campagnes ont été mises en lumière dans les problématiques d'étude et de recherche des géographes. Les travaux de Pierre George et de Vidal de la Blache, entre autres, témoignent d'un attachement épistémologique et thématique à la campagne et à l'agriculture comme objets d'étude géographique. Leur contribution à la géographie rurale est immense en termes de classification des types d'agriculture, d'examen systémique des principales relations entre l'homme et la terre, de leurs interactions, des formes de production, de la diffusion du terme de géographie rurale, etc., (Renard, 2008). Paul Pélissier (1966), dans son ouvrage intitulè *Les paysans du Sénégal*, illustre la diversité des milieux naturels, des groupes humains, des modes de vie et la pluralité des approches du développement rural au Sénégal. Les questions d'offre urbaine et de relations villes-campagnes y occupent une place importante. Le monde rural étant souvent considéré par les chercheurs comme un espace inférieur où vivent des paysans marginalisés, plongés dans un environnement précaire, touchés par la vulnérabilité économique et sociale. Cette orientation alarmiste des études s'est accentuée avec la crise du monde rural consécutive à la dégradation de l'environnement et des ressources naturelles dans les années 1970 et suivantes, une situation amplifiée par les politiques d'ajustement structurel des années 1980 et le désengagement de l'État des années 1990. En matière de recherche sur l'aménagement du territoire et la géographie régionale, il convient de souligner le rôle éloquent des géographes des universités, des écoles et des instituts nationaux de recherche ; Universités Gaston Berger, Cheikh Anta Diop..., l'Ècole nationale d'economie appliquèe, le Centre national de recherches agronomiques, l'Institut sénégalais de recherches agricoles, entre autres structures. Les reccherches ont portè sur de nombreux objets. Grâce à ces travaux sur les différentes régions naturelles du territoire, un diagnostic révélateur des facteurs d'inertie des campagnes a été réalisé.

Ces recherches ont accordé un intérêt majeur à l'agriculture, aux nouvelles fonctions de l'espace rural, les interactions villes-campagnes, les mobilités, les mutations des espaces ruraux, les inerties et les formes de renouveau du monde rural. Les nouveaux enjeux de développement du monde rural et les mutations rapides qui affectent les campagnes dans le contexte de la mondialisation économique et technologique ont renforcé l'intérêt scientifique des territoires ruraux comme objet d'analyse géographique.

Concernant les recherches sur la résilience des systèmes alimentaires face à la crise sanitaire, les études les plus complètes ont été commanditées par la FAO[41]. Elles ont souligné comment la pandémie a affecté la production et l'approvisionnement alimentaires locaux. Exemple, en Inde (FAO, 2020b), le confinement du pays a coïncidé avec la période de récolte des denrées de base telles que le blé, le paddy et l'orge, ainsi que des cultures à plus forte valeur telles que les fruits et les légumes d'été. Le manque de main-d'œuvre pour la récolte a entraîné un énorme gaspillage de nourriture et des pertes économiques pour les agriculteurs. Pendant ce temps, à Antananarivo, Madagascar (FAO, 2020b), l'accès limité aux approvisionnements des semences et des engrais a limité la capacité des agriculteurs à planter, avec des pénuries de produits et une hausse des prix sur les marchés locaux. En conséquence, les personnes vulnérables ont eu un accès plus restreint à la nourriture et l'insécurité alimentaire et nutritionnelle a augmenté.

Les circuits d'approvisionnement alimentaire sont fortement affectés en raison de la perturbation des circuits traditionnels de distribution et de la baisse de la demande du marché résultant de la fermeture des restaurants, des services de restauration, des marchés alimentaires et des cantines publiques. Presque partout, les gouvernements ont imposé des couvre-feux nocturnes (de 20 h à 5 h) et restreint les échanges sur le marché à une demi-journée (jusqu'à midi). Ce qui a fortement limité les ventes des agriculteurs et entraîné une augmentation des pertes de produits périssables comme le lait, les légumes, les fruits et les œufs. À Melbourne, Australie (FAO, 2020b), les détaillants ont rencontré des difficultés pour maintenir la disponibilité totale des produits en raison des perturbations des systèmes mondiaux de logistique et de transport. Dans les pays en développement comme la Colombie (FAO, 2020b), la distribution repose fortement sur le secteur informel (par exemple, les marchés publics, les vendeurs de rue), ce qui entraîne une grande vulnérabilité des systèmes alimentaires locaux en cas de chocs tels que la pandémie de COVID-19.

---

[41]COVID-19 et le rôle de la production alimentaire locale dans la construction de systèmes alimentaires locaux plus résilients

Théorie

L'objectif de la publication repose sur l'analyse de la circulation des ressources vivrieres et alimentaires dans les territoires dans un contexte de restriction générale des mobilités et d'auto cloisonnement des marchés. La contribution analyse les effets de la pandémie sur les territoires et les activités et apprécie le niveau de résilience des systémes alimentaires. L'intérêt de la recherche exigeait d'insister sur les aspects du développement humain en milieu rural marqué par les stéréotypes de la pauvreté, l'inégalité d'accès aux services sociaux de base et la vulnérabilité des systèmes de production alimentaire. Pour construire un fil conducteur cohérent nous permettant d'appréhender les impacts négatifs de la pandémie sur les systèmes alimentaires locaux tout au long de la chaîne de valeur pour apprecier le niveau de résilience du systéme, nous avons questionnè : l'état de la ruralité, les politiques publiques de développement territorial et de résilience, notamment les orientations du Plan Sénégal Émergent (PSE) et de l'Acte 3 de la décentralisation adoptè en 2013.

La recherche est organisèe autour des hypothèses suivantes :

- Les vulnérabilités du système de production, de circulation et d'accès aux produits alimentaires sont les conséquences des incohérences des politiques d'aménagement du territoire,
- Une meilleure territorialisation des politiques publiques est le gage de la construction de resilience des systémes économiques endogénes.

Méthodes de recherche

Pour cette recherche, nous avons réalisé une série d'enquêtes quantitatives et qualitatives et fait preuve observations participantes dans les exploitations, les points de collecte des productions, les gares routiéres et les parkings et les marchés pour nous familiariser avec le terrain et les acteurs, et de rassembler de l'information utile. La méthodologie utilisée est illustrée dans la figure ci-dessous (figure 1).

Figure 1 : methodologie appliquee

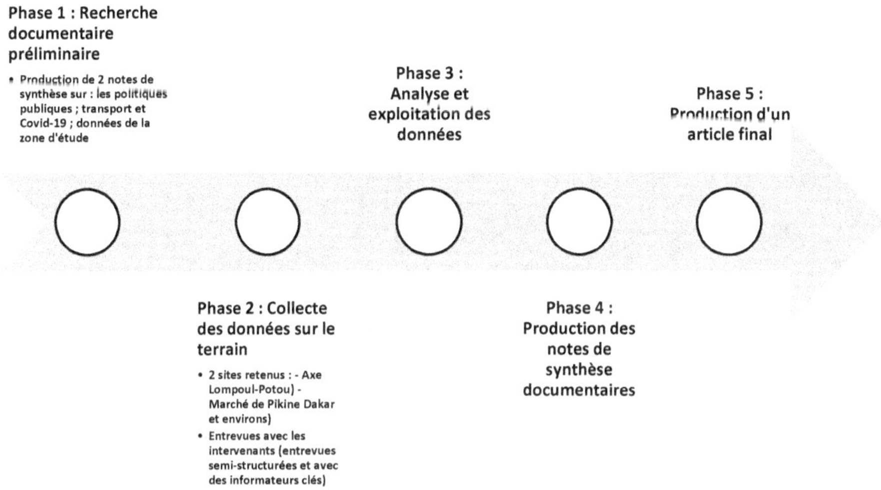

Échelles d'observations : les sites de la recherche

L'étude s'est déroulée dans des zones où les liens entre les transports de produits alimentaires sont assez impactés par la Covid-19. Elle s'est concentrée sur deux (2) sites choisis dans (2) régions du pays. L'axe Lompoul-Potou situé dans la région de Louga au nord du pays et le Marché Syndicat de Pikine dans la banlieue de Dakar. Les sites trouvent leur pertinence dans leur centralité et leur rôle dans la production, le transport et la distribution des denrées alimentaires dans leur region et au delà.

- L'axe Lompoul-Potou

Lompoul est situé à 210 km de la ville de Dakar. Elle est divisée administrativement en 2 unités : Lompoul village et Lompoul Mer appartenant respectivement aux communes de Diokoul Diawrigne et Kab Gaye dans le département de Kébémer (région de Louga). Potou est une entité de la commune de Léona dans le département de Kébémer, région de Louga). Elle est bordée au nord par la commune de Ndiabéne-Gandiole, à l'est par la commune de Sakal et celle de Nguène Sarr, au sud par la commune de Thieppe et celle de Badegne

Ouolof et à l'ouest par l'océan Atlantique. L'axe Lompoul-Potou fait partie de la région naturelle humide des Niayes, la principale zone de production maraichére du Pays.

Figure 2 : Carte de localisation de la zone de Lompoul-Potou

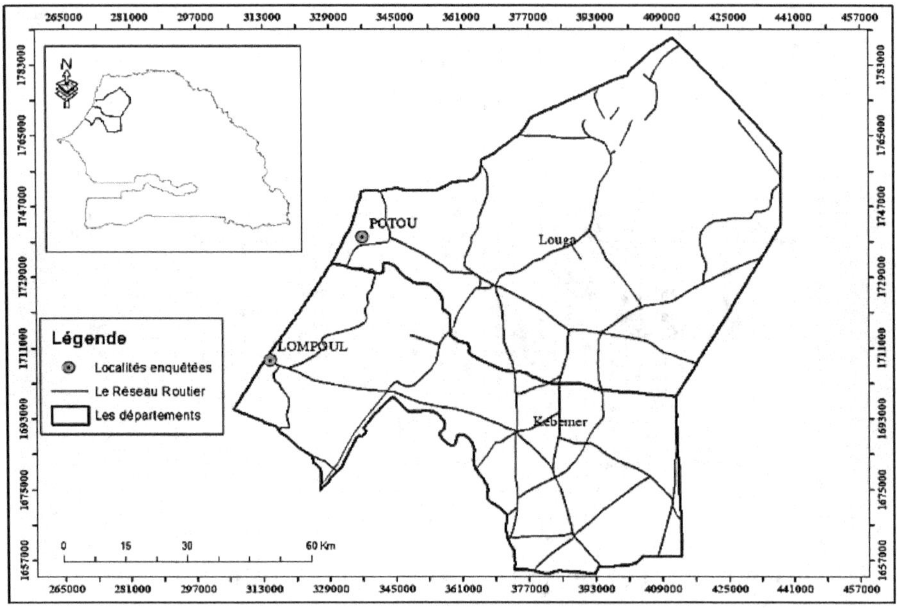

- Le marché du syndicat de Pikine

Le marché Syndicat est situé dans la ville de Pikine à une dizaine de kilométres dee la ville de Dakar. Il est le principal marché vivrier et fruitier du pays. L'activité commerciale est la principale fonction economique dans la ville de Pikine. Le développement du marché et sa forte polarité soulévent les limites de sa gestion et de sa gouvernance en rapport avec les problèmes de stationnement des camions, l'insalubrité et l'insécurité. Il est devenu au fil des années une plaque tournante dans le commerce vivrier national et régional.

Figure 3 : carte de localisation du marche syndicat dans la banlieue dakaroise

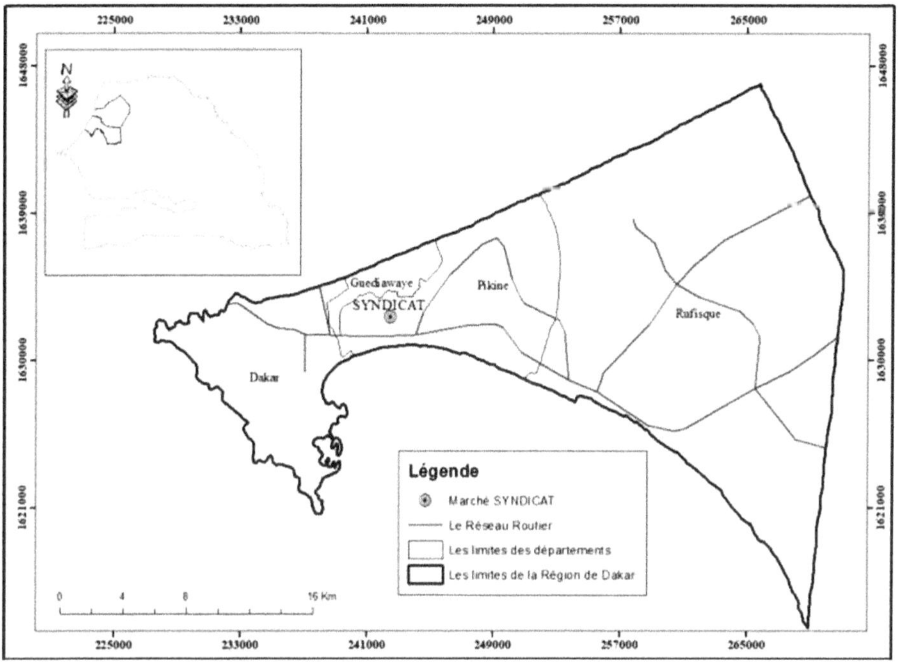

Profils et caractéristiques des cibles

L'enquête quantitative a permis d'interroger 150 individus dans différents milieux (rural et urbain). Elle est adressèe aux acteurs impliqués dans la chaîne de production, de transport, de commercialisation et de consommation des denrées alimentaires. Chaque catégorie d'acteurs fait l'objet d'une enquête spécifique. Le profil des enquêtés donne 57,89% d'hommes contre 42,11% de femmes. L'âge moyen des répondants est de 44 ans : une population de jeunes et relativement de jeunes adultes. Globalement, la population enquêtée a un niveau d'instruction faible avec 64,90% d'individus non scolarisés ou ayant reçu une formation professionnelle et 23% ont un niveau d'instruction élémentaire. Les enquêtes portaient également sur l'état civil des personnes enquêtées. Il en ressort que plus de la moitié des chefs de ménage sont mariés. Les personnes en couple représentent 17,04 % des cibles contre 17% de célibataires, 5,93% de divorcés et (11,11%) de veufs et veuves.

Figure 4 : Comportement des acteurs sur lieux de production

Entretien site 2 Lompoul-Potou

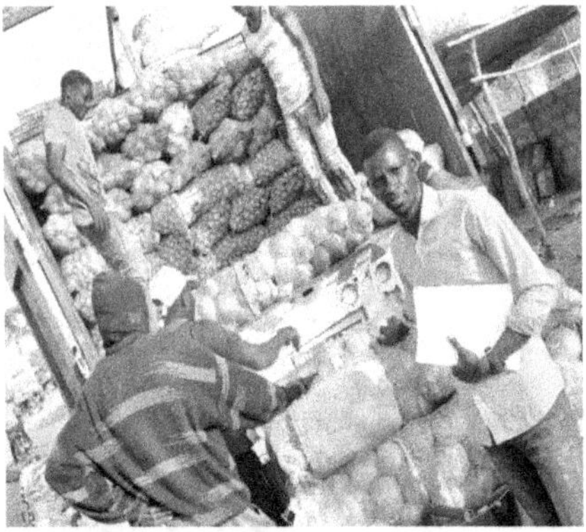

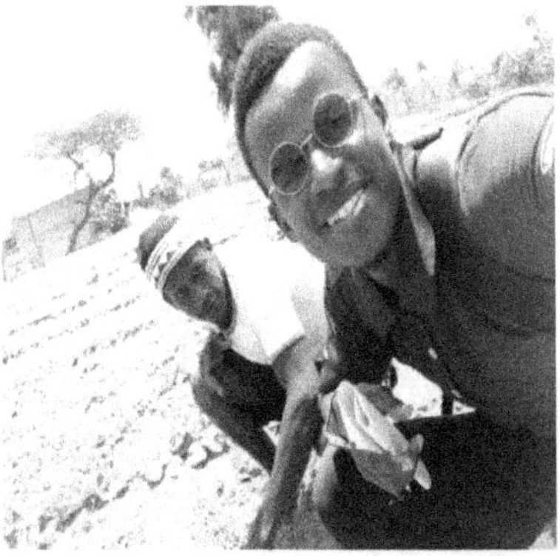

Entretien site 1 Marché Syndicat

Entretien individuel

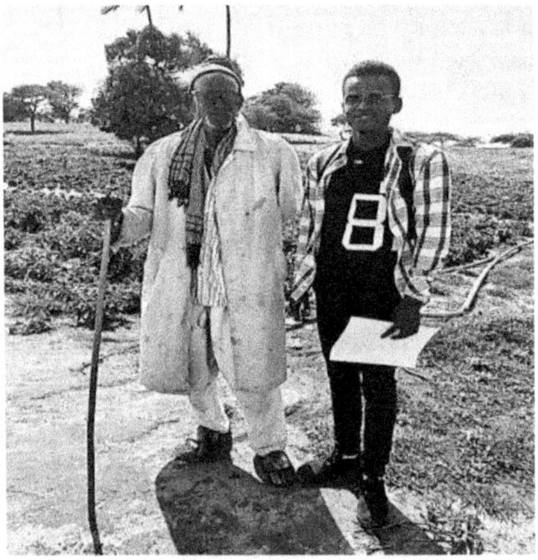

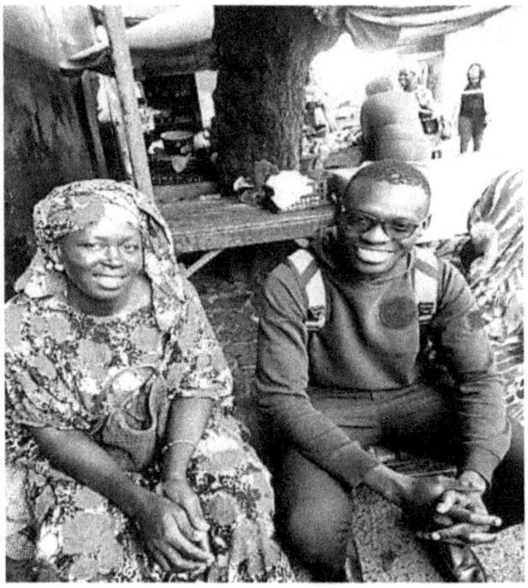

Groupe de discussion

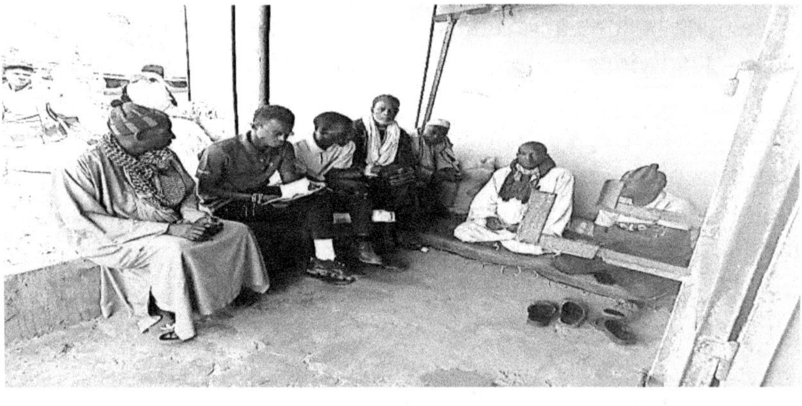

Figure 5 : echantillonnage de l'etude

	Lompoul Potou	Marché du syndicat et environs	commentaires
CATEGORIE I : QUESTIONNAIRES			
1. Petit exploitant rural ménage	30		Visitez les ménages agricoles situés autour des 2 sites et leurs familles
2. Détaillants alimentaires sur certains marchés alimentaires ruraux	30		Cible : petits commerçants de produits agricoles implantés sur les marchés des 2 sites
3. Détaillants alimentaires sur certains marchés alimentaires urbains		30	Cibles : Commerçant du marché syndiqué + femmes vendant des produits alimentaires
4. Vendeurs de nourriture urbains informels opérant dans certains quartiers résidentiels	30		Vendeurs de nourriture informels autour des sites
5. Ménages urbains dans certains quartiers résidentiels urbains		30	Ménages résidents autour du marché du Syndicat
CATÉGORIE II : PROGRAMMES D'ENTRETIEN AVEC DES INFORMATEURS CLÉS (KIIS)			
6. Transporteurs alimentaires opérant à partir d'un marché alimentaire rural	3		3 transports de produits alimentaires
7. Transporteurs alimentaires opérant sur un marché alimentaire urbain		3	3 transports de produits alimentaires
8. Agent du marché rural pertinent sélectionné	2		2 responsables de site ou représentants des commerçants du marché

9. Agent du marché urbain pertinent sélectionné		2	2 fonctionnaires ou représentants des commerçants du marché
Dix. Agent concerné dans une chaîne de supermarchés formelle urbaine sélectionnée	1	1	Cible : supermarché
11. Opérateurs de transport public	2	2	Opérateurs qui ont des camions qui transportent des produits alimentaires
12. Problèmes clés pour tous les responsables gouvernementaux	1		MITTD
CATÉGORIE III : GUIDES DES GROUPES DE DISCUSSION			
13. Guide général pour les discussions de groupe (un groupe de 1 FGD aura 6 à 10 détaillants alimentaires dans un MARCHÉ ALIMENTAIRE)	1		Rassemblez au moins 6 commerçants de détail pour faire un FG
CATÉGORIE IV : GUIDES D'OBSERVATION DE TERRAIN			
14. Guide général pour les observations de terrain (sur les MARCHES RURAUX et URBAINS)	1	1	Remplissez le formulaire en observant attentivement les zones visitées

Résultats

La crise sanitaire a été une pertinente grille et levier d'analyse des politiques économiques, des systèmes de santé et de connexité des territoires des États. Les questions soulevées sont aussi nombreuses que complexes, quelle que soit la région choisie pour la mesure de résilience. Les incohérences des politiques d'aménagement et d'organisation de l'espace ont accentué la crise et la ségrégation socio spatiale. La crise territoriale s'est manifestée par l'ingouvernabilité des secteurs populaire et informel des territoires: les transports publics et les marchés confirmant la thèse de l'impossible compatibilité avec les mesures barrières contre la pandémie. La COVID-19 est un indicateur de ségrégation socio-spatiale dans le territoire et se présente comme un baromètre de la résilience des systèmes territoriaux.

Impacts du confinement, des restrictions à la mobilité et des mesures barrières dans le fonctionnement des marchés urbains dans la banlieue de Dakar

Les mesures visant à contenir la propagation du virus ont eu de graves conséquences socio-économiques dans les pays africains. Au Sénégal, ces mesures de confinement et de fermeture des frontières ont eu un impact sur la sécurité alimentaire et nutritionnelle des populations, sur la circulation des personnes et des biens et surtout sur les chaînes d'approvisionnement alimentaire. Les conséquences de ces mesures se font sentir partout dans le pays et affectent particulièrement les commerçants (grossistes, semi-grossistes, détaillants et revendeurs) et les ménages urbains qui s'approvisionnent quotidiennement en produits maraîchers et frais des campagnes et des zones périurbaines. Les perturbations de l'approvisionnement des marchés occasionnées par la fermeture des frontières terrestres, aériennes et maritimes ont gravement perturbé le cycle d'approvisionnement des marchés locaux, nationaux et internationaux.

L'impact des mesures de confinement sur la mobilité des populations

Les territoires urbains et ruraux ont toujours entretenu différents types de rapports contextuels. Ces relations villes campagnes sont des relations d'interdépendance, de complémentarité mais aussi de conflits. Ces enquêtes réalisées dans les villes de Dakar (en banlieue) et de Saint-Louis (axe Lompoul-Potou) ont montré que la majorité des ménages urbains 93% ont une partie de leur famille dans leur milieu d'origine. Cette relation est facilitée par les réseaux de commerce et de transport qui constituent un élément essentiel de l'articulation spatiale. L'étude des relations villes-campagnes montre que les villes de Dakar et de Saint-Louis entretiennent des relations avec leur arrière-pays particulièrement rural. Elles jouent un rôle polarisateur qui se traduit par des mouvements réguliers des populations rurales vers les centres urbains. Les liens entre la ville et les régions de départ sont entretenus par des déplacements réguliers, une circulation régulière et soutenue entre ces espaces : 28 % des personnes interrogées déclarent être retournées régulièrement dans leur village d'origine au cours de l'année. Mais la pandémie et les mesures de restriction ont eu un impact important sur cette mobilité et ces déplacements. Les mesures de confinement de la COVID-19 ont touché 97% des ménages dans leur vie quotidienne, leurs déplacements et leurs interactions spatiales dans les villes de Dakar et de Saint-Louis.

Figure 6 : Personnes impactées par les mesures de confinement COVID-19 dans leurs déplacements

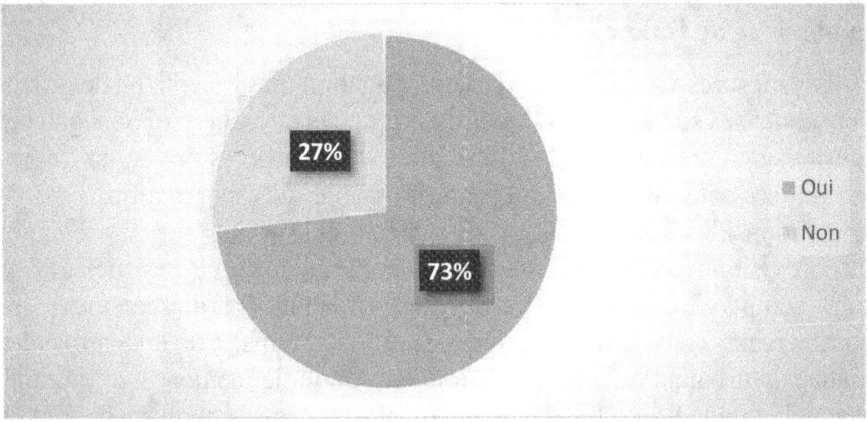

Les obstacles à l'accès à l'alimentation des ménages dans le contexte du COVID- 19

Les relations urbain-rural s'inscrivent dans une relation de complémentarité dans la mesure où la ville dépend en partie de la campagne pour son approvisionnement en produits alimentaires. Selon les études de terrain, l'approvisionnement alimentaire concerne plusieurs catégories de produits : les céréales, le manioc, les ignames, les bananes, les poivrons et autres cultures maraîchères, l'élevage et les produits de la pêche.

L'approvisionnement a été fortement impacté par les mesures de restriction et de confinement : 86,7% des ménages interrogés déclarent que les mesures ont affecté leur accès à la nourriture. De plus, les produits alimentaires qui, avant la pandémie, étaient transportés des champs de production vers les marchés urbains, ont connu une forte baisse. Par ailleurs, 60,87% des ménages urbains estiment avoir pour habitude de rapporter des produits alimentaires après chaque déplacement en milieu rural. Ce qui n'était plus possible avec la restriction des déplacements et l'absence de produits sur les marchés. Près de 64,29% des citadins ont déclaré que les mesures de confinement avaient très significativement affecté leur mobilité vers leur domicile rural.

Figure 7 : Impact des mesures de confinement de la COVID-19 sur la disponibilité alimentaire régulière

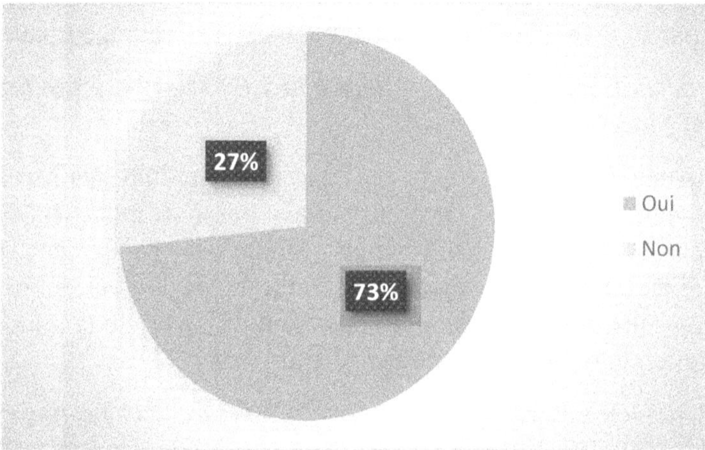

L'observation du graphique permet de comprendre l'impact sur l'accès aux produits alimentaires dans les ménages urbains. La sécurité alimentaire et nutritionnelle des populations en général, et des populations urbaines et périurbaines en particulier, est très affectée en raison des restrictions de mouvement, de la perturbation des activités économiques et des chaînes d'approvisionnement alimentaire. Cette situation justifie la réponse affirmative de 87% des enquêtés qui confirment que la disponibilité régulière des aliments provenant des sources alimentaires des ménages a été affectée par les mesures de confinement.

Les impacts des mesures de confinement et les réaménagements horaires des marchés sur les activités commerciales et d'approvisionnement

Les mesures visant à limiter la propagation du coronavirus, à savoir le confinement, la fermeture des marchés et des frontières terrestres ont affecté les revenus des commerçants et accru leur vulnérabilité. Dans ce sillage, la tenue des marchés hebdomadaires dits « Louma » est strictement interdite sur l'ensemble du territoire national et l'ouverture des marchés journaliers se fait désormais selon un calendrier très précis. **Baye Laye Ndiaye, *surveillant au marché Syndicat*,** affirme « *sous la tutelle du délégué de marché et le contrôle strict de la police, les commerçants sont appelés à respecter les horaires de fonctionnement (Ouverture à 06h et fermeture à 17h). Ces mesures ont alors affecté les activités et horaires habituels de 80% des commerçants du marché Syndicat. Ceux*-ci, malgré leur situation précaire ont été contraints de fermer leur commerce, conformément aux mesures prises par l'autorité administrative. Cependant, 20% de cette catégorie ne sont nullement affectés par la mesure parce ils fonctionnaient auparavant dans ce cadrage horaire.

Les mesures de confinement liées à la COVID-19 ont augmenté les coûts des places au marché

Les mesures de confinement ont contribué à réduire les revenus des commerçants du marché Syndicat mais aussi à modifier certaines habitudes de leur vie quotidienne. Malgré la baisse de l'activité commerciale et de leurs revenus, ces acteurs du secteur informel ont continué à supporter le fardeau du paiement du loyer, de la nourriture et de l'entretien familial, entre autres.

Figure 8 : Commerce affectés par les mesures administratives

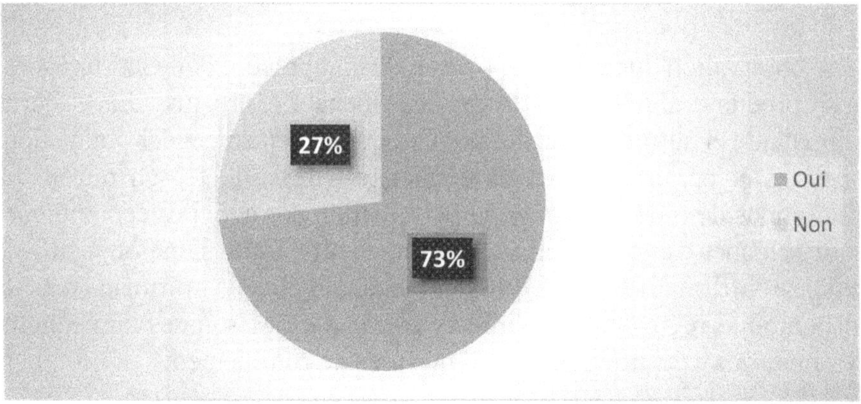

La figure 8 montre que 73,3% des commerçants rencontrés sur le marché estiment que les mesures de confinement liées à la COVID-19 ont impacté les coûts de fonctionnement de leur commerce. Ils estiment que leurs dépenses habituelles ont même augmenté alors que leurs ressources ont considérablement baissé. C'est la raison pour laquelle certains commerçants avaient décidé de ne pas respecter les horaires d'ouverture.

Selon **Pape,** ***un jeune commerçant*** de 20 ans rencontré sur place, *"prendre soin de sa famille et remplir toutes mes obligations ne riment pas avec descendre à 17 heures, d'autant plus que c'était l'heure à laquelle je vendais plus car les clients qui revenaient du travail s'arrêtaient régulièrement pour acheter des fruits. J'ai pris le risque car mes marchandises pourraient être saisies par la police, mais jamais je n'accepterai de fermer à une telle heure ».*

Les mesures de confinement liées à la COVID-19 ont fortement réduit le chiffre d'affaires des commerçants

L'enquête a montré que les mesures de riposte à la pandémie de COVID-19 en général et plus particulièrement la fermeture des marchés ont eu des conséquences négatives sur la clientèle des commerçants du marché Syndicat. Les mesures de confinement ont, entre autres, eu un impact négatif sur les circuits d'approvisionnement et de commercialisation des produits alimentaires. C'est en ce sens que 76,7% des commerçants rencontrés sur les marchés urbains estiment que les mesures de confinement de la COVID-19 ont affecté les ventes et les clients des produits alimentaires.

Les mesures relatives au port obligatoire du masque, au confinement, à la fermeture des marchés à certaines heures (06h et 17h), et la psychose du virus ont entraîné une baisse importante de la fréquentation des marchés et donc de la clientèle. La fermeture des frontières internationales a un temps favorisé la raréfaction de certains fruits provenant habituellement du Mali ou du Maroc, affectant la disponibilité de certains produits fruitiers très appréciés par les consommateurs. Il faut aussi noter que cela n'a pas duré car les restrictions de déplacement concernaient plus les déplacements humains que ceux des marchandises.

La pandémie n'a pas eu d'impact significatif sur le choix des produits alimentaires

Mais malgré ses nombreuses répercussions, les enquêtes menées sur le marché Syndicat de Pikine ont montré que la pandémie n'a pas déterminé le choix des produits alimentaires à vendre ou à consommer. En effet, 93,3% des commerçants soutiennent que la pandémie de COVID-19 n'a pas déterminé les types et la variété des produits alimentaires. Les vendeurs rencontrés sur place ont admis que les fruits et légumes vendus étaient restés les mêmes, avant et pendant l'apparition de la maladie. Les fruits principalement commercialisés sont les mangues, les papayes, les oranges, les melons, les goyaves, les bananes, les ananas et les légumes «

type européen » (chou, laitue, tomate, aubergine, haricot, melon, carotte, navet, pomme de terre, oignon, etc.) et « type africain » [42] (oseille, gombo, aubergine amère, patate douce, manioc, etc.). Les commerçants ont donc continué à vendre ces produits car la maladie n'a évidemment pas affecté la demande.

Impacts de la COVID-19 auprès des vendeurs informels urbains d'aliments dans les quartiers résidentiels

Les observations auprès des vendeurs informels urbains dans les quartiers résidentiels montrent que 24 sur 30 soit environ 80% des vendeurs affirment que cette activité est leur principale source de revenus. Ceci témoigne de l'importance de la vente de produits alimentaires au marché Syndicat et ses environs. Le commerce alimentaire est l'une des activités les plus importantes dans le secteur polarisé par l'espace commercial.

Les mesures de confinement liées à la COVID-19 ont affecté les ventes et la clientèle des produits alimentaires

70 % des vendeurs informels de produits alimentaires dans les quartiers résidentiels affirment que les mesures de confinement ont effectivement affecté les ventes et la clientèle de leurs produits et 30 % affirment le contraire. Cette proportion élevée s'explique par la restriction des déplacements, notamment avec le confinement et le couvre-feu qui constituaient une entrave à la liberté de circulation pour les acheteurs potentiels. Il en résulte une baisse de la fréquentation des étals des vendeurs dans ces quartiers.

Les mesures de confinement liées à la COVID-19 ont affecté les prix des produits alimentaires

Pour 67% des vendeurs, les mesures de confinement ont affecté les prix de gros et de détail des produits alimentaires, contre 33% qui affirment le contraire. La hausse considérable des prix de gros au niveau des distributeurs et des fournisseurs se répercute sur les ventes au détail. 83 % des vendeurs informels d'aliments dans les quartiers résidentiels affirment que la pandémie n'a pas déterminé les types et la variété des produits alimentaires achetés ou vendus. En revanche l'inverse est soutenu pour 17% d'entre eux. Nous pouvons en déduire que la COVID

[42]Au Sénégal, on distingue les légumes de type « européen » qui s'adaptent à des températures relativement fraîches et les légumes de type « africain » qui se développent mieux à des températures élevées.

-19 n'a pas affecté de manière significative les prix des produits alimentaires pour cette catégorie de vendeurs.

Impacts de la COVID-19 en milieu rural sénégalais : exemple de l'axe Lompoul-Potou au Nord du pays

Les enquêtes menées auprès des petits exploitants ruraux ont produit les résultats suivants.

Les mesures de confinement liées à la COVID-19 ont affecté les coûts de production

Figure 9 : Évaluation des effets de la COVID-19 sur les coûts de production

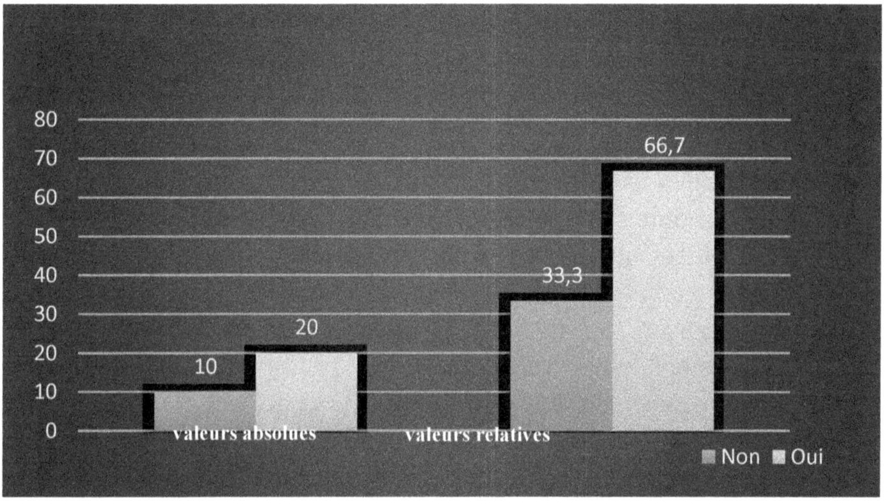

La figure 10 met en évidence, en chiffres absolus et relatifs, l'effet de la COVID-19 sur les coûts de production dans la zone rurale de Lompoul-Potou. Après interprétation des résultats, il ressort que 20 ménages sur 30 déclarent effectivement que les mesures de confinement de la COVID-19 ont affecté leur coût de production, soit un taux de 66,7% affirmatifs contre 33,3% qui soutiennent le contraire. Ils affirment la rareté et la cherté des intrants de l'agriculture. Le prix du carburant a sensiblement augmenté. Pour Mame Gor Fall, ***un petit producteur***, *« l'utilisation de l'énergie solaire est quasiment impossible car l'exploitation et la maintenance reviennent assez chères aux producteurs. Par exemple, je ne peux pas faire grand-chose avec 25 000 francs de carburant », déplore-t-il. Avec cette malheureuse pandémie, l'accès aux intrants agricoles est difficile et pour le carburant et le solaire, n'en parlons même pas. Seuls*

les gros producteurs ont ce privilège » ajoute **Diobbé Fall, *agricultrice*** interrogée.

Les mesures de confinement liées à la COVID-19 ont impacté les prix de vente des produits agricoles

Figure 10 : Impacts des mesures de confinement sur les prix de vente des produits agricoles

Conditions		La fréquence	Pourcentage	Pourcentage valide	Pourcentages cumulés
	1. Oui	29	96,7	96,7	96,7
	2. Non	1	3.3	3.3	100,0
	Total	30	100,0	100,0	100,0

Le tableau 2 fournit des statistiques sur les effets des mesures de confinement dues à la COVID-19 sur les prix de vente des denrées alimentaires produites par les petits exploitants ruraux sur l'axe Lompoul-Potou. Les chiffres montrent clairement qu'en milieu rural, la pandémie de COVID-19 a largement influencé les prix de vente des denrées alimentaires. Sur un total de 30 ménages enquêtés sur cette catégorie de cibles, 29 ont répondu par Oui contre 01 seul par Non, soit une proportion de 96,7% de ménages ruraux à Lompoul-Potou qui ont confirmé que le COVID-19 a induit une baisse drastique des prix alimentaires en raison des restrictions de mobilité. Cette situation serait due au fait que, pendant le confinement, les clients se sont faits rares et les gros commerçants ne venaient plus acheter les produits.

A cela s'ajoute le fait que les transports étaient quasiment à l'arrêt et qu'il devenait très difficile voire impossible d'acheminer les produits agricoles des zones rurales vers les marchés urbains et périurbains. **Ousseynou** KA explique avec désespoir que « *durant l'année (2021), nous avons été obligés de vendre nos récoltes à des prix extrêmement bas (il jure). Imaginez vendre un sac d'oignons à 700 francs, un sac de pommes de terre autour de 1 000 francs. Nous avons même dû aller jeter ces denrées dans les champs car elles pourrissaient entre nos mains sans possibilité de les revendre. Vraiment nous sommes trop fatigués et nous* *demandons l'aide de l'État* [43]*»*. De nombreux producteurs ont eu pratiquement les mêmes explications sur cette question à l'exception de **Souleymane DIAKHATE** (producteur de 30 ans avec un petit périmètre d'exploitation sur l'axe Lompoul-Potou), le seul qui a répondu Non à cette question. Il soutient que *la pandémie n'a pas vraiment impacté les prix de vente des produits agricoles* dans cette zone rurale de Lompoul-Potou sans se justifier.

La pandémie de COVID-19 a déterminé les types et la variété des produits agricoles cultivés et vendus

Figure 11 : Impact du COVID-19 sur les types et variétés de cultures cultivées

La figure12 met en évidence l'impact de la pandémie de COVID-19 sur les types et la variété des produits agricoles sur l'axe Lompoul-Potou. Il s'agit d'une zone ou la production de fruit et surtout de légumes est très diversifiée et important : carottes, choux, navet, haricot, mangues, etc. La figure montre que 85,7% des ménages ruraux assurent que la pandémie n'a vraiment pas eu un grand impact réel sur le choix des types et des variétés de produits alimentaires cultivés et vendus contre seulement 14,3% qui soutiennent le contraire dans la campagne de Lompoul-Potou. Ces chiffres en disent long sur la faible influence de la pandémie de COVID-19 sur le choix des produits. Sur les 28 réponses obtenues auprès

[43]Le prix moyen d'un sac de 25 kg d'oignons était avant cette période de 5000 à 6500 francs CFA. Le sac de pommes de terre du même poids était également vendu entre 7000 et 8500 francs.

de 30 répondants, pour 24 d'entre eux : « la pandémie COVID-19 n'a pas déterminé les types et la variété des produits agricoles cultivés et vendus » précisant que la COVID-19 n'a pas d'effet sur la croissance des variétés cultivées et 04 sont plutôt affirmatifs, expliquant que pendant la pandémie ils ont davantage utilisé des variétés qui avaient un cycle végétatif plus court pour pouvoir augmenter le nombre de récoltes.

Impacts de la COVID-19 sur un marché alimentaire auprès des détaillants alimentaires

Effets des mesures de confinement COVID-19 sur les activités habituelles et les heures d'ouverture

Les enquêtes ont révélé que 80 % des personnes interrogées affirment que les mesures de confinement liées à la COVID-19 ont affecté leurs activités habituelles et leur rythme de travail. En plus des nouveaux horaires de 8h à 14h, les dimanches étaient réservés au nettoyage des marchés. Certaines personnes avaient complètement arrêté leurs activités car elles craignaient d'être contaminées par les rassemblements. Ces catégories d'acteurs étaient souvent issues de familles économiquement stables, d'autres géraient le commerce d'émigrés ou d'agents de l'administration. Un changement d'activité a surtout été noté chez les commerçants qui pratiquaient en même temps le maraîchage.

Effets des mesures de confinement de la COVID-19 sur les coûts de fonctionnement du commerce sur les marchés ruraux

Les mesures de confinement liées au COVID-19 ont affecté les coûts de fonctionnement de 73,3% des commerces des commerçants de détail en alimentation sur les marchés ruraux. Pour certains, les coûts avaient augmenté en raison du coût élevé des produits. Ces derniers étaient surtout ceux qui venaient de l'extérieur du terroir selon une femme interviewée au marché de Potou. Elle a donné comme exemple le manioc et la patate douce qui sont importés du Walo dans la région de la vallée du Sénégal. Les prix affectés par les coûts de transport sont avérés assez élevés pour les consommateurs.

Pour d'autres négociants, les coûts d'exploitation avaient baissé parce que tous les produits ne pouvaient pas être exportés. Ce sont les produits comme les tomates, les choux, les aubergines, les tomates amères, les poivrons, les oignons, etc. qui sont concernés. Cela implique qu'au niveau local, l'offre était supérieure à la demande, entraînant une baisse du prix des produits agricoles et de mauvaises ventes par les agriculteurs. On dit même que les produits pourrissaient sur les marchés ou dans les champs d'exploitation agricole.

Effets des mesures de confinement de la COVID-19 sur les ventes de produits alimentaires

Les mesures de confinement et les restrictions dans les transports ont touché 76,7% des ventes et des clients. Les marchés étaient moins encombrés. La clientèle avait naturellement diminué, décourageant certains commerçants. Certains des clients qui ne venaient plus au marché passaient leurs commandes par téléphone. Ils recevaient leurs produits principalement par l'intermédiaire de taxis-motos appelés ici *Thiak-thiak* (en vernaculaire immédiatement ou tout de suite) ou par l'intermédiaire de leurs voisins qui continuaient de fréquenter les marchés. Les ventes se faisaient souvent en secret au début des restrictions, car les forces de l'ordre interdisaient les échanges et les rassemblements sur les marchés. Les commerçants et agents du marché témoignent que les forces de l'ordre ont chassé les femmes, déchiré et jeté par terre les emballages des produits récupérés. Des compromis consistant à respecter strictement les mesures barrières ont été adoptés sur les marchés.

La pandémie de COVID-19 a déterminé les types et la variété des produits agricoles cultivés et vendus

La COVID-19 a eu des effets sur les types et les variétés de produits stockés par les détaillants. 93,3 % des répondants affirment que la pandémie de COVID-19 n'a pas déterminé les types et la variété des produits alimentaires. Cela peut s'expliquer par le fait que les produits proviennent des agriculteurs de la zone de marché. Dans ce cas il n'y a pas de problème lié au transport. La majorité des commerçants achètent en fonction des produits disponibles sur le marché ou dans la région. Pour ceux dont les types et variétés de produits sont concernés, il s'agit de produits provenant d'autres régions plus éloignées ou de l'extérieur du pays qui étaient le plus souvent indisponibles en raison des restrictions de transport.

Assouplissement des mesures barrieres et reprise des activités économiques dans les marchés urbains et ruraux

Des mois après l'annonce de la pandémie au Sénégal, la population a commencé à manifester son inquiétude, appelant à un assouplissement des mesures restrictives qui, selon **Khady Seck,** v***endeuse de produits***

alimentaires au marché, ont « *plongé des familles dans une pauvreté économique profonde* ». Pour rappel, ces mesures étaient l'assouplissement du couvre-feu sur l'ensemble du territoire national, la réouverture des marchés urbains et hebdomadaires en milieu rural, des hôtels, des restaurants et de tous les lieux de commerce, la reprise des appels interurbains sur l'ensemble du territoire national, d'autant plus que ces mesures sont jugées inefficaces et coûteuses par les populations.

Figure 12 : Évaluation par les ménages la reprise de la vie économique normale

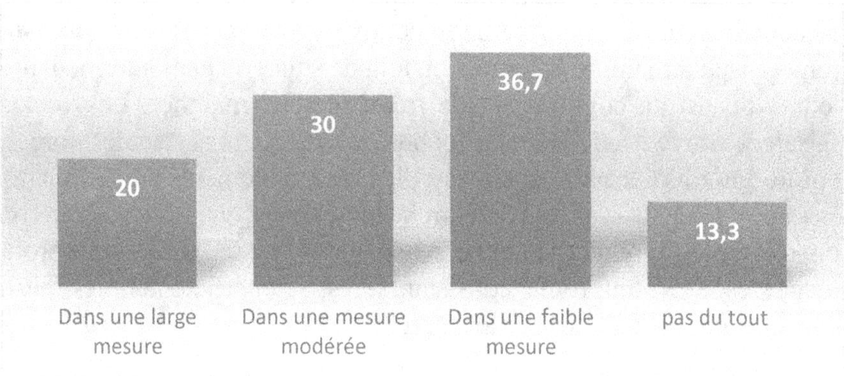

Tenant compte de la figure 7, (36,7%) des personnes interrogées attestent de la reprise de la vie économique normale. Ces statistiques rejoignent les affirmations de **Yama Ndiaye, *vendeuse de produits alimentaires*** en milieu urbain *« Désormais, toute l'économie a été touchée par la pandémie et nous n'avons pas encore ressenti les effets positifs de la suspension de ces mesures de confinement.* Il est intéressant de noter que 30% des répondants estiment que les activités sont revenues à la normale dans une mesure modérée et 20% déclarent être en situation de reprise complète. Cette catégorie d'acteurs est surtout composée par les transporteurs de produits alimentaires et les commerçants grossistes. La levée des contraintes sur les transports interurbains a favorisé la reprise de l'activité de distribution et d'échange comme en témoigne **Amsata Seck, *un chauffeur de taxi bagages*** « *en plus d'être une bonne nouvelle en termes de santé, nous nous réjouissons aussi de l'impact économique car le retour à la normale est bien engagé* ».

Discussion des résultats

La pandémie a négativement affecté les activités et le fonctionnement et les logiques des exploitations agricoles et des marchés urbains et ruraux. La construction de la résilience alimentaire procède de l'adoption de politiques publiques capables de promouvoir le développement économique, social et territorial inclusif et durable.

Les resultats de la recherche sont conformes à ceux des etudes de la FAO « COVID-19 et le rôle de la production alimentaire locale dans la construction de systèmes alimentaires locaux plus résilients ». Ces études sont à ce jour parmi les plus complètes. Elles ont souligné comment la pandémie a affecté la production et l'approvisionnement alimentaires locaux. Des observations ont été faites sur plusieurs regions du monde. Partout, les couches vulnérables ont eu un accès plus limité à la nourriture et l'insécurité alimentaire et nutritionnelle a augmenté. Les circuits d'approvisionnement alimentaire sont fortement affectés en raison de la perturbation des circuits traditionnels de distribution et de la baisse de la demande du marché résultant de la fermeture des restaurants, des services de restauration, des marchés alimentaires et des cantines publiques.

La discussion de la résilience des territoires ruraux est bâtie sur trois idées principales :

- La question du développement ne peut et ne doit être la chasse gardée des pouvoirs publics. Les pratiques de centralisme administratif et politique qui ont caractérisé l'évolution du monde rural n'ont pas toujours permis de sortir les territoires ruraux de l'inertie.
- L'équation de l'aménagement des territoires ruraux à partir d'outils et d'instruments similaires à ceux de l'aménagement urbain pour arriver à un aménagement du territoire efficient. Or, depuis l'indépendance, le développement agricole a été privilégié par rapport au développement rural, même si les financements et allocations budgétaires importants ont permis de grandes réalisations en matière d'infrastructures et d'équipements dans le monde rural.
- Le monde rural a accusé un retard en matière d'accès aux services de base. Les politiques visant à renforcer la desserte en infrastructures et équipements de base en milieu rural, à lutter contre la pauvreté, à renforcer l'autonomisation des producteurs et des femmes rurales ont eu des résultats mitigés, et une bonne partie de la population et de la société se considèrent souvent comme des citoyens de seconde zone, ce qui pose le problème de la cohésion nationale, de la citoyenneté et de la participation.

Conclusion

L'étude sur le transport des produits alimentaires dans le contexte de la COVID 19 a porté globalement sur les territoires ruraux du Sénégal à travers un diagnostic des politiques publiques de développement rural et agricole depuis les années 1960. Elle tente également d'évaluer et d'analyser leur niveau d'adaptation et de résilience dans le contexte de la pandémie de la COVID-19. Elle a ciblé plus particulièrement les zones où les liens entre la production et le transport des produits alimentaires sont assez affectés par la crise sanitaire. L'originalité de ces territoires réside dans leur importance et leur centralité dans la production, le transport et la distribution des denrées alimentaires mais aussi pour l'illustration de l'interconnexion rural-urbaine.

Les résultats ont permis de comprendre la nature complexe du monde rural et ses liens et connexions avec les centres urbains. De nombreuses informations ont été capitalisées lors de la collecte sur le terrain. L'étude a illustré les limites des politiques publiques qui se mesurent à la non-résilience des systèmes alimentaires du pays. L'observation générale montre que pendant la pandémie, les restrictions de mobilité vis-à-vis des activités agricoles ont entraîné des conséquences et des perturbations de la production alimentaire à l'accessibilité alimentaire dans les zones urbaines et périurbaines. Le principal résultat est l'insécurité alimentaire des centres urbains et la vulnérabilité des campagnes. Si l'on prend le coût de production, qui était déjà élevé, il a été exacerbé par la pandémie de COVID-19 qui a provoqué, entre autres, une inflation mondiale des prix du carburant. Se pose également le problème de la vente des denrées alimentaires affectées par les restrictions de mobilité spatiale et géographique. Une situation qui a fortement impacté les petits producteurs ruraux qui estiment que non seulement ils ne disposent pas d'équipements et d'infrastructures adaptés (exemples des chambres froides et de camions frigorifiques pour la conservation des produits alimentaires) et ne bénéficient non plus de soutiens et de subventions de l'État. Ces conséquences ont largement affecté les ménages ruraux des petites exploitations. Certains ménages enquêtés ont confirmé avoir abandonné leurs récoltes dans les champs faute de moyens de conservation.

L'axe Lompoul-Potou est un domaine pertinent pour mesurer les impacts de la pandémie de COVID-19 sur la situation de la production alimentaire et les liens ruraux-urbains dans les échanges et l'approvisionnement alimentaire. L'intérêt porté au monde rural sénégalais par les pouvoirs publics appuyés par les partenaires techniques et financiers est une réalité mais cet encadrement doit être réorganisé pour réduire les vulnérabilités et la dépendance du monde rural. Les recommandations formulées dans cette étude, portent essentiellement sur le diagnostic des disparités territoriales et de l'insécurité alimentaire. Elles pourraient constituer une contribution efficace à l'adoption de politiques de développement économique résilientes et durables.

Recommandations

Au terme de cette recherche, nous faisons quelques recommandations graduelles et programmatiques aux décideurs gouvernementaux :

A court terme, il s'agit de :

- Réaliser dans les zones rurales des plans de résilience et d'adaptation aux catastrophes au profit des exploitants et des organisations paysannes
- Repenser l'aménagement du territoire et l'organisation de l'espace national. Le développement des régions rurales sera soutenu par des programmes intégrés et inclusifs. Le désenclavement des zones de production rurale est une priorité.
- Améliorer et adapter la gouvernance foncière en prenant en compte les besoins de terres des paysans et des femmes

A moyen et long terme, les recommandations portent sur :

- L'accélération du processus de décentralisation et de réforme foncière afin de relever les défis d'un développement économique, social et territorial inclusif et durable.
- L'accompagnement et le renforcement des capacités des acteurs, petits agriculteurs et commerçants informels en gestion et par la formation professionnelle
- L'amélioration de la gestion des flux urbains-ruraux de personnes, de biens, de services et de capitaux dans ce contexte de crises, calamités et catastrophes.
- La correction des disparités socio-territoriales et spatiales

Références bibliographiques

DIAGNE, A. (2017), *Le paradoxe des plans d'ajustement structurel : le cas du Sénégal, Note de veille sur les approches, méthodes, stratégies politiques, programmes et projets de développement*, CEPOD

DIAKHATÉ MOUHAMADOU MAWLOUD (2020), *« Penser, faire, gouverner, les territoires : le Sénégal à l'épreuve du développement territorial »*, Harmattan/Sénégal, 418p.

DIOP AMADOU, (2008), *Enjeux urbains et développement territorial en Afrique contemporaine : l'espace UEMOA, Les terres du siècle* , Union Économique et Monétaire Ouest Africaine, Éditions KARTHALA, 2008, ISBN 2811100261, 9782811100261, 176 pages

DIOP D., (2018), *Quand le troisième acte tue la décentralisation sénégalaise*, 16p.

FAO, (2020), *Les villes et les gouvernements locaux à la pointe de la construction de systèmes alimentaires inclusifs et résilients : principaux résultats de l'enquête de la FAO* "Systèmes alimentaires urbains et COVID-19", version révisée. Organisation des Nations Unies pour l'alimentation et l'agriculture [en ligne]. Rome. [Consulté 18 septembre 2020. http://www.fao.org/documents/card/en/c/cb0407en

FAO, (2020), *Programme du système alimentaire de la région de la ville : mises à jour COVID-19. Organisation des Nations Unies pour l'alimentation et l'agriculture* [en ligne]. Rome. [Consulté le 18 septembre 2020]. http://www.fao.org/in-action/food-for-cities-programme/news/COVID-19/en/

KANOUTÉ B, DRAMÉ A, (2019), État des lieux du gouvernement ouvert au Sénégal, Étude commanditée par la direction de la promotion de la bonne gouvernance avec l'appui de l'expertise France, 24p.

RÉPUBLIQUE DU SÉNÉGAL, (2002), *Document de stratégie de réduction de la pauvreté,* DSRP I 2003-2005.

RÉPUBLIQUE DU SÉNÉGAL, (2006), *Document de stratégie de réduction de la pauvreté*, DSRP II 2006-2010, juin 2006.

RÉPUBLIQUE DU SÉNÉGAL, (2014), Plan Sénégal Emergent (PSE),

WADE C. S. & FALL A. , (2019). *Le village aux portes de la ville : complémentarités et conflits dans l'interface rural-urbain des communes de dernière génération de la décentralisation : Cas de Méckhé et Koul dans la Région de Thiès au Sénégal* , Revue de Géographie du Laboratoire Leïdi -ISSN 085 -255-N°20, PP 50-65

WADE C. S. (2020)., *Cahier COVID-19 au Sénégal : Perceptions et gouvernance dans "COVID 19 au quotidien".* Témoignages et interrogations en Afrique subsaharienne, PP (89-96), Coordination Alphonse YAPI-DIAHOU Université Paris 8/LADYSS (UMR 7533), Cahier « COVID 19 au quotidien ». 125 p. Ffhal-02859844f

WADE C. S. ET ALPHONSE Y-D., (2020)., *Revisiter les relations urbain-rural dans une Afrique plus urbaine*, Presses Universitaires de Dakar, 600

IMPACTS DE LA PANDEMIE COVID-19 SUR LA PRODUCTION, LE TRANSPORT ET LA COMMERCIALISATION DES PRODUITS AGRICOLES DANS L'AXE LOMPOUL-SUR-MER POTOU AU SENEGAL

Hamat SECK, Malick HANE, Baba SY

Résumé

La pandémie de la Covid-19 a plongé le monde entier dans une crise sans précédent en un temps record. Les mesures de restrictions des déplacements mises en place par le gouvernement du Sénégal pour endiguer la diffusion de la maladie ne sont pas sans effets sur la chaîne d'approvisionnement des denrées agricoles de la campagne vers la ville. C'est dans ce contexte particulier que cet article s'inscrivant dans le cadre d'un projet de l'ONU-Habitat, vise à analyser les impacts de la Covid-19 sur le transport des produits alimentaires sur l'Axe Lompoul sur mer-Potou au Sénégal. L'approche méthodologique est sous-tendue par des enquêtes à la fois qualitatives et quantitatives effectuées auprès de producteurs, commerçants, des ménages et transporteurs de la zone des Niayes. Les résultats obtenus montrent que les mesures de confinement prises ont augmenté les coûts de la production agricole, plombé l'économie locale et détérioré les conditions de vie des familles. Cette situation s'est traduite par une baisse de la production, une augmentation des prix des produits agricoles en campagne et des facteurs de production, une perte de récoltes et une sous-alimentation des familles. A cette situation désastreuse, les ménages ruraux ont adopté des stratégies pour surmonter cette crise.

Mots clés : *Covid-19 ; transport ; produits agricoles ; ville ; campagne ; axe Lompoul-Potou*

Impacts of the COVID-19 pandemic on the production, transport and marketing of agricultural products in the Lompoul sur mer-Potou area in Senegal

Abstract

The Covid-19 pandemic has plunged the whole world into an unprecedented crisis in record time. The travel restrictions put in place by the Senegalese government to stem the spread of the disease have not been without effect on the supply chain of agricultural produce from the countryside to the city. It is in this particular context that this article, part of a UN-Habitat project, aims to analyze the impacts of Covid-19 on the transport of food products on the Lompoul sur mer-Potou axis in Senegal. The methodological approach is underpinned by both qualitative and quantitative surveys of producers, traders, households and transporters in the Niayes area. The results show that the containment measures taken have increased the cost of agricultural production, depressed the local economy and worsened living conditions for families. This situation has resulted in a drop-in production, an increase in the price of agricultural produce and production factors, a loss of harvests and under-nourishment of families. In response to this disastrous situation, rural households have adopted strategies to overcome the crisis.

Keywords: *Covid-19 pandemic; transport; food product; city; campaign; Lompoul-Potou axis*

Introduction

La maladie Covid-19 est apparue en décembre 2019 à Wuhan en Chine et a été déclarée comme une pandémie le 11 mars 2020 par l'Organisation Mondiale de la Santé (OMS). Elle a atteint toutes les régions du monde en un temps record en raison de la circulation des personnes et des biens entre les Etats.

Le continent africain a enregistré un nombre important de cas de contamination et n'a pas échappé aux effets néfastes de cette maladie sur le plan sanitaire, économique et social. L'impact de cette maladie sur la croissance économique mondiale dépasse celle de la crise financière devenue globalement économique de 2008-2009 (CEDEAO, 2021, p.7). Selon la même organisation, cette crise est quasi comparable à celle de 1929 en termes de ténacité. Pour preuve, à l'échelle africaine, la pandémie a causé une diminution du PIB annuel de 2020 en le faisant passer de 3,2% à 1,8% soit une diminution de 1,4%. Dans la zone UEMOA, la Côte d'Ivoire et le Sénégal constituent les pays les plus touchés par rapport au nombre de cas. Le jour de la déclaration de la Covid-19 en pandémie par exemple, la Côte d'Ivoire avait déjà noté 1 667 cas et le Sénégal 1 709 (UEMOA, mai 2020, p. 08).

Pour atténuer les effets de la pandémie sur l'économie et la santé, différentes mesures ont été prises par chaque État. Cela a eu pour conséquences : la baisse de chiffre d'affaires des entreprises, de la trésorerie, de la production, de l'emploi et les faillites d'entreprises, etc. Selon la commission économique des Nations Unies pour l'Afrique rapporté par la CEDEAO, (2020, P. 07), l'effet négatif des mesures de confinement partiel ou total sur le PIB est estimé mensuellement à 2,5% en 2020. Ce qui montre à suffisance la gravité des effets sur l'économie.

Au Sénégal, les mesures prises par le gouvernement portaient entre autres sur le confinement, la limitation des déplacements, la distanciation sociale, le port de masque, la définition d'heure d'ouverture et de fermeture des marchés et gares routières. Ces stratégies mises en œuvre pour stopper la Covid-19 ont bouleversé par contre toute la chaîne de valeur du secteur agricole.

Le secteur agricole constitue un pilier de la politique de développement du Sénégal, et représente 17 % du PIB en 2017 (FAO, 2011). Avec 52% de la population active, l'agriculture joue de fait un rôle social et économique essentiel. Elle est majoritairement (90%) le fait d'exploitations familiales qui combinent des cultures de rente et des cultures vivrières de subsistance, tout en possédant quelques animaux en élevage extensif ou semi-intensif associé aux cultures. L'écoulement de ces produits se fait généralement dans les marchés ruraux et les marchés urbains pour approvisionner la population. Les Niayes, englobant les régions de Dakar, Thiès, Louga et Saint-Louis, abritent des producteurs maraîchers et fruitiers qui réalisent plus de 80% des exportations et des fermes modernes de production de viande, lait et œufs. Les agglomérations urbaines qui parsèment les Niayes et d'autres villes de l'intérieur du pays restent dépendantes des productions horticoles locales. Étant une zone dont le secteur agricole souffrait déjà de l'avancée des dunes, de la salinisation des sols, de l'ensablement des terres de bas-fond et de l'érosion côtière, les restrictions édictées par le gouvernement peuvent avoir de lourds impacts sur la chaîne agricole, l'économie et les conditions de vie des populations rurales.

C'est ainsi que ce présent papier cherche à analyser l'impact de la pandémie Covid-19 sur la production des produits agricoles et leur transport de la campagne vers la ville dans le contexte de la pandémie covid-19 au Sénégal. Autrement dit, il s'agit de faire un zoom sur les méthodes de production et de transport des produits agricoles, puis voir comment elles ont été affectées par les mesures de confinement liées à la pandémie au niveau de l'Axe Lompoul sur mer-Potou. L'étude est donc effectuée sur une portion de la zone des Niayes (*cf. carte 2*) qui va de Dakar à Saint-Louis sur une longueur de 180 km et une largeur variant de 5 à 30 km dans laquelle se situe l'Axe Lompoul Sur Mer-Potou (Labou et al., 2016).

D'abord il sera question d'analyser les impacts de la pandémie Covid-19 sur la production agricole, ensuite étudier ses répercussions sur le transport des produits, et enfin mettre en évidence les stratégies d'adaptation des populations de l'axe Lompoul sur mer-Potou.

RAPPEL DES MESURES PRISES PAR L'ETAT DU SÉNÉGAL

Pour freiner la propagation de la pandémie Covid-19, l'Etat du Sénégal a d'abord décidé, le 14 mars 2020, de fermer ses frontières avec le reste du monde. Cette mesure, couplée à l'interdiction de toutes activités favorisant le rassemblement, s'est ensuite étendue dès le 16 mars aux écoles, universités et marchés puis élargie aux lieux de culte (mosquées et églises). Le 23 mars, l'État d'urgence a été déclaré par le Président de la République, conformément à la loi 69-30 du 29 avril 1969 relative à l'État d'urgence et l'État de siège. Il est assorti d'un couvre-feu (de 20h à 6h du matin) et d'une suspension des transports interurbains pour limiter au maximum les déplacements. Cette série de mesures a plusieurs fois été renouvelée et au besoin renforcée par les autorités territoriales avec les prorogations de l'Etat d'urgence par le Président de la république en application des dispositions de l'article 4 de la loi n° 2020-13 du 02 avril 2020[1]. À cela s'ajoutent les mesures de distanciation sociale et le port de masque généralisé, ainsi que la sensibilisation sur le lavage régulier des mains avec du savon et l'utilisation des gels hydroalcooliques (Ba & Diop, 2020 ; Faye, 2020 ; Diouf et al., 2020).

Situation géographique de l'étude

Dans le cadre de la réalisation de ce travail d'étude et de recherche portant sur l'effet de la Covid-19 sur le transport de denrées alimentaires au Sénégal sous l'égide d'ONU-Habitat, des enquêtes de terrain ont été menées dans des zones ciblées. C'est dans ce contexte que nous avons choisi l'Axe Lompoul-Potou comme principal terrain pour faire nos enquêtes concernant le monde rural (*cf. carte 1*).

Carte 1: Localisation des localités enquêtées

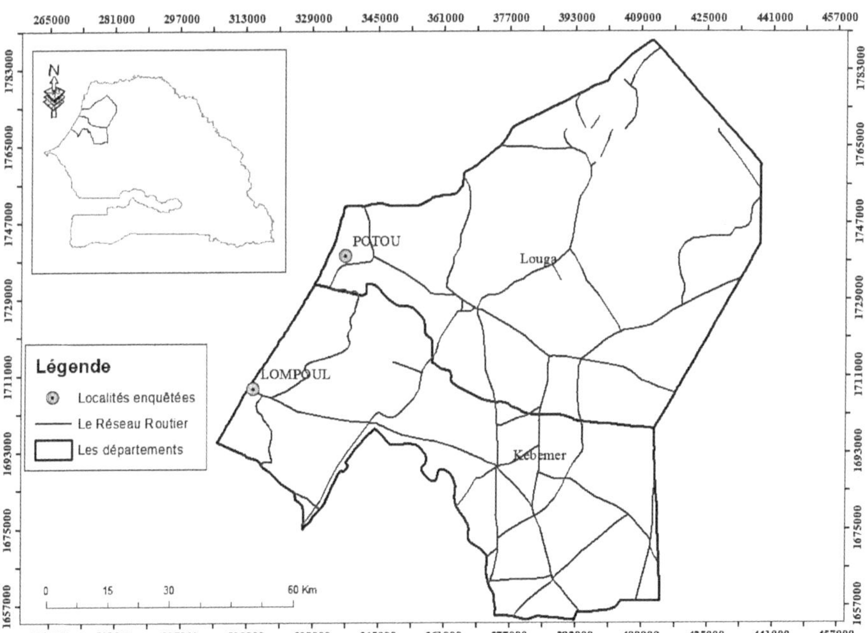

L'axe Lompoul-Potou est en effet une zone rurale située au nord-ouest du Sénégal dans la région des *Niayes* logeant le long de la phrase littorale de la grande côte Dakar-Saint-Louis. Cette région est réputée pour son potentiel de production horticole (maraîchère et arboricole) en raison de ses conditions physiques et de la proximité des grandes villes comme Thiès, Dakar, Saint-Louis et Louga qui constituent une véritable zone de marché et de consommation (Wade, 2010). Cette zone constitue le *« grenier horticole du Sénégal »* (Ndiaye, 1995 : p. 10) avec plus de 60% de la production nationale et 80% des exportations (DGPRE, 2017), malgré la dégradation des conditions climatiques, les fluctuations de l'eau de la nappe phréatique, l'ensablement, la salinisation des terres et l'urbanisation (Fall et al., 2000 ; Ngom et al., 2017). A cela s'ajoute l'utilisation non maîtrisée de pesticides qui a précipité l'érosion des sols et la contamination de la nappe (Cissé et al., 2003). Ces contraintes qui conditionnent largement la qualité et la quantité de la production agricole dans cette région.

Carte 2 : Localisation de la zone des Niayes

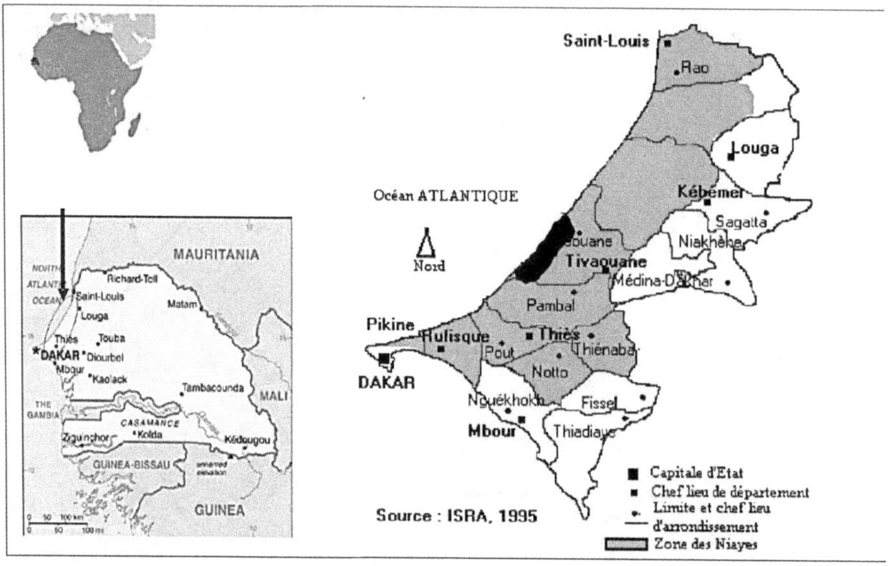

Outils et méthodes

Revue critique de la littérature

Pour cerner la problématique de notre recherche, nous avons au préalable procédé à une revue des connaissances déjà produites sur la question. Un travail primordial qui nous a permis de faire un état des lieux des productions scientifiques en rapport direct ou indirect avec le thème dans le temps et dans l'espace. Ce qui nous a permis d'affiner notre cadre d'analyse conceptuel.

La collecte de données

La collecte de données a constitué le cœur de notre travail d'étude et de recherche. Elle est élaborée en deux (2) étapes fondamentales : les enquêtes de terrain (i) et les analyses spatiales géomatiques (ii).

Concernant la première phase de collecte de données sur le terrain, nous avons réalisé une série d'enquêtes sur notre zone d'étude, l'axe Lompoul-Potou. Ces enquêtes ont été menées en avril 2022 dans précisément trois (3) localités à savoir : Lompoul-Sur-Mer, Potou et Khonk-Yoy qui est un village contigu à Lompoul. Elles se sont déroulées en deux (2) phases. La première phase a concerné essentiellement les enquêtes quantitatives avec le ***Questionnaire*** comme outil principal. Pour rappel, cette étude s'inscrit dans le cadre d'un projet de ONU-Habitat. Les questionnaires ont été déjà élaborés à l'avance par les bailleurs, et le nombre d'enquêtés prédéfini. C'est ainsi qu'un échantillon de trente (30) individus à enquêter pour chaque questionnaire a été retenu, soit trente (30) ménages disposant d'une petite exploitation agricole, trente (30) vendeurs de produits alimentaires agricoles et trente (30) transporteurs de produits alimentaires. Ce qui fait un total de quatre-vingt-dix (90) individus enquêtés au niveau des trois (3) sites. Pour ce travail, nous avons ciblé trois (3) catégories de populations : les ménages disposant d'une petite exploitation agricole ; les vendeurs de légumes en détail dans les marchés ruraux ; les transporteurs de produits agricoles. Les questionnaires ont été élaborés avec le logiciel Kobotoolbox et sont constitués de plusieurs questions. Des questions qui ont été regroupées en parties : identification ; situation socio-économique ; impact des mesures de confinements mises en place par le gouvernement ; situation post-Covid-19.

La deuxième phase s'est essentiellement portée sur les enquêtes qualitatives avec l'organisation de deux (2) ***Focus group***. Nous avons mené toutes ces deux activités à Lompoul-Sur-Mer. Le premier *focus group* nous a permis de regrouper les principaux acteurs qui assurent l'organisation et le fonctionnement du marché. Le second focus group a réuni des responsables du transport de produits alimentaires disposant de véhicules pour assurer l'approvisionnement des villes. Ces entretiens collectifs étaient des occasions idéales pour réunir un certain nombre d'acteurs majeurs qui interviennent directement ou indirectement dans la production et la commercialisation de produits agricoles, afin de discuter sur plusieurs thèmes différents. Des thèmes qui portaient principalement sur l'organisation du marché et la production, l'effet de la Covid-19 sur les activités, la situation post-Covid-19, les défis à relever et l'appréciation des mesures de confinements de la Covid-19 prises par le gouvernement.

Modalités	Outils	Localités	Nombre
Enquêtes quantitatives	Questionnaires	Lompoul-Sur-Mer Potou Khonk-Yoy	90
Enquêtes qualitatives	Focus group	Lompoul-Sur-Mer	2

Analyses spatiales

L'analyse spatiale s'est essentiellement portée sur l'utilisation des Systèmes d'Informations Géographiques (SIG) pour produire des cartes de localisation des zones d'études, mais également la cartographie des différents ménages enquêtés. Cette cartographie a été réalisée avec le logiciel ArcGIS.

Traitement des données

Les données obtenues à travers les enquêtes ont été traitées avec les logiciels Excel et Word.

Résultats

Dans les Niayes, les champs de culture se trouvent généralement dans des zones dépressionnaires entre les dunes. C'est un lieu où la nappe est très proche avec un sol fertile favorable à la culture maraîchère (Fall et al.,2000 ; Labou et al., 2016). C'est la raison pour laquelle la zone des Niayes occupe une place centrale dans l'économie nationale avec le poids de sa production maraîchère à destination des marchés urbains de consommation. En 2014 par exemple, la production maraîchère a été évaluée à 741 925 tonnes avec avec un volume d'exportation total, tous produits confondus, de 85 000 tonnes. Cependant, la pandémie Covid-19 et ses corollaires ont eu des impacts sur la production et la commercialisation des produits agricoles dans cette région des Niayes.

Les effets de la pandémie COVID-19 sur la production horticole

Sur l'axe rural Lompoul-Potou, la crise de la Covid-19 a eu des conséquences désastreuses sur la production des denrées alimentaires. En effet, les mesures de confinement imposées par l'Etat pour lutter contre la pandémie ont lourdement affecté les systèmes de production agricole des *Niayes* (IPAR, 2021 ; FAO, 2020). Justement la FAO Sénégal dans son rapport (2020) confirme que près d'un million de poulets et plus de 5200 tonnes de produits maraîchers sont en souffrance du fait des difficultés d'accès aux marchés et l'arrêt des exportations a entraîné un manque à gagner au secteur de la pêche qui a représenté 16 % des recettes totales des exportations nationales en 2018. C'est ce que démontre le graphique 1 qui met en évidence les effets de la Covid-19 sur les coûts de production.

Graphique 1 : Effets de la pandémie Covid-19 sur les coûts de production

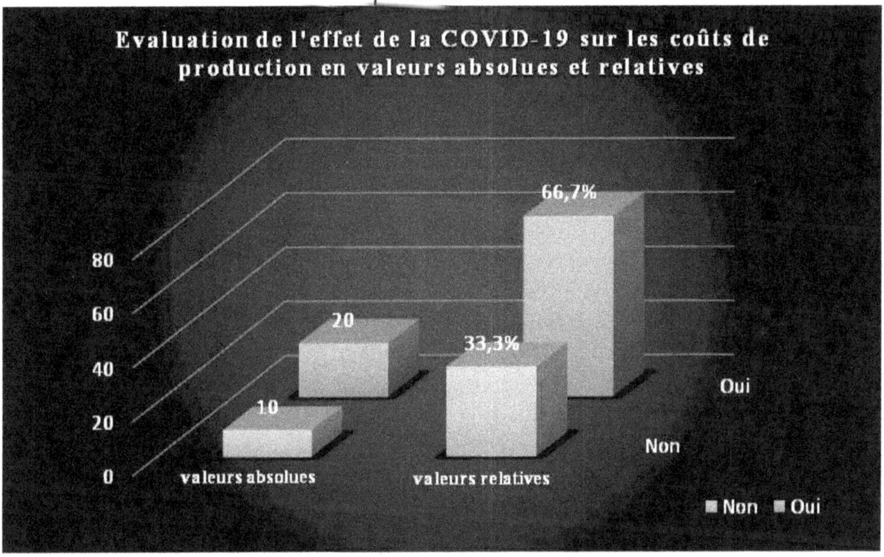

Source : enquêtes ONU/Habitat par SECK H. et SOW P. G., 2022

Il en ressort que 20 ménages sur 30 affirment effectivement que les mesures de confinement de la Covid-19 ont affecté les coûts de leurs productions, soit un taux de 66,7% contre 33,3%, correspondant à un total de 10 ménages soutiennent le contraire. L'écrasante majorité des paysans soutient qu'avec les mesures de confinement de la COVID-19, les semences sont devenues rares et très chers, le prix du carburant a drastiquement augmenté et à en croire les propos de Mame Goor Fall, un petit producteur, le recours au solaire est quasi impossible car « *le fonctionnement et l'entretien sont trop coûteux. Par exemple, avec les 25.000 francs que j'achète en carburant, je ne peux pas y faire grand-chose* », se désole-t-il. « *Avec cette malheureuse pandémie, l'accès aux produits agricoles est difficile et pour le carburant et le solaire n'en parlons même pas. Seuls les grands producteurs ont ce privilège* », ajoute Diobbé Fall, une femme que nous avons interrogée.

Cette situation est d'autant plus aggravée par le déficit d'équipements de stockage et de moyens logistiques (Dury et al., 2021). D'ailleurs les producteurs interrogés ont saisi l'occasion pour lancer un signal d'alarme pour qu'on leur vienne en aide face à cette situation chaotique comme ils disent, même si certains affirment que la Covid-19 n'a rien changé.

La pandémie Covid-19 a plombé l'économie locale

L'économie locale de la zone des *Niayes* a également souffert des répercussions de cette pandémie. Les producteurs ont été particulièrement impactés car avec les mesures de confinement, ces derniers n'arrivaient pas à écouler leur production or 87.1% des ménages affirment que l'agriculture est leur principale source de revenus. En effet, sur un total de 30 ménages enquêtés qui sont des agriculteurs évoluant dans le maraîchage, les 29 ont répondu affirmativement contre 1 (un) seul Non (soit 97% contre 3%), ce qui confirme que la crise a largement affecté l'économie locale qui repose généralement sur l'agriculture. C'est ce que représente la figure suivante :

Graphique 2 : Pourcentage de commerçants ayant des difficultés à écouler leurs marchandises

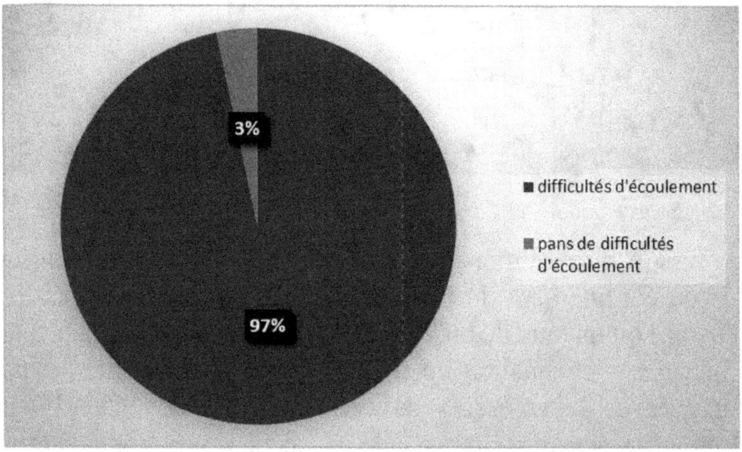

Source : enquête ONU/Habitat par SECK H. et SOW P. G., 2022

De plus, 97% des ménages enquêtés confirment que la pandémie a induit une baisse drastique des prix des produits alimentaires qu'ils cultivent. Selon ces derniers, cette situation est due au fait que, durant le confinement, les clients se sont faits rares et les grands commerçants ne venaient plus pour acheter les produits. A cela s'ajoute le fait que le transport était presque au point-mort et il est devenu très difficile voire impossible de transporter les produits agricoles du milieu rural vers les grands marchés urbains pour les besoins de l'approvisionnement. Ousseynou KA nous explique avec désespoir que :

« L'année dernière, nous étions obligés de vendre nos récoltes à des prix extrêmement bas (il jure). Imaginez qu'on vendait un sac d'oignons à 700 francs, un sac de pommes de terre à 1.000 francs ou un peu plus. On était même obligé d'aller jeter ces produits alimentaires dans les champs car ils périssent entre nos mains sans possibilité de les écouler. Vraiment nous sommes trop fatigués et nous demandons de l'aide de la part de l'Etat ».

De plus beaucoup de producteurs ont eu pratiquement les mêmes explications sur cette question à l'exception de Souleymane Diakhaté (un producteur âgé de trente (30) ans disposant d'un petit périmètre d'exploitation) le seul qui a répondu cette interrogation par le Non. Selon lui, *« la pandémie n'a pas vraiment impacté les prix de vente des produits agricoles »* dans cette zone rurale de Lompoul-Potou.

Effets de la COVID-19 sur les transports des produits alimentaires des campagnes vers les villes

Le transport des produits alimentaires se fait par deux étapes. La première étape part du champ, lieu de production, aux marchés ruraux appelés *« louma »* en wolof. La deuxième étape est celle qui va de ces loumas aux marchés des grandes villes consommateurs. Ce transport est assuré par des types de véhicules spécifiques tels que les camions, les L200 modifiés en fonction, etc. Les enquêtes faites auprès de ménages disposant de petites exploitations agricoles ont permis de comprendre la manière dont les produits sont écoulés (cf. graphique 3).

Graphique 3 : Les principaux lieux d'écoulement des produits agricoles

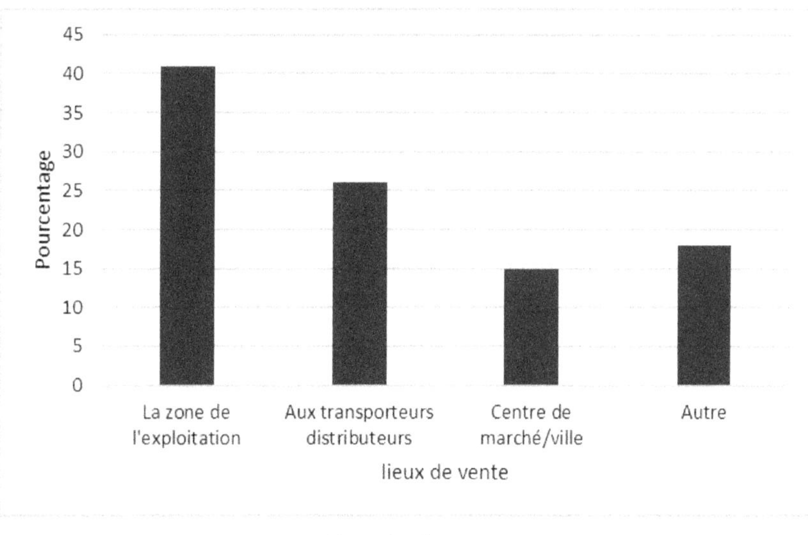

Source : Enquêtes-ménages/ONU/Habitat par SECK H. et SOW P. G., 2022

Cette figure montre que 41% des ménages de la zone d'étude vendent leurs récoltes dans leurs terroirs. Il s'agit généralement des *loumas* les plus proches. Une part de 26% des ménages affirment que leurs récoltes sont vendues aux transporteurs/ distributeurs qui les rejoignent soit au niveau des champs soit au niveau des marchés. 18% d'entre eux choisissent le lieu en fonction du contexte et 15% acheminent directement leurs marchandises dans les villes. Ces choix influencent les moyens de transport des marchandises pour la vente.

Le transport partant des champs aux loumas

En ce qui concerne le transport de courte distance allant des champs aux marchés ruraux, elle n'a pas été beaucoup affectée. Ce sont généralement les charrettes et les camionnettes qui transportent les récoltes vers les marchés de Khonk Yoy, de Lompoul sur Mer et Potou. Toutefois, il faut noter que les véhicules de transport étaient en manque mais les charrettes représentaient l'alternative. Cette situation permettait donc aux charretiers de développer leur économie. La figure suivante montre les moyens de transport de marchandises du champ vers les loumas et des loumas vers les centres urbains.

Graphique4 : Moyens de transport des produits agricoles

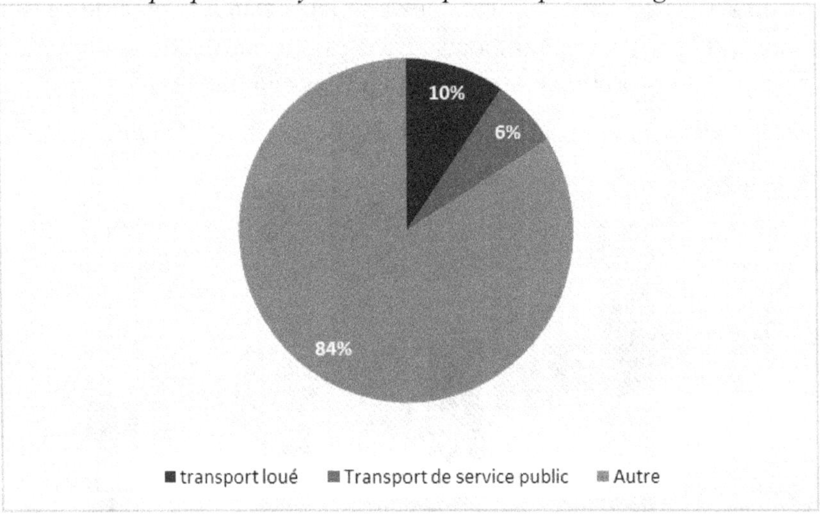

Source : Enquêtes ménages/ONU/Habitat par SECK H. et SOW P. G., 2022

Ce graphique montre que 10% des producteurs interrogés utilisent un moyen de transport loué alors que 6% utilisent le transport de service public. La différence entre ces deux usages réside dans le fait que dans le premier cas, c'est l'usage individuel et donc plus cher alors que dans le second c'est l'usage collectif et donc moins cher. Au moment où 84% de ces producteurs alternent les deux moyens de transport (publics et loués). La première étape assure une importante partie dans l'acheminement vers les *loumas* et la deuxième permet généralement l'approvisionnement des villes en denrées alimentaires. Toutefois, les ménages qui ne disposent ni de charrette ni de véhicule sont obligés de louer pour transporter leurs récoltes vers les marchés.

Les marchés locaux de Lompoul, de Potou et de Fass Boy représentent les centres où convergent tous les produits des localités environnantes. Par exemple, le marché de Lompoul sur Mer polarise les villages de Soukougne, Sary, Rondégue, Kinine, Fobando, Toundou Maley, Al Ndiaye, etc. Si le village se situe à une distance assez longue, les véhicules sont plus appropriés pour collecter les marchandises vers les marchés.

Le transport allant des loumas aux centres urbains

De ces marchés, des camions de grand calibre chargent des légumes pour les transporter vers les villes du Sénégal à l'image de Dakar, Touba, Saint-Louis, Kaolack, Thiès, Tamba, selon Docteur Tall habitant de Lompoul. Les marchés de Touba, Dakar et Kaolack sont les principales destinations des légumes de la zone de Lompoul selon Ogo Bâ, un responsable d'une bascule au marché de Lompoul sur mer. La photo ci-dessous montre l'embarquement de la marchandise sur un véhicule à destination de la ville de Touba.

Photos : Véhicule de transport de produits maraîchers vers les centres urbains

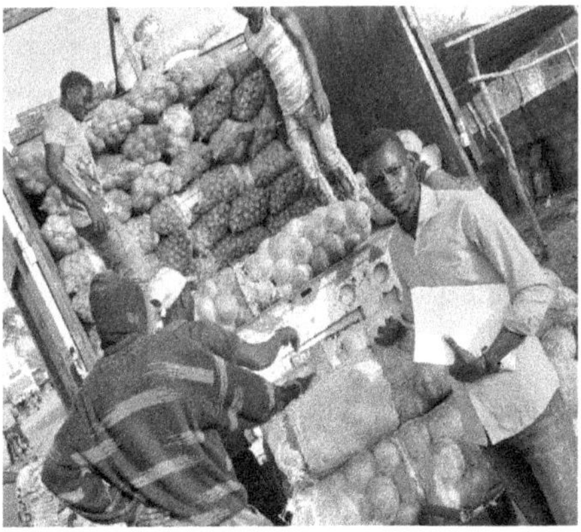

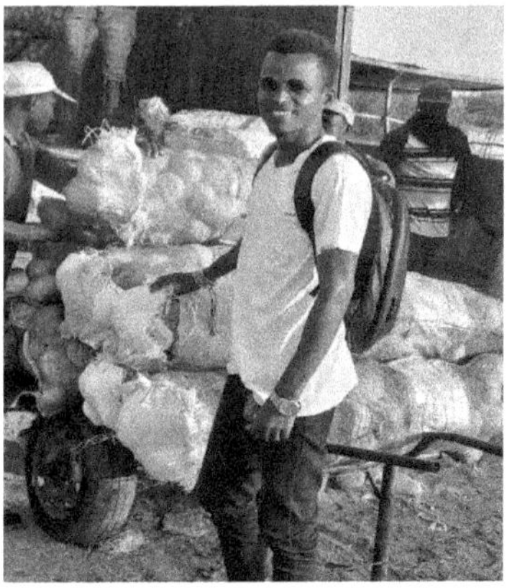

Clichés : Hamat SECK et Papa Gueye SOW, 2022

Les mesures de restriction par rapport aux heures de voyage qui interdisent le transport interurbain la nuit ont eu des conséquences néfastes sur le transport des produits alimentaires vers les marchés urbains. Premièrement, les dégâts causés par ces restrictions sont la pourriture des produits en raison des fortes températures de la journée. Auparavant, les transporteurs préféraient voyager la nuit pour éviter de rouler sous le chaud soleil qui dégradait la qualité des légumes. Ce changement d'horaire a entraîné d'énormes pertes pour les producteurs et les transporteurs. Sur le véhicule, cette température est aussi la cause de certaines pannes et a mis au garage beaucoup de véhicules de transport de marchandises, selon El-hadji, le responsable des transporteurs du marché de Lompoul Sur Mer qui est aussi un propriétaire de camions. Il nous confie en guise d'illustration que lui-même il a deux véhicules qui étaient en panne en ce moment. Il affirme également que les quantités de légumes acheminés par jour vers les marchés urbains ont drastiquement diminué. Cela est dû à la mévente des produits et à la rareté des véhicules qui ne sont plus autorisés à venir en milieu rural. Seuls les véhicules des transporteurs locaux assurent la quasi-totalité des transports de marchandises qui se faisaient durant la période de la COVID-19. Alors que par jour le nombre de véhicules chargés au niveau du pont bascule de Monsieur Ogo Ba pouvait atteindre 10 par jour avant la COVID-19, durant la période de la pandémie le nombre maximum de véhicules avait dégringolé jusqu'à 2 au maximum avec une charge comprise entre 15 et 20 tonnes par jour.

Avant la période de COVID-19, tous les types de légumes de la zone atterrissaient dans les véhicules mais, durant la pandémie, les légumes les plus notés tournent autour de l'oignon, de l'oignon vert, et du poivron. Ainsi la zone fournissait généralement ces produits aux villes. Le coût des trajets devenait plus cher. Cela s'explique par l'augmentation des prix du carburant et les amendes imposées par les forces de l'ordre sur les routes pour avoir une autorisation de passer. Un chauffeur nous confie qu'il pouvait dépenser plus de 10 000 francs durant un seul trajet. Elle peut dépasser ce montant si le chauffeur ne respecte pas les mesures de protection édictées pour les chauffeurs de poids lourds.

Les stratégies d'adaptation des acteurs

La pandémie COVID-19 a causé beaucoup de difficultés économiques aux ménages et aux producteurs du milieu rural. Ces conséquences se résument à la réduction de leurs chiffres d'affaires en raison de la mévente des produits, de la cherté et de l'indisponibilité des intrants sur le marché, de la faiblesse des quantités de production et de la limitation du transport des récoltes vers les villes qui sont les foyers de consommation. Face à ces problèmes, les acteurs économiques du milieu rural ont pu adopter des stratégies d'adaptation pour surmonter cette situation difficile.

Les ménages

Du côté des ménages, on remarque selon les enquêtés une diversification des sources de revenu. Certains commerçants de légumes allaient du commerce à la production maraîchère, d'autres y ajoutent l'élevage de volailles pour subvenir à leurs dépenses. Il est à noter que les ménages de ces localités sont généralement dépendants de l'agriculture mais pratiquent parallèlement l'élevage. Cette activité secondaire était pour eux un bon recours pour gagner de l'argent. Les principaux animaux élevés sont le bétail et la volaille qu'ils nourrissent avec les restes d'aliments agricoles. Dans certaines familles, s'il en existait, c'est les fonctionnaires qui soutenaient les dépenses de la famille. L'épargne et le prêt ont constitué aussi des alternatives pour survivre.

Les maraîchers

Chez les maraîchers, le premier réflexe était de choisir les variétés à cultiver en fonction de la facilité d'écoulement, de la disponibilité des semences et de la capacité de résistance à la pourriture des produits. Parmi ces cultures, nous avons l'oignon, le chou, le poivron, le piment. L'étalement de la récolte dans le temps en récolte des quantités moyennes par jour leur permettait d'écouler progressivement les produits dans le marché. Cette période de pandémie coïncidait avec la hausse du prix des intrants tels que les semences, l'engrais, et l'essence. Par exemple, le sac d'engrais qui coûtait 12 000f CFA, a connu une hausse jusqu'à 35 000f CFA. Cette situation avait rendu plus difficiles les capacités de production des cultivateurs. Elle a conduit naturellement à la réduction des champs de culture en les adaptant à leurs capacités financières, ce qui se matérialise par une limitation des surfaces cultivées. Les saisonniers parmi lesquels on retrouve des étrangers, rentrent dans leur localité d'origine parce que le travail n'est plus rentable.

Les commerçants de détail dans les marchés locaux

Les commerçants de détail avaient aussi des stratégies d'adaptation plus ou moins difficiles en raison de la présence des forces de l'ordre dans les marchés pour contrôler la distanciation physique et le port de masque. En un certain moment de la pandémie, la fréquentation des marchés était interdite mais les commerçants vendaient leurs marchandises en cachette au marché. Si les forces de l'ordre trouvaient les sacs de marchandises dans le marché, ils les déchiraient pour jeter les légumes par terre. Ces restrictions ont causé la rareté des clients chez les petits commerçants. Certains clients préféraient se procurer de légumes par téléphone et c'est le commerçant qui mettait la marchandise dans une voiture ou la remettait à un voisin de la cliente pour la lui faire parvenir. Les commerçants diminuent ainsi leurs marchandises pour éviter la mévente.

Les commerçants grossistes

Le commerce en gros connaissait des difficultés liées au transport et à l'écoulement. La plupart des commerçants sont en même temps des maraîchers ou financent les maraîchers dont ils sont les principaux clients.

Les chauffeurs et les transporteurs

Dans ce contexte de pandémie, les transporteurs avaient choisi de mettre au garage leurs véhicules car ils avaient remarqué que le transport ne rapportait plus. La diminution du personnel était aussi une des stratégies pour diminuer les charges afférentes aux salaires.

Discussion

La pandémie de la Covid-19 a lourdement impacté la production et le transport des denrées alimentaires. Au Sénégal, les répercussions se sont fait ressentir aussi bien en ville qu'à la campagne. Dans la campagne justement, l'économie locale a subi de plein fouet les effets de la pandémie. Pas qu'au Sénégal, au Canada également les travaux de (Gray 2020) montrent que la Covid-19 a bouleversé le système de transport des produits alimentaires, même si, dans ce cas précis, c'est la rareté des containers vides qui a plus causé ce dysfonctionnement. En Tunisie, Elloumi (2020) a démontré que l'agriculture a été lourdement impactée par l'effet des mesures prises pour endiguer la Covid-19. Selon lui, ce sont les principales filières agricoles tunisiennes d'exportation (dattes, huile d'olive, etc.) qui ont été les plus affectées. De plus, les populations les plus pauvres ne pouvaient plus avoir accès aux denrées alimentaires de base en raison de la hausse des prix.

Le rapport de la CEDEAO intitulé *Pandémie covid-19 : impact des mesures de restriction en Afrique de l'Ouest* décrit la même situation et confirme que "l'impact sur le revenu est plus sévère pour les personnes qui dépendent de sources de revenu instables et précaires, notamment les petits commerçants, les vendeurs de rue et les travailleurs occasionnels" (CEDEAO, 2020, p. 68). Cette hausse des prix qui touche tous les secteurs d'activités et particulièrement les producteurs, les commerçants et les transporteurs de la zone des Niayes est le fruit d'effets conjugués de la pandémie. Premièrement, la fermeture des frontières et la limitation des stocks et des productions des fournisseurs internationaux a fait que la demande était supérieure à l'offre. De par ses lourdes conséquences socio-économiques, la crise Covid-19 est comparable au choc pétrolier de 1972, à la crise financière et économique de 2008 et à l'épidémie Ebola en Guinée, Sierra Leone et Libéria en 2014.

Le sentiment d'incertitude instauré par la crise en raison de la limitation du transport des personnes et des biens, crée un réflexe de prise de mesures de prudence chez les maraîchers qui produisent moins pour s'arrimer aux comportements des consommateurs qui limitent à leur niveau leurs dépenses. Ceci fait partie des stratégies d'adaptation des ménages de la zone des Niayes qui limitent leurs dépenses quotidiennes et les orientent principalement vers les produits de première nécessité comme le riz, l'huile, etc.

Sur le plan de l'accès au marché des petits producteurs, le rapport de la FAO du 15 avril 2020 intitulé « *Les répercussions de la COVID-19 sur l'accès des petits producteurs aux marchés* » souligne que les dégâts causés sur les récoltes concernent plus des denrées à forte valeur marchande (périssables).

En outre, la restriction de la liberté de circuler constitue un obstacle à l'accès des petits producteurs aux intrants requis pour la chaîne de la campagne agricole, d'où la crainte de voir diminuer la productivité. La FAO Sénégal (2020), à travers l'initiative "Le panier de la ménagère", a démontré que ce sont les femmes qui sont les plus touchées par les effets de cette pandémie alors qu'elles produisent entre 60 % et 80 % de l'alimentation dans les ménages ruraux. Une situation en dit long sur la gravité des impacts de la pandémie Covid-19. Cette situation décrite s'illustre dans la zone des Niayes avec les femmes qui avaient vu leurs activités perturbées et que les horticulteurs qui n'avaient plus accès aux intrants en raison de leur cherté et de leur indisponibilité. En effet, les prix de l'engrais et du carburant pour l'arrosage des cultures ont connu une hausse énorme insupportable pour les exploitants agricoles.

Cependant, il importe de noter aussi que le niveau d'exposition et de répercussion de cette crise sanitaire n'est pas uniforme. Il varie en fonction des pays et des contextes locaux. Dugué et al. (2021) dénotent en effet qu'au Burkina Faso, le risque d'insécurité alimentaire qui a été annoncé en Afrique de l'Ouest avec la Covid-19 n'a pas été très ressenti dans le pays, même s'ils confirment que l'agriculture et l'élevage ont été très fragilisés par la crise. Ils affirment en effet que durant la pandémie, les producteurs avaient des difficultés à écouler leurs produits et les éleveurs leurs bétails. En outre, les sociétés cotonnières ont dû faire face à une baisse prononcée du prix international du coton en 2020. En évoquant cette hétérogénéité du niveau d'exposition des pays africains notamment, il faut tenir en compte le fait que, dans certaines poches de régions, les sociétés présentent beaucoup de similitudes dans leurs modes de vie lesquelles peuvent uniformiser le niveau d'exposition. Par exemple, Véronique et al. (2021) affirment cet effet que les populations frontalières de la zone Sénégal, Gambie, Guinée qui avaient l'habitude de circuler et d'échanger librement ont vu ce mode de vie "uniforme" être bouleversé par la fermeture des frontières durant la crise Covid-19. Face à cette situation désastreuse, les ménages qui sont généralement formés d'hommes et de femmes s'activant dans la chaîne horticole ont adopté des comportements réflexifs pour se nourrir. En Afrique de l'Ouest, le rapport de la CEDEAO nous informe que, pendant cette période, la majorité des ménages (60) ont fait recours à des stratégies d'adaptation telles que manger des aliments moins préférés, limiter les repas, diminuer les quantités d'alimentation ou passer une journée entière sans manger. Contrairement à la zone des Niayes où les ménages faisaient plus recours à la diversification des activités, à la vente de leur bétail et de leurs volailles, à l'adaptation des variétés à cultiver par rapport au contexte du marché, à puiser dans les fonds d'épargne, etc. C'est de cette crise même qu'est né le marché du village de Khonk Yoy grâce à l'organisation de la population. Toutefois, les enquêtés affirment qu'ils avaient des difficultés pour subvenir à leurs besoins habituels comme le paiement de la scolarité de leurs enfants, et l'assurance de la dépense quotidienne.

Enfin, la question sur l'accès à l'information chiffrée et de la disponibilité des données officielles concernant l'évaluation de la pandémie de Covid-19 dans les pays africains revient sans cesse dans les discussions. Une étude réalisée par l'APESS (2021) en collaboration avec le CRDI a permis de mettre en évidence les gaps d'informations/ connaissances dans l'évaluation des mesures sociales et économiques de riposte contre la Covid-19 en Afrique de l'Ouest et du Centre. Ce rapport qui met l'accent sur le secteur de l'élevage montre que ce sont les pays tels que Cameroun, Guinée, Tchad qui sont les plus concernés par cette absence d'informations sur les différents aspects sur lesquels s'interroge le projet d'appui en réponse aux effets de la COVID-19 dans le secteur de l'élevage en Afrique de l'Ouest et du Centre (COVID19-AFS).

Conclusion

La pandémie de la Covid-19 a perturbé les principales activités socio-économiques, notamment la production et le transport des denrées agricoles. Au Sénégal, les mesures de confinement contre la Covid-19 ont effectivement eu des répercussions considérables sur la chaîne de production alimentaire dans la zone des Niayes. Les conséquences sur les différentes composantes de la chaîne allant de la production à l'approvisionnement des marchés en des denrées alimentaires par moyen de transport se manifestent par l'augmentation des coûts de production, la déstructuration de l'économie locale et la dégradation des conditions de vie des ménages. Avec la limitation des déplacements, les petits producteurs n'arrivent plus à écouler leurs récoltes. Par conséquent, certains producteurs acceptent de vendre leurs récoltes à des prix extrêmement bas alors que d'autres les jettent dans les champs faute d'infrastructures de stockage et de transformation. Au même moment, les transporteurs ont vu leur chiffre d'affaires chuter à cause de ces restrictions. La conjugaison de ces facteurs et d'autres ont largement plombé l'économie locale avec l'exacerbation des disparités socio-économiques existantes. Face à cette situation difficile, les ménages ruraux ont adopté des stratégies pour surmonter cette crise avec notamment la pratique de l'élevage, la sélection de types de denrées à cultiver plus facile à écouler, la rationalisation des dépenses quotidiennes, le recours aux prêts bancaires, etc. Ainsi à l'instar de tous les pays, au Sénégal, la pandémie Covid-19 a mis en évidence les dysfonctionnements de la chaine de production et d'approvisionnement dans un contexte de crise. Ce qui appelle une remise en cause de la pertinence de la restriction des déplacements dans un contexte de relation ville-campagne basée sur une chaine d'approvisionnement dans laquelle le transport joue un rôle important. Une réflexion sur les conditions de transport des denrées alimentaires en temps de crise sanitaire s'impose pour éviter les conséquences désastreuses sur l'économie locale.

Références bibliographiques

ANSD, (2020), *Repère statistique de l'environnement d'évolution du Covid-19 au Sénégal*, http://www.ansd.sn/ressources/publications/Repere%20statistique%20covid_maladies%20chroniques

APESS, (2021), *Les effets de la Covid-19 sur le secteur de l'élevage en Afrique de l'Ouest et du Centre*, CRDI, décembre 2021

BA M. et DIOP M., (2020), "Repère statistique de l'environnement d'évolution du Covid-19 au Sénégal, Impact des mesures d'urgence et de prévention sur la propagation du Covid-19 au Sénégal"

BABACAR LABOU, DOMINIQUE BORDAT, THIERRY BREVAULT ET KARAMOKO DIARRA, (2016), "Importance de la "Teigne du chou" dans les Niayes au Sénégal : interrelations avec la température et les cultivars utilisés", *Int. J. Biol. Chem. Sci.*, pp 706-721

CEDEAO, (2021), *Pandémie de la Covid-19 : impact des mesures de restriction en Afrique de l'Ouest*

DGPRE, (2017), *Cartographie de la vulnérabilité des Niayes à l'intrusion saline : Evaluation - cartographie et orientations stratégiques pour une meilleure gestion*, février 2017

DUGUE P., KOHIO E. N. et TIEMTORE J., (2021), « L'agriculture burkinabè face à la crise de la Covid-19 : cas des régions du Yatenga et des Hauts-Bassins », *Cahiers Agricultures*, https://doi.org/10.1051/cagri/2021002.

DURY S., ALPHA A., ZAKHIA-ROZIS N., GIORDANO T., (2021), « Les systèmes alimentaires aux défis de la crise de la Covid-19 en Afrique : enseignements et incertitudes », *Cahiers Agricultures*

ELLOUMI M., (2020), « L'agriculture tunisienne face à la Covid-19 : impacts de la crise sanitaire et perspectives pour une agriculture résiliente », *Cahiers Agricultures*, pp 29-35, https://doi.org/10.1051/cagri/2020032.

FALL S. T., FALL A. S., CISSE I., BADIANE A., FALL C. A. et DIAO M. B., (2000), Intégration *horticulture - élevage dans les systèmes agricoles urbains de la zone des Niayes (Sénégal)*, Bulletin de l'APAD

FAO Sénégal, (2020), *L'initiative "Le panier de la ménagère " lancée pour répondre au COVID-19,* avec le Ministère de l'Agriculture et de l'Équipement rural (MAER), ONU-FEMMES et UNFPA/ http://www.fao.org/senegal/actualites/detail-events/fr/c/1273333/

FAO, (2020), *Les répercussions de la Covid-19 sur l'accès des petits producteurs aux marchés*, 15 avril 2020, 10 P.

FAO, (2016), *Impact of the Ebola virus disease outbreak on market chains and trade of agricultural products in West Africa*

GRAY R., (2020), « Agriculture, transportation, and the COVID-19 crisis », *Canadian Journal of Agricultural Economics/*Revue canadienne d'agroeconomie, pp 239-43/ https://doi.org/10.1111/cjag.12235.

CISSE I., TANDIA A. A., FALL S. T., DIOP E. S., (2003), "Usage incontrôlé des pesticides en agriculture périurbaine : cas de la zone des Niayes au Sénégal", *Cahiers Agricultures*, pp 181-186

DIOUF I., BOUSSO A. et SONKO I., (2020) "Gestion de la pandémie COVID-19 au Sénégal", *Médecine de Catastrophe - Urgences Collectives*, pp 217–222

IPAR, (2021), *Effets de la Covid-19 sur les activités de production, de transformation et de commercialisation de produits horticoles, avicoles et halieutiques menées par des femmes dans les Niayes*, Projet COPSA, décembre 2021, 78 p.

Ministère du Commerce et des Petites et Moyennes Entreprises Direction des Petites et Moyennes Entreprises, (2020), *Etude de l'impact de la Covid-19 sur les entreprises et travailleurs de l'économie informelle au Sénégal,* Genève, Bureau international du Travail

NDIAYE A. L., (1995), *Etude et cartographie des paysages de la Grande Côte sénégalaise : applications à la mise en valeur et à la conservation des ressources naturelles*, Dakar (SEN) ; Dakar : UCAD ; ORSTOM, 508 p. multigr.

NGOM S., DIEYE I., THIAM M. B., SONKO A., DIARRA R., DIARRA K., DIOP M., (2017), « Efficacité agronomique du compost à base de la biomasse du "Neem" et de l'anacarde sur des cultures maraîchères dans la zone des Niayes du Sénégal », *Agronomie Africaine*, pp 269 – 278

FAYE S. L. B., (2020), "La distanciation sociale au Sénégal, un remède au Covid-19 qui a du mal à passer", *The Conversation,* march 29 2020

UE, (2023), *Sécurisation des chaînes d'approvisionnement en produits agricoles pendant la pandémie de COVID-19*, 41 pages

UEMOA, (2020), *Impact de la pandémie du Covid-19 sur le secteur privé de l'UEMOA*

VELAVAN T. et MEYER C., (2020), "The COVID-19 Epidemic", *Tropical Medicine & International Health*, pp 278-80/ https://doi.org/10.1111/tmi.13383

VERONIQUE P., NELLY R. et NELLY M., (2021), « Spatialité et temporalité de l'épidémie de la Covid-19 au Sénégal. Le processus de production des données sanitaires au regard des discontinuités territoriales », *Revue francophone sur la santé et les territoires*, Pandémie, crises et perspectives : lectures territoriales de la Covid-19, https://doi.org/10.4000/rfst.1150

WADE C. T. (2010), « Réseau de transport et Commercialisation de l'oignon dans les Niayes sur la Grande Côte du Sénégal », *RGLL*, N°08 déc. 2010, pp 230-247

YUKI K., FUJIOGI M., ET KOUTSOGIANNAKI S., (2020), "COVID-19 pathophysiology: A review", *Clin Immunol*, 2020 Jun;215 :108427.

EVALUATION DE L'IMPACT DE LA COVID-19 DANS LA COMMERCIALISATION DES PRODUITS AGRICOLES DANS LES MARCHES URBAINS : CAS DU MARCHE « SYNDICAT » DE PIKINE

Papa Gueye SOW, Mamadou Salam DIOP, Cheikh Bamba FALL

Résumé

Cet article s'inscrit dans la recherche globale sur « la COVID-19 en Afrique : Perceptions, enjeux, défis et gouvernance ». Il s'agit d'une contribution axée sur l'impact de la COVID-19 dans la commercialisation des produits alimentaires dans le marché urbain de syndicat de Pikine (Sénégal). Le marché syndicat de Pikine est connu comme étant le plus grand marché de fruits au Sénégal et il assure la circulation des denrées alimentaires à l'intérieur et au-delà des frontières au moyen de chaînes d'approvisionnement complexes. Mais les mesures gouvernementales prises à la suite de l'apparition de la COVID-19 dans le territoire national ont profondément impacté les activités commerciales de ce marché urbain.

L'approche méthodologique repose sur une démarche classique à travers la revue de la littérature récente sur la COVID-19, l'administration d'un questionnaire aux commerçants et aux vendeurs du marché de syndicat et une série d'entretiens avec les producteurs, les transporteurs de marchandises et les autorités (administratives, locales et communautaires) dudit marché. Les données utilisées dans le cadre de la présente étude sont tirées de la recherche globale "*Impacts de la COVID-19 sur le transport des aliments et des produits connexes dans le lien urbain-rural" (COVID-19ITCURN)* à travers le prisme des flux de nourritures et de produits connexes.

La présente étude a mis en exergue les perturbations des circuits d'approvisionnement alimentaire induites par la pandémie dans le marché syndicat, les répercussions des mesures de confinement sur le pouvoir économique des commerçants et l'évaluation de la reprise des activités après l'assouplissement des mesures.

Mots clés : *COVID-19, produits alimentaires, marché syndicat, approvisionnement, commercialisation*

EVALUATING THE IMPACT OF COVID-19 ON THE MARKETING OF AGRICULTURAL PRODUCTS IN URBAN MARKETS: THE CASE OF THE "SYNDICAT" MARKET IN PIKINE

Abstract

This article is part of the overall research on "COVID-19 in Africa: Perceptions, issues, challenges and governance". It is a contribution focusing on the impact of COVID-19 on the marketing of food products in the urban syndicate market of Pikine (Senegal). The Pikine syndicate market is known as the largest fruit market in Senegal, and it ensures the movement of foodstuffs within and across borders through complex supply chains. However, government measures taken following the appearance of COVID-19 in the country have had a profound impact on the commercial activities of this urban market.

The methodological approach is based on a classic review of recent literature on recent literature on COVID-19, the administration of a questionnaire to traders and sellers at the union market and a series of interviews with producers, goods transporters and authorities (administrative, local and community) at the market. The data used in the present study are drawn from the global research project "Impacts of COVID-19 on the transport of food and related products in the urban-rural nexus" (COVID-19ITCURN) through the prism of food and related product flows.

This study has highlighted the disruption to food supply channels caused by the pandemic in the union market, the repercussions of the containment measures on the economic power of traders and an assessment of the resumption of activities after the measures were relaxed.

Key words: *COVID-19, food products, union market, supply, marketing*

Introduction

Officiellement apparue en Chine dans la ville de Wuhan en novembre 2019, la COVID a continué son expansion à travers le monde. Le 11 mars 2020, l'OMS a qualifié la situation de pandémie car quatre mois après son apparition, on était à 118 000 cas dans plus de 114 pays avec 4 291 décès. (Cf. Allocution liminaire du Directeur général de l'OMS lors du point presse sur la COVID-19 - 11 mars 2020[44])

Le 2 mars 2020, le Sénégal a recensé son premier cas de covid et fait désormais face au risque de propagation du virus. Les autorités compétentes n'ont pas tardé à évaluer les risques et de prendre des mesures allant dans le sens de limiter la propagation du virus. Ces dernières ont affecté toute la chaine d'approvisionnement en produits alimentaires, qui part des zones de production aux réseaux de distribution dans les lieux de vente, notamment dans les marchés en passant par les transports de marchandises. Ces mesures radicales ont affecté pratiquement tous les secteurs du pays et particulièrement l'économie nationale. Les mesures relatives à la restriction des déplacements, au couvre-feu, au confinement, à la distanciation physique, à la fermeture d'établissements à forte fréquentation (marchés, stades, écoles universités, etc.) ont fortement impacté les activités économiques. La COVID-19 a donc particulièrement affecté les rapports entre l'offre et la demande.

Au Sénégal, ces mesures prises pour endiguer la pandémie ont entraîné une raréfaction des produits et une fluctuation des prix dans de nombreux marchés locaux. Les effets de celles-ci sont perceptibles sur l'accessibilité physique et économique des produits alimentaires et sur les modalités d'approvisionnement des marchés urbains.

Cette recherche porte sur le marché de Pikine ouvert depuis le 29 février 1976, communément nommé « marché syndicat »[45] (carte1). Le marché Syndicat se situe dans la commune de Pikine Nord appartenant administrativement à la ville de Pikine dans la région de Dakar. Il se situe entre Tally bou bess et Icotaf, près du stade Alassane Djigo. Avec l'évolution de la ville, le développement du marché se heurte à l'hostilité des populations riveraines en raison des problèmes de stationnement des

---

[44] https://www.who.int/fr/director-general/speeches/detail/who-director-general-s-opening-remarks-at-the-media-briefing-on-covid-19---11-march-2020

[45] https://www.enqueteplus.com/content/marche-syndicat-de-pikine-une-modernisation-qui-vient-%C3%A0-son-heure

camions de fruits et légumes et des problèmes environnementaux que posent la gestion des déchets issus du marché et des différentes formes de pollutions subséquentes. Des conflits feutrés ou ouverts rythment la cohabitation entre commerçants et riverains. L'Etat a plusieurs fois annoncé des projets pour sa modernisation du fait de la vétusté du marché et des contraintes de mobilités occasionnées par le stationnement des véhicules de livraison (C S. Wade, E M Ndiaye., 2022). Les fruits principalement commercialisés dans ce marché sont les mangues, les papayes, les oranges, les melons, les goyaves, les bananes, les ananas et les légumes « type européen » (chou, laitue, tomate, aubergine, haricot, melon, carotte, navet, pomme de terre, oignon, etc.) et « type africain » (oseille, gombo, aubergine amère, patate douce, manioc, etc.), et aussi des produits de cueillette.

Le choix du marché syndicat s'explique par son dynamisme et sa haute capacité de polarisation à travers les importantes quantités de produits alimentaires notamment fruitiers qui y sont dépotées et le nombre de saisonniers (exode rural) qui viennent travailler dans ce marché en période sèche.

Avec l'adoption de mesures contraignantes de la COVID-19, le marché peine à assumer son rôle et les vendeurs de produits alimentaires sont largement impactés sur plusieurs plans.

Dès lors quel est l'impact de la COVID-19 dans le processus de commercialisation des produits alimentaires dans le marché syndicat de Pikine ? Les mesures de limitation de la propagation du coronavirus ont affecté les revenus des commerçants, renforcé leur vulnérabilité et réduit les fréquentations dans ce marché.

L'objet de la présente étude est de diagnostiquer l'impact des mesures de lutte contre la propagation du virus sur les circuits d'approvisionnement en produits alimentaires et leur répercussion sur le commerce de produits alimentaires au marché syndicat. Elle est sous-tendue par l'hypothèse selon laquelle « les mesures gouvernementales prises dans le cadre de la lutte contre la COVID-19 ont sensiblement perturbé les circuits d'approvisionnement alimentaire du marché syndicat et réduit le rythme de fréquentation dudit marché, donc du chiffre d'affaires des commerçants même après l'assouplissement des mesures ».

La présente contribution est structurée autour de trois points : d'abord la méthodologie, ensuite l'étude de l'impact de la COVID dans l'approvisionnement des produits alimentaires et sur les activités du marché « Syndicat » puis l'appréciation de la reprise des activités économiques après l'assouplissement des mesures et enfin une discussion des résultats.

Carte1 : Localisation du marché syndicat de Pikine

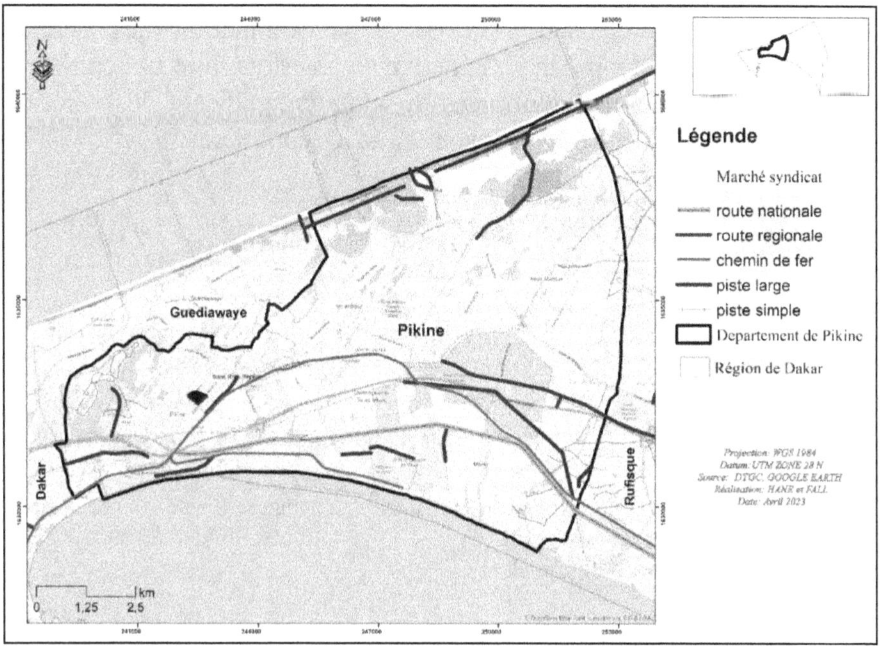

Méthodologie

L'approche méthodologique utilisée dans cet article tourne principalement autour de la recherche documentaire, la collecte et le traitement des données.

- La revue de la documentation a permis de s'approprier des concepts de base sur le sujet. Cette activité se résume essentiellement à des visites auprès de certaines structures publiques comme privées et de publications disponibles en ligne, dans le but de glaner le maximum de littérature relative aux désagréments causés par la pandémie. Elle a aussi impliqué des références classées (mémoire de DEA, Master) en mémoire grise sur le marché Syndicat.

A la fin de cette première étape, les besoins entrant dans le cadre de cette étude et le planning des missions de terrain sont définis.

- La deuxième étape de l'approche adoptée était de concevoir un certain nombre d'outils de collecte d'informations. Ces derniers se résument à un questionnaire (numérique, via Kobocollect) et un guide d'entretien. L'enquête quantitative a permis d'interroger 150 individus dans des milieux différents (rural et urbain) et 90 en zone urbaine notamment aux alentours du marché. Elle était destinée aux acteurs qui interviennent dans la chaine de production, du transport, de la commercialisation et de la consommation des denrées alimentaires. L'approche qualitative a consisté à faire des entretiens avec des personnes ressources du marché syndicat : les autorités étatiques, le délégué, les transporteurs, les commerçants, etc.

Tableau1 : échantillonnage des enquêtes

	Marché Syndicat et alentours		**Commentaires**
CATEGORIE I : QUESTIONNAIRES (90 QUESTIONNAIRES)			
1. **Détaillants alimentaires sur certains marchés alimentaires urbains**	**30**		Cibles : commerçant du marché Syndicat + femmes vendant des produits alimentaires
2. **Vendeurs alimentaires urbains informels opérant dans des quartiers résidentiels sélectionnés**	**30**		Vendeurs de nourriture informels autour des sites
3. **Ménages urbains dans des quartiers résidentiels urbains sélectionnés**	**30**		Ménages résidents autour du marché du Syndicat
CATÉGORIE II : PROGRAMMES D'ENTRETIEN AVEC DES INFORMATEURS CLÉS (KIIS)			
4. **Transporteurs de denrées alimentaires opérant sur un marché alimentaire urbain**		**3**	3 transports de produits alimentaires
5. **Agent pertinent du marché urbain sélectionné**		**2**	2 fonctionnaires ou représentants des commerçants du marché
6. **Agent concerné dans une chaîne de supermarchés formelle urbaine sélectionnée**	**1**	**1**	Cible : supermarché
7. **Opérateurs de transport public**	**2**	**2**	Opérateurs qui ont des camions qui transportent des produits alimentaires
8. **Principaux enjeux pour tous les responsables gouvernementaux**	**1**		MITTD

- La troisième étape de notre cheminement méthodologique a été le traitement des données recueillies sur le terrain. Ces dernières feront l'objet d'une analyse croisée des différents items afin de réussir le profilage des commerçants des marchés des grands centres urbains comme Pikine. Le dépouillement et le traitement des données recueillies ont été faits essentiellement par voie électronique avec comme principaux outils (logiciels) : Kobotoolbox pour l'élaboration et le traitement du questionnaire ; Microsoft Excel pour des traitements statistiques ; ArcGIS pour la confection des cartes et Microsoft Word pour la saisie.

Résultats

Les mesures d'endiguement de la propagation du virus prises par le gouvernement du Sénégal ont eu des conséquences sur la sécurité alimentaire et la nutrition des populations, sur les mouvements des personnes et des biens et surtout sur les chaînes d'approvisionnements alimentaires nationaux et internationaux. Ces mesures de mitigation du coronavirus ont affecté quasiment toutes les couches sociales du pays particulièrement les ménages et commerçants urbains qui semblent subir de plein fouet les effets désastreux desdites dispositions de lutte contre la maladie.

Planche : l'activité commerciale dans le marché syndicat

Photo1 : débarquement d'un camion de « madd » en provenance de Kédougou

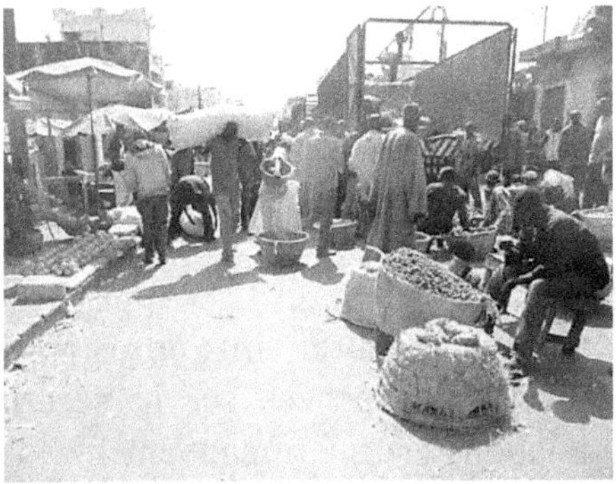

Photo 2 : vendeurs qui guettent des clients de plus en plus rares en cette période

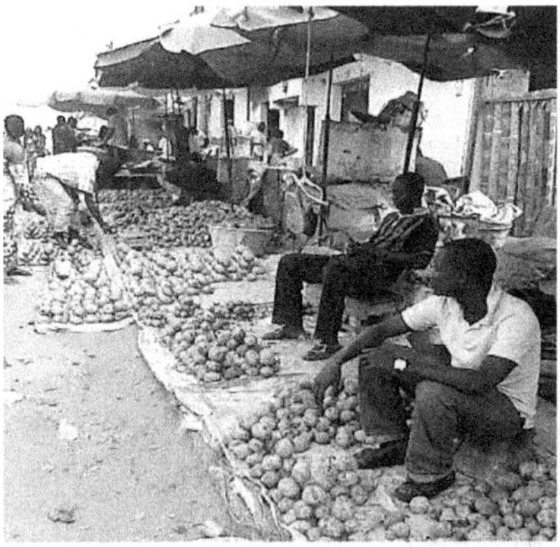

Photo3 : trafic dans le marché

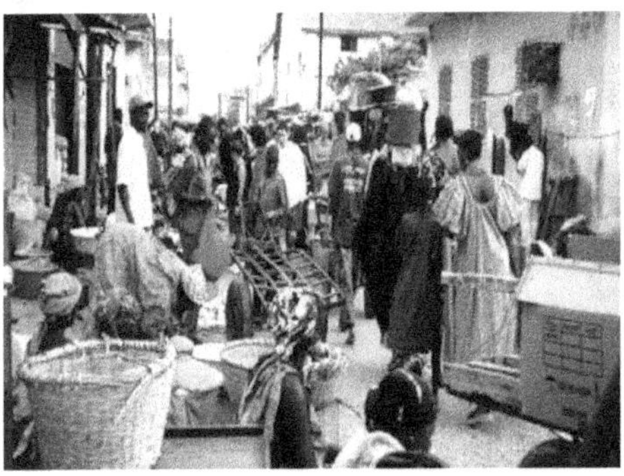

Photo4 : variété des produits commercialisés dans le marché

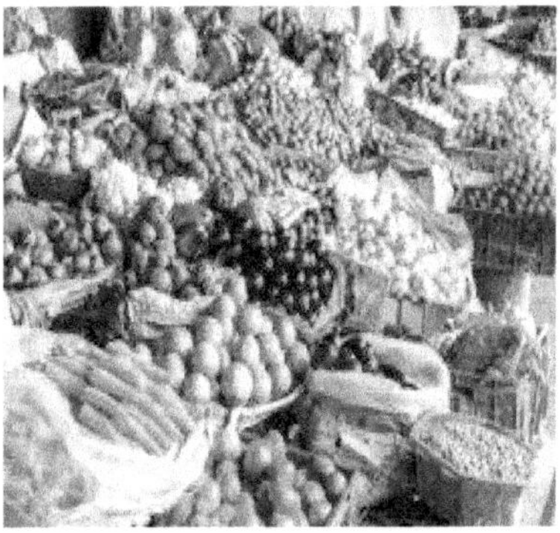

1. COVID-19 et perturbation des circuits d'approvisionnement alimentaire dans le marché syndicat

Les acteurs qui se trouvent en aval de la chaîne d'approvisionnement rencontrent plus de difficultés que ceux chargés de la production. La commercialisation des produits alimentaires dans le contexte de COVID-19 est soumise à des mesures gouvernementales contrairement aux activités de production. Dans ce marché de fruits du Sénégal, les commerçants estiment être accablés par les mesures de prévention et de mitigation de la COVID-19. Les conséquences de ces mesures affectent particulièrement les commerçants (grossistes, semi-grossistes, détaillants et revendeurs) et les ménages urbains qui s'approvisionnent quotidiennement en produits maraîchers et frais provenant des campagnes et des zones périurbaines. Les données récoltées chez les commerçants du marché et les ménages installés aux alentours de syndicat confirment cette situation car 85 % d'entre eux estiment que les mesures prises ont considérablement affecté les systèmes et les habitudes d'approvisionnement du marché en fruits. Pour rappel, ces mesures sont relatives aux restrictions en place, comme les règles de distanciation sociale qui limitent le nombre de clients autorisés en même temps dans un magasin (5 dans un magasin de taille moyenne), à la réduction des heures d'ouverture ; au port de masque obligatoire, etc. A cet effet, il faut noter que dans la loi relative à la limitation des transports terrestres, des dispositions sont prises pour permettre l'autorisation des transports de marchandises, mais il n'en demeure pas moins que l'acheminement des produits des centres de production vers le marché syndicat souffre de quelques écueils .Par exemple, pour convoyer de la marchandise à partir de Kédougou ou de Tambacounda, c'est la croix et la bannière parce que les conducteurs voyagent, en général, la nuit sur de longues distances. Samba Diop, un transporteur de taxi bagage rencontré dans le marché confirme cette situation :

« Nous ramenons ces fruits partout dans la ville et dans tous les marchés urbains (Thiaroye, Thilene, Petersen, marché Beneu Baraque, Teungueth, Parcelles, Marché Grand Yoff, etc) à partir des différents centres de production du pays. Mais durant la covid, notre tâche était vraiment difficile car les forces de l'ordre n'étaient pas toujours réceptifs ».

Les contraintes de mobilité pour approvisionner le marché en produits fruitiers posent énormément de conséquences d'autant plus que les fruits sont essentiellement des denrées périssables. A cela s'ajoute le caractère essentiellement informel de l'activité commerciale dans le marché syndicat qui accroit les difficultés liées à l'approvisionnement en produits alimentaires et anéanti leur résilience.

La fermeture des frontières terrestres, aériennes et maritimes a provoqué une rupture des cycles de l'approvisionnement des marchés, perturbant ainsi le cycle de ravitaillement des marchés locaux voire nationaux et internationaux. Les chaînes d'approvisionnement agroalimentaire sont perturbées en raison entre autres des blocages au niveau des transports et des routes au niveau mondial, les interdictions d'exporter dans certains pays ont affecté la sécurité alimentaire de pays africains importateurs de denrées alimentaires. La nourriture devient alors indisponible et inaccessible. Ainsi, le transport des produits internationaux pose énormément de difficultés quand on sait que les produits commercialisés au marché syndicat viennent aussi d'autres pays notamment le Mali, le Maroc, la Guinée, la Côte d'ivoire, le Ghana, etc. Ces perturbations qui interviennent dans le cycle d'approvisionnement en produits alimentaires viennent s'ajouter aux nombreuses conséquences qui ont fini par affecter sensiblement les revenus des vendeurs d'aliments dans le marché syndicat.

2. Evaluation des répercussions des mesures de confinement sur le chiffre d'affaires des commerçants du marché syndicat

Dans l'organisation du système d'approvisionnement des produits alimentaires de notre pays, les marchés assurent une place de choix dans le dispositif. Dans ce mécanisme, le marché syndicat de Pikine assure la circulation des denrées alimentaires à l'intérieur et au-delà des frontières au moyen de chaînes d'approvisionnement complexes. Ce lieu de distribution a connu par le passé des perturbations à la suite des crises, mais la pandémie de la COVID-19 et les mesures de confinement obligatoire prises ont complètement plongé les ménages et les commerçants qui dépendaient de ce marché dans un désarroi sans précédent.

Les mesures de restriction prises dans le cadre de la lutte contre la COVID-19 ont sensiblement impacté le pouvoir économique des commerçants informels qui travaillaient dans ce marché. Cette répercussion des mesures sur le pouvoir économique du commerçant de ce marché s'observe à travers la diminution drastique de leur chiffre d'affaires et l'augmentation des coûts de fonctionnement des commerces.

L'enquête menée chez les commerçants du marché syndicat de Pikine montre que les mesures de riposte à la pandémie coronavirus notamment la fermeture des marchés, ont eu des conséquences négatives sur la clientèle des commerçants du marché de syndicat. Les mesures de confinement, entre autres, ont eu un impact négatif dans l'approvisionnement et les circuits de commercialisation des produits alimentaires. Il a été noté que l'une des conséquences les plus importantes de la pandémie a été l'accès réduit à l'alimentation au sein des ménages. Cette situation découle de la perturbation de la production, des chaines d'approvisionnement et surtout de la perte de revenus des ménages. Cette baisse de revenu de la clientèle a affecté les ventes des commerçants du marché de fruits. En effet, 76,7 % des commerçants rencontrés (soit 35 commerçants et vendeurs d'aliments) dans le marché de syndicat estiment que les mesures de confinement du COVID-19 ont affecté les ventes et la clientèle des produits alimentaires (Enquête, 2022). Ces pertes énormes relevées par les commerçants résultent de l'application des mesures relatives au port obligatoire de masque, de confinement et de fermeture précoce (17h) des marchés)[46] et aux restrictions dans le secteur du transport[47]. A ces mesures restrictives, s'ajoute la psychose autour du virus qui a installé un climat de méfiance réciproque entre les uns et les autres et naturellement une baisse de la fréquentation du marché et donc de la clientèle. A cet effet, *M. Mbaye Loum*, vendeur de fruits rencontré sur place, a donné quelques raisons sur la rareté des clients en ces termes :

> *« je ne réalise plus la moitié de mon chiffre d'affaires de l'avant COVID car les ménages ont subi les effets néfastes de la crise économique et leur pouvoir d'achat a complétement sombré. Les clients n'achètent plus comme avant et ils se limitent maintenant à n'acheter que les produits fruitiers essentiels car considérant les denrées de première nécessité comme leur priorité alimentaire ».*

La fermeture des frontières internationales a pendant un moment favorisé la rareté de certains fruits (clémentine, orange, mangue, cola, banane, etc) qui provenaient habituellement du Mali ou du Maroc. Cette perturbation de la chaine d'approvisionnement et la rareté de certains produits fruitiers importés ont réduit la fréquentation des clients d'autant plus que ces fruits sont prisés par les consommateurs. On peut aussi évoquer les restrictions sur les transports interurbains qui ont obligé les clients hebdomadaires fidèles du marché fruitier à rester dans leurs localités et à s'approvisionner dans les marchés locaux. Cette substitution des marchés locaux au marché syndicat par la clientèle extérieure constitue un manque à gagner pour les commerçants dudit marché d'autant plus que ces clients s'approvisionnent habituellement en gros.

---

[46] Le 14 mars, le président de la République annonce la fermeture des écoles et universités et l'annulation de toutes les manifestations publiques (même la célébration des 60 ans d'indépendance du pays). Le 23 mars 2020 est décrété l'état d'urgence et un couvre-feu de 20h à 06 h du matin sur l'étendue du territoire national conformément à l'esprit de la loi 69 – 29 du 29 avril 1969.

[47] https://www.ilo.org/dyn/natlex/docs/ELECTRONIC/110435/137372/F-588202983/SEN-110435.pdf

Par ailleurs les résultats de cette étude ont aussi montré que les mesures radicales prises par les autorités sénégalaises pour lutter contre cette maladie causée par le SARS-CoV-2, ont réduit les revenus des commerçants du marché à travers l'augmentation des coûts de fonctionnement de leur commerce. En plus de réduire les revenus des commerçants du marché Syndicat, la pandémie a également modifié les habitudes de leur vie quotidienne. En effet, malgré la baisse de l'activité commerciale et de leurs revenus, ces acteurs du secteur informel ont continué à subir les charges relatives au paiement du loyer, à la nourriture de soi et de sa famille, etc. En dépit des conséquences néfastes de la crise et la sévérité des mesures prises, les vendeurs continuent de s'acquitter des frais de location des places de commerce et de subir l'augmentation des prix des denrées alimentaires, d'où la hausse des coûts de fonctionnement des commerces attestée par les vendeurs retrouvés sur place (cf. Figure 1).

Figure 1 : Les commerçants affectés par les mesures de confinement

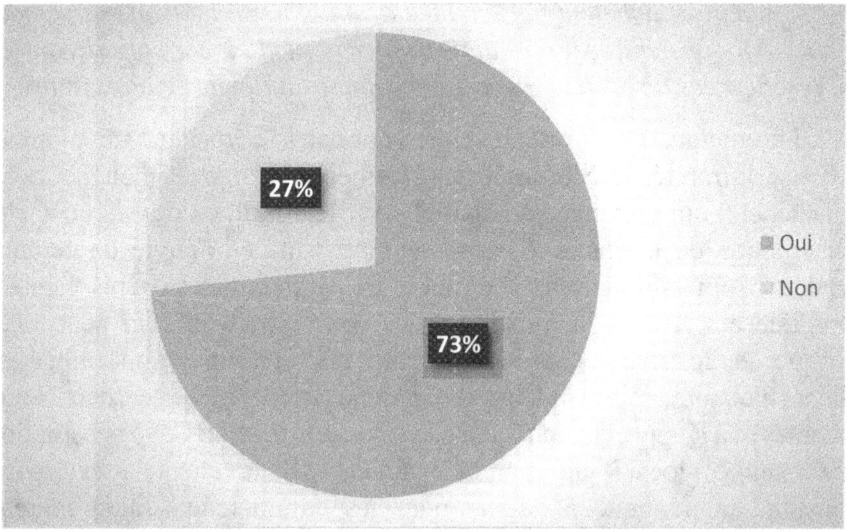

Source : enquêtes de terrain, avril 2022

L'essentiel des commerçants du marché syndicat (73 %) a déclaré que les mesures de confinement du COVID-19 ont affecté le fonctionnement de leur entreprise (Enquête, 2022). Ceux-ci estiment que leurs charges habituelles ont même augmenté alors que leurs ressources ont sensiblement diminué.

Cette situation délicate justifiait le non-respect des horaires d'ouverture chez certains vendeurs comme Pape, un jeune commerçant de 20 ans interviewé dans le marché. Il nous a expliqué sa décision en ces termes :

> *« la prise en charge de ma famille et l'accomplissement de toutes mes obligations ne riment pas avec une descente à 17h d'autant plus que c'était l'heure où je vendais plus car les clients qui rentraient de leurs bureaux passaient régulièrement pour acheter des fruits. Donc je prenais le risque que ma marchandise soit saisie par la police mais je n'accepterais jamais de fermer à une telle heure. Ce pari risqué me permettait d'amortir les coûts et de réduire les pertes ».*

Au vu de la situation difficile induite par l'adoption de ces mesures radicales, les autorités ont par la suite tenu à alléger les dispositions mais leur impact dans la redynamisation des activités commerciales reste problématique.

3. De l'après COVID : évaluation de la redynamisation des activités dans le marché syndicat

Pourtant annoncé par les hauts responsables politiques et sanitaires du monde comme le foyer le plus vulnérable et le plus exposé aux conséquences de la pandémie, l'Afrique a su compter sur le concours de facteurs naturel, sociologique et managérial pour infirmer toutes *ses pires prédictions*. Ces mesures prises avaient néanmoins précipité les travailleurs de l'informel et notamment du marché syndicat pour ce cas présent dans une vulnérabilité économique jamais égalée. Mais quelques mois après, leur impact très dommageable sur l'économie a favorisé une prise de conscience des autorités, qui sont désormais enclins à s'ouvrir vers un assouplissement de ces mesures. En guise de rappel, ces nouvelles mesures de relâchement tournaient autour de l'allègement du couvre-feu sur l'ensemble du territoire national, la réouverture des marchés, hôtels et autres lieux fermés, la reprise des voyages interurbains sur l'ensemble du territoire national etc. Mais l'impact de ces nouvelles dispositions moins contraignantes a tardé à se sentir dans l'économie du petit commerçant de fruit de syndicat, qui a profondément subi les conséquences de la première et deuxième vague de la COVID.

Figure2 : Appréciation des commerçants de l'assouplissement des mesures sur l'impact

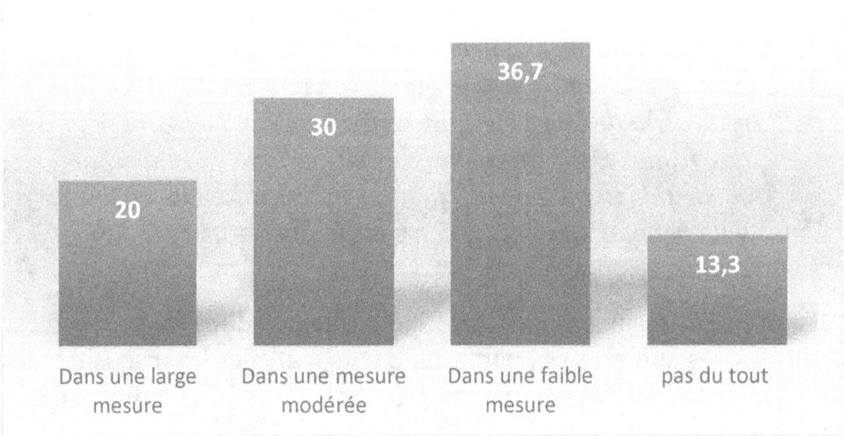

Source : enquêtes de terrain, avril 2022

Les commerçants du marché syndicat de Pikine ont majoritairement déclaré que la reprise des activités commencait à se faire timidement et qu'ils ne peuvent pas soutenir l'idée d'une redynamisation des activités car elle se fait selon un rythme faible. Cette situation est résumée par les confidences de Ndiaye F, une femme retrouvée sur place pour qui c'est *« l'économie entière qui a été touchée par la pandémie et les effets attendus dans l'assouplissement des mesures de prévention et de mitigation du coronavirus peinent à se réaliser ».* Cependant, il est intéressant de noter que 30% des vendeurs interrogés pensent que les activités ne sont revenues à la normale que dans une mesure modérée pendant que 20 % d'entre eux restent moins dubitatifs car soutenant que les activités commerciales dans l'enceinte du marché ont bien repris et que les affaires sont retournées à la normale. Cette bonne nouvelle pour les commerçants du marché est partagée avec les transporteurs de produits alimentaires qui ont subitement répondu par l'affirmative à la question car les mesures coercitives pour lutter contre le virus auraient fini par faire de tous les chauffeurs qui s'activaient dans le convoyage de marchandises commerciales vers les marchés « *des chômeurs ou* des *travailleurs très pauvres* ». Les témoignages à ce propos de Amsata Seck, chauffeur de taxi bagages, résume la situation chez eux : « *en plus d'être une bonne nouvelle sur le plan sanitaire, on s'en réjouit aussi sur le volet économique car le retour à la normale est bien en marche* ». Donc les avis restent multiples sur la reprise des activités économiques juste après l'assouplissement des mesures car l'appréciation globale reste très mitigée parce que pour certains la redynamisation de l'économie tarde à se faire tandis que 50 % d'entre eux pensent qu'elle est en train de se faire.

Discussion

Les mesures prises par les autorités publiques pour endiguer la propagation du virus ont précipité les activités économiques dans une crise sans précédent. Les circuits d'approvisionnements nationaux et internationaux de même que les commerçants ont subi de plein fouet les effets de cette crise. Dans cette contribution, les résultats qui sont discutés proviennent de données recueillies dans le marché syndicat de Pikine en avril 2022. Cette étude a montré que la COVID-19 a plombé la dynamique du secteur alimentaire et des sites d'approvisionnement comme ceux de distribution notamment les marchés urbains. L'étude de cas du marché syndicat de Pikine a confirmé les effets néfastes de la COVID-19 et ses perturbations incommensurables dans le cycle de production et d'approvisionnement en produits alimentaires en milieu urbain.

L'adoption de ces mesures radicales a donc eu un impact négatif sur les activités économiques, notamment les transports publics et le commerce dans les marchés.

L'approvisionnement est défini par (Festas *et al.*2018, p.2), comme « *le processus d'acheminement des productions jusqu'à la ville et leur distribution à l'intérieur de l'espace urbain* ». L'étude de l'approvisionnement urbain confère une place importante aux marchés, qui sont des établissements commerciaux créés pour l'échange des productions (fruits, légumes, tubercules, poisson, viande, céréales). Les commerçants ont été accablés par la suite de mesures concernant les restrictions appliquées sur les déplacements qui ont réduit la fréquentation des marchés et favorisé la diminution des ventes dans un marché où l'essentiel des produits sont périssables à courte durée. A cet effet, les études de I. Diouf et al (2020, p.3) ont montré que les mesures relatives à la restriction des déplacements ont participé à la diminution en « moyenne *de 40 % en avril 2020 par rapport à l'époque précédant COVID* ». En outre dans ses applications en territoire camerounais, M.Y. Fredy (2021, p.3) a confirmé nos observations dans le marché syndicat. Il affirme que les « *restrictions des mouvements des personnes et des biens (...) ont perturbé les chaînes d'approvisionnements alimentaires nationaux et internationaux* ». J. Kiettyetta (2020) a abondé dans le même sens car, selon lui, « la fermeture a été un cauchemar pour les populations qui n'ont pratiquement plus de centre pour s'approvisionner en produits alimentaires surtout ». Les conclusions de cet auteur dans le cadre de son étude sur les transports publics et les marchés face aux mesures barrières contre la COVID-19 à Ouagadougou insistent sur la difficile cohabitation entre les mesures coercitives et la pérennité des activités commerciales. Les résultats de cette étude confirment la situation observée au marché syndicat de Pikine, où les mesures anti COVID ont affecté sensiblement le pouvoir économique des commerçants. L'industrie des transports informels et celui de l'activité commerciale à l'échelle du marché urbain ont subi les répercussions catastrophiques du COVID-19, ce qui explique pourquoi bon nombre d'opérateurs sont déjà au bord de la faillite. Les résultats ont également montré qu'au moment des enquêtes, la situation qui prévalait dans le marché syndicat était loin du scénario espéré lors de l'assouplissement des mesures. Et les conclusions font état d'une reprise des activités très lente, ce qui fait dire que la reprise reste une équation à plusieurs inconnues. Cependant, les études de S. Fadil., L. Benazzi (2020) sur les effets de la crise de la COVID sur les entreprises ne font pas état de la même situation car, selon lui, les entreprises marocaines ont su respirer et prendre leur élan après les assouplissements.

Les mesures de propagation du virus prises par les autorités gouvernementales ont connu leurs limites. Malgré les interdictions des transports interurbains, les circulations clandestines ont continué, ce qui n'a pas manqué d'amplifier la diffusion de la contamination. Quoique inefficace sur le plan sanitaire, cette interdiction a largement influé sur les circuits d'approvisionnement en produits alimentaires notamment dans les marchés. On peut en dire autant pour les mesures relatives au couvre-feu qui déterminaient les horaires de circulation et d'ouverture des marchés. Toutes ces dites mesures ont le point commun de ne pas favoriser la diminution des cas de covid recensés mais d'avoir parallèlement influé largement sur l'approvisionnement et la commercialisation des produits alimentaires dans les marchés notamment celui de syndicat. Cette inefficacité des mesures aux effets néfastes a fini par décourager l'élan de solidarité qui prévalait dans les rangs des organisations sociales et s'est traduite par un soulèvement populaire dont l'objet était de mettre fin à ces mesures draconiennes qui continuaient d'appauvrir les couches vulnérables de la population.

Conclusion

Cette contribution sur l'impact de la COVID-19 dans la commercialisation des produits alimentaires dans le marché syndicat de Pikine a permis d'évaluer les répercussions des mesures radicales sur les circuits d'approvisionnement alimentaire, sur le pouvoir économique des commerçants et d'apprécier le niveau de reprise des activités.

Dans le contexte de la COVID, la commercialisation des produits alimentaires est confrontée à de nombreuses difficultés dont celle liée à l'approvisionnement. Mais les répercussions des mesures sur le chiffre d'affaires des commerçants du marché à fruit semblent être la conséquence la plus rude pour les acteurs qui estiment être foncièrement importunés par les impacts de ces mesures adoptées. La lourdeur de l'impact de ces mesures radicales qui s'est ressentie à différents niveaux a favorisé le recul des autorités qui ont finalement décidé d'alléger certaines dispositions. Mais les acteurs du marché de syndicat avancent que les activités peinent malgré tout à revenir à la normale.

Au terme de cette étude, les recommandations formulées et qui se fondent sur les retours d'expérience des acteurs du marché portent essentiellement sur la vulgarisation de l'approche inclusive et participative dans la prise de décision, l'adoption de mesures d'accompagnement cohérentes et transparentes pour réduire l'incidence de la crise dans une couche aussi vulnérable que les vendeurs de produits alimentaires et l'assistance technique et financière et de manière équitable des commerçants du marché syndicat.

Références bibliographiques

ANSD (2015), *Banque de données économiques et financières*, version définitive 2013 et provisoire 2014.

BA C., (2000), *Circulation des biens et approvisionnement des villes, le raccourci par l'agriculture péri urbaine et le rôle des femmes*, Bulletin de l'APAD, N19, 10p.

DANTAS M., (2020), *Alimentation et crise de la COVID-19 : Un retour d'expérience des communes de Toulouse Métropole*. INP Toulouse, Ecole d'Ingénieurs de PURPAN ; Toulouse Métropole. 2023, 6 p.

DIAKHATÉ M M., (2011), *L'aménagement du territoire au Sénégal : Principes, pratiques et devoirs pour le XXIe siècle*, Préface du Pr. Jacques Bethemont, Harmattan, 258 pages.

DIOUF I et al., (2020), *Mobilité urbaine et COVID 19 en Afrique*, 11p.

FADIL, S. et BENAZZI L., (2020), « Les marchés des denrées alimentaires en temps de COVID-19 ». « Les retombées de la crise économique de COVID-19 sur les entreprises », septembre. https://doi.org/10.5281/ZENODO.4027768 , 9p.

FESTAS, L et al., (2018), « De la place marchande à la parcelle agricole. Ou quand le géographe enquête sur les relations villes-campagnes dans les Suds ».

Tropiques, développement et mondialisation : hommages à Jean-Louis Chaléard, L'Harmattan, pp 129-144.

HADJI, A. et FALL Y., (2020), *Thème : Fermeture des Marchés hebdomadaires (loumas) et impacts sur la Sécurité alimentaire des populations rurales* , 2eme débat d'experts paysans sur les impacts du COVID-19, IPAR, 9p.

KIETTYETTA J, Y. (2020), « Les transports publics et les marchés face aux mesures barrières contre la COVID-19 à Ouagadougou : l'impossible compatibilité ? » (43-48), in Yapi-Diahou A.,2020. *Cahier COVID 19 au quotidien.* 125 p.

MATHE, S. et al., (2021), *Régulation de la crise sanitaire COVID et conséquences socioéconomiques sur les systèmes agricoles et alimentaires africains*, rapport de mission, 8p.

MBOW L., (1992), *Dakar mobilité et croissance*, Thèse d'Etat de géographie, Université Nanterre, France, 712p.

MOGUES T, (2020), *Les marchés des denrées alimentaires en temps de COVID-19 , Fiscal affairs*,12p.

MVODO F Y., (2021), « Insécurité alimentaire post-COVID des ménages urbains au Cameroun », Revue Française d'Economie et de Gestion « Volume 2 : Numéro 11 » pp : 308- 33

ONDO-AZI A S, (2020), « Les défis de l'approvisionnement en produits alimentaires au Gabon pendant la pandémie de la COVID-19 : cas de la ville de Libreville (79-88) » in Yapi-Diahou A.,2020. *Cahier COVID 19 au quotidien,* 125 p.

WADE C, S. et DRAME A., (2020), « Paradoxes et controverses du développement urbain : les initiatives locales, supports du développement local urbain à Tambacounda », Revue sénégalaise de sociologie N° 12, Octobre 2020, PP 201-229, ISSN 0850/668X

WADE C, S. et YAPI-DIAHOU A., (Sous la direction de), (2020)., « Revisiter les relations villes-campagnes dans une Afrique plus urbaine », Presses Universitaires de Dakar, 600 p.

WADE C S., (2020), « La COVID-19 au Sénégal : Perceptions et gouvernance (89-96) » in Yapi-Diahou A., (2020). *Cahier " COVID-19 au quotidien "*. 125 p.

WADE C, S. et WADE A., (2022), « Les villes de la vallée du Sénégal : mutations et recompositions urbaines » (132-140), in Marie-Christine Cormier-Salem et al.,2022. *Le delta du fleuve Sénégal, Atlas collaboratif*, 176p.

YAPI-DIAHOU A., (2020), « La COVID-19 en Afrique : le tourbillon des mots et des idées autour d'une pandémie (97-108) » in Yapi-Diahou A.,2020. *Cahier " COVID 19 au quotidien "*. 125 p.

AGRICULTURE URBAINE ET COVID-19 : LA DOUBLE VULNÉRABILITÉ DES AGRICULTEURS DE LA GRANDE NIAYE DE PIKINE (DAKAR, SÉNÉGAL)

Sidia Diaouma BADIANE

Résumé

Dans la grande Niaye de Pikine (Dakar), les espaces agricoles subissent d'énormes pressions à cause des dynamiques urbaines et l'avènement de la crise sanitaire liée à la Covid-19 a exacerbé dans une certaine mesure les problèmes du secteur mettant à l'épreuve les agriculteurs.

Cette étude est réalisée spécifiquement dans la grande Niaye de Pikine au cœur de la ville de Dakar où les espaces agricoles sont concentrés essentiellement autour des zones humides. Il s'agit d'analyser la vulnérabilité des acteurs agricoles urbains, dans un contexte marqué à la fois par la perte progressive des espaces de culture, le choc prolongé provoqué par la crise sanitaire de la Covid-19.

La méthodologie de l'étude s'est appuyée sur une analyse spatiale des espaces agricoles (cartographie diachronique) et une enquête auprès des agriculteurs urbains. La cartographie a permis de déterminer l'évolution des zones de culture entre 1978 et 2019. L'enquête par questionnaire et guide d'entretien a ciblé 60 agriculteurs.

Cette démarche a permis de montrer le rétrécissement des espaces agricoles, 168,2ha à 69 ha entre 1978 et 2019, à cause de l'expansion du bâti et l'aménagement d'infrastructures. Ce qui se traduit par l'étroitesse des périmètres maraichers (82 % des informateurs détiennent des champs de moins de 01 hectare). Pendant la période du confinement, en particulier, les agriculteurs urbains étaient confrontés à des contraintes de production et d'écoulement des produits. Cela a eu des conséquences sur les retombées économiques (diminution des revenus, pertes post-récolte) accentuant ainsi la vulnérabilité des acteurs agricoles urbains.

Mots clés : *Espaces agricoles, agriculteurs urbains, crise sanitaire, vulnérabilité, Dakar.*

Urban agriculture and Covid-19: the double vulnerability of farmers of Grande Niaye of Pikine (Dakar, Senegal)

Abstract

In Grande Niaye of Pikine (Dakar), agricultural areas are under enormous pressure due to urban dynamics and the advent of the health crisis linked to Covid-19 has exacerbated in a to some extent, with problems in the sector putting farmers to the test. This study is carried out specifically in Grande Niaye of Pikine in the heart of the city of Dakar where agricultural areas are concentrated mainly around wetlands. This involves analyzing the vulnerability of urban agricultural actors, in a context marked by both the progressive loss cultural spaces, the prolonged shock caused by the Covid-19 health crisis.

The study methodology was based on a spatial analysis of agricultural areas (mapping diachronic) and a survey of urban farmers. The mapping made it possible to determine the evolution of cultivation zones between 1978 and 2019. The survey by questionnaire and interview guide targeted 60 farmers.

This approach made it possible to show the shrinkage of agricultural areas, 168.2 ha to 69 ha between

1978 and 2019, due to the expansion of buildings and the development of infrastructure. Which translates tothe narrowness of market gardening perimeters (82% of informants have fields of less than 01 hectare). During the lockdown period, in particular, urban farmers were faced with to production and product flow constraints. This had consequences on theeconomic fallout (reduction in income, post-harvest losses) thus accentuating vulnerability urban agricultural actors.

Keywords: *Agricultural spaces, urban farmers, health crisis, vulnerability, Dakar*

Introduction

La notion d'agriculture urbaine reste plurivoque en raison des approches : administrative, opérationnelle (intensification des systèmes de production), de flux de ressources et de localisation d'un marché urbain. Toutefois, les différentes définitions retiennent globalement comme « cœur de l'identité de l'agriculture urbaine », les interactions entre la ville et l'agriculture (Moustier et Fall, 2004). Parmi ces dernières, la pression foncière demeure fortement marquée.

Dans l'agglomération dakaroise, les zones humides constituées essentiellement des Niayes accueillent d'importantes activités agricoles (Badiane et Mbaye, 2018 ; Ba et al, 2016). Le site de la Grande Niaye de Pikine est assez particulier en raison de sa situation au cœur de l'agglomération de Dakar. Cette situation l'expose à la boulimie foncière, accentuée par le besoin d'espaces d'habitation et la construction d'équipements routiers, sportifs et socioéconomiques. Cela dénote une vulnérabilité de l'écosystème (Ndao, 2012) et par la même occasion, celle des activités socioéconomiques qu'il supporte. A cette pression foncière s'ajoute la difficulté d'accès à l'eau d'irrigation pour les maraichers. Ainsi, ces derniers sont exposés à d'autres risques surtout dans le contexte des changements climatiques.

Par ailleurs, la pandémie de Covid-19 a bouleversé le monde. Les autorités politiques, en guise de réponse, ont adopté diverses règles plus ou moins contraignantes. Au Sénégal, l'état d'urgence a été décrété le 23 mars 2021 avec son lot de mesures restrictives (couvre-feu entre 20 heures et 6 heures, fermeture des marchés, interdiction des cérémonies sociales et religieuses, suspension du transport interurbain, …). Cet état de fait n'est pas sans conséquence sur plusieurs activités socioéconomiques. Il a en effet perturbé les chaines d'approvisionnement ainsi que certains modes de vie.

Fort de ce constat, cet article vise à analyser la vulnérabilité des acteurs agricoles urbains, dans un contexte marqué à la fois par la perte progressive des espaces de culture, le choc prolongé provoqué par la crise sanitaire de la Covid-19.

1. Méthodologie

L'approche méthodologique utilisée se réduit à la revue documentaire et à la collecte de données par enquête.

1.1. Présentation de zone d'étude

La Grande Niaye de Pikine est une dépression où convergent les eaux pluviales et celles provenant de la nappe phréatique. Elle reste l'une des zones les plus importantes de la région de Dakar, au regard de son étendue. Elle est à cheval entre plusieurs communes (Pikine Nord, Sam Notaire, Patte d'oie, Dalifort, Pikine Ouest, Golf Sud) (carte 1).

Carte 1 : Situation de la Grande Niaye de Pikine

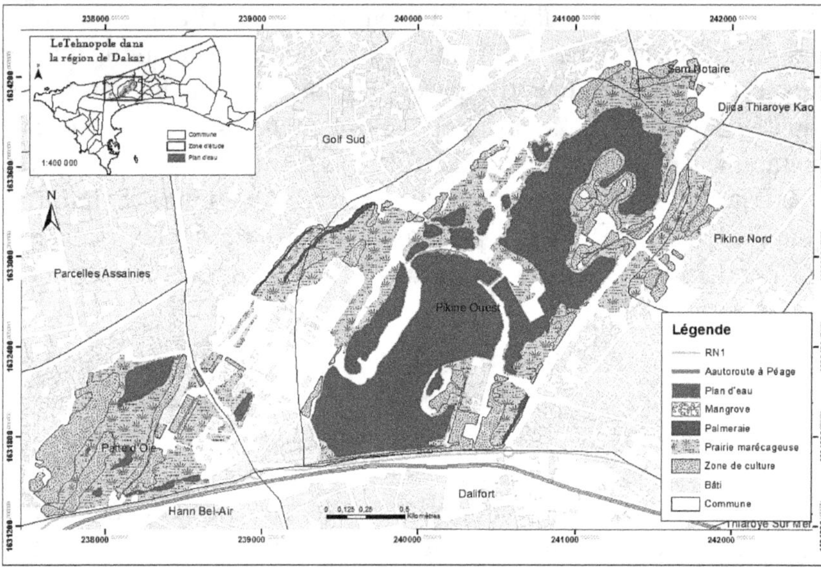

Sources : Badiane, 2020

La caractérisation socio-spatiale de cette zone humide indique trois zones remplissant des fonctions distinctes (figure 1). La première sert de réceptacle d'eau (partie lacustre). Il existe cinq petits lacs, dont certains s'assèchent au fur et à mesure que la saison sèche. Dans ces lacs se pratique une pêche artisanale. L'eau des lacs est utilisée par les exploitants agricoles pour l'arrosage des champs maraichers.

Figure 1 : Croquis de la zone des Niayes

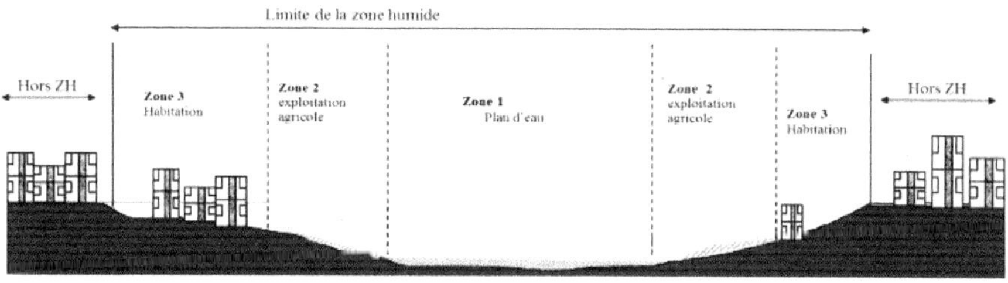

Sources : DAMCP, 2015

Dans la seconde se développent les activités agricoles. Elle est dominée par des périmètres maraichers, des champs de floriculture. Cette partie très enherbée favorise le pâturage et le fauchage d'herbes pour l'alimentation du bétail. La troisième zone accueille les habitations. Elle fait l'objet de spéculation foncière, suscitant des conflits entre acteurs.

1.2. Revue documentaire

Les travaux scientifiques sur les défis de l'agriculture urbaine sont abondants. Au Sénégal, la zone humide de la Niaye de Pikine est dans ce contexte l'un des sites des plus étudiés. Plusieurs auteurs ont mentionné le rôle prépondérant de cette zone humide urbaine tant sur le plan écosystémique (Badiane, 2018 ; Ndao, 2012 ; IRD, 2001) que socioéconomique (Badiane, 2018). D'abord sur le plan floristique, la Niaye de Pikine se caractérise par des essences sub-guinéennes (*Elaeis guineenis* et *Cocos nucifera*), des plantes aquatiques comme les nénuphars (Nymphaea lotus), les roseaux (*Fragmites vulgaris*) et de nombreuses graminées (Ndao, 2012). Ensuite, elle constitue une importante réserve pour l'avifaune avec 142 espèces d'oiseaux inventoriés (IRD, 2001). Badiane et Mbaye (2018) ont en outre signalé la présence de plusieurs reptiles (couleuvre, pythons, varans) et de poissons (*Oreochromis*, *Labeo*, *Polypterus*, *Lates*, etc.).

Le site demeure aussi l'une des rares zones humides engloutis dans le noyau urbain, à garantir annuellement la pratique d'activités maraichères. En effet, environs 1000 exploitants y sont dénombrés. Malgré cette importance, la Niaye de Pikine continue à subir les assauts de l'urbanisation.

L'analyse de la vulnérabilité en période de crise sanitaire de certaines catégories socioprofessionnelles notamment les agriculteurs urbains, n'est pas assez documenté en ce moment. Néanmoins, plusieurs travaux en lien avec la Covid-19 sont publiés, surtout le domaine de la médecine et de la santé publique.

1.3. Enquêtes

Le travail d'enquête de terrain a été réalisé entre le mois d'avril et juin 2020 durant la période du confinement partiel et du couvre-feu. L'enquête est effectuée auprès de différents acteurs de l'agriculture urbaine. Elle a ciblé essentiellement les maraîchers d'une part et les représentants des groupes de maraîchers d'autre part. L'objectif était de comprendre les impacts de la Covid-19 sur l'activité du maraichage. Ainsi, deux outils de collecte d'information ont été conçus (un guide d'entretien et un questionnaire). Le guide d'entretien a été administré à 10 responsables des groupements d'exploitants maraichers. Il a permis de comprendre les stratégies d'organisation des horticulteurs et d'interroger sur leur mode de résilience face aux crises de l'agriculture urbaine.

Le questionnaire a été soumis à 50 maraichers rencontrés sur les périmètres maraichers de la Niaye de Pikine. Les questions étaient relatives à leur activité et sur les contraintes du système de production afin de mieux comprendre les stratégies d'adaptation face à la crise de Covid-19.

Le logiciel Sphinx a été utilisé pour l'élaboration du guide d'entretien et du questionnaire. Le dépouillement et le traitement des données quantitatives ont été effectués à l'aide du logiciel Excel tandis que les données qualitatives issues de l'entretien semi-structuré ont été saisies sur Word.

1.4. Collecte de données spatiales

La télédétection à travers le traitement numérique des images satellites et les systèmes d'information géographique a été mis à contribution pour collecter les données spatiales. Ces données ont permis de faire l'état des lieux des unités écologiques (occupation du sol) et de leur dynamique. Pour ce faire, deux principaux produits satellitaires (Landsat et Sentinel) ont été utilisés pour les traitements numériques d'images en vue d'obtenir des données géographiques pour la cartographie numérique.

Type de données	Source	Résolution	projection	Année d'acquisition	portail	outil
Image satellite	Landsat 5 et 8	30 mètres	WGS84 Zone28N	1978	Earth Explorer	Envi 4.5
Image satellite	Sentinel	10 mètres	WGS84 Zone28N	2019	sentinel.esa.int	Envi 4.5

Des photographies aériennes, des scènes Landsat d'archives et celles des missions 7 ETM+ et 8 OLI TIRS couvrant les zones humides du site d'étude ont été téléchargées à partir de la plateforme earthexplorer.usgs.gov. Une analyse diachronique a été privilégiée dans le cadre de cette étude à travers une cartographie multi date (1978-2019) des zones humides pour mettre en évidence leur évolution et les changements de l'occupation du sol. Les informations géographiques obtenues à travers la télédétection ont été complétées par des données de terrain afin de mettre en évidence les sous-ensembles. L'étape de terrain a permis de valider les résultats du traitement numérique des images.

2. Résultats

2.1. Caractéristiques socio-démographiques

Le profil socio-démographique des enquêtés est relatif à l'âge, au sexe, au niveau d'instruction, à la profession. Les résultats de l'enquête montrent que l'âge des interlocuteurs est compris entre 20 et plus de 60 ans. Ainsi, 42% des maraîchers enquêtés sont dans la tranche d'âge de 40-60 ans. La tranche de 20-40 ans constitue 36 % de l'échantillon tandis que celle âgée de plus de 61 ans forme 22 % des personnes enquêtées.

Les maraîchers sont majoritairement des hommes, soit 96 %. Les femmes sont faiblement représentées, soit 4% des acteurs rencontrés sur le terrain. Cela peut se justifier par la pénibilité des travaux agricoles ou les conditions d'accès à la terre qui n'est pas toujours facile pour les femmes.

S'agissant de l'instruction, toutes les personnes enquêtées affirment avoir reçu une instruction soit dans les écoles coraniques, soit dans les écoles françaises. Ainsi, 42 % des maraîchers ont subi une éducation coranique et 30 % ont fréquenté l'école française jusqu'au niveau élémentaire. Seuls 10 % ont atteint les niveaux moyen et secondaire contre 8 % pour le niveau supérieur.

Par ailleurs, 80 % des enquêtés font uniquement le maraîchage, contre 20 % qui développent d'autres activités en plus du maraîchage, notamment le commerce et l'élevage. Il faut noter que dans certains périmètres maraîchers de la Grande Niayes de Pikine, les exploitants combinent la pratique horticole à l'élevage de volaille, de bœufs et de moutons. Cette stratégie permet de fertiliser le sol par les déchets organiques pour améliorer les rendements des cultures.

2.2. Caractéristiques des exploitations et de la production

Au demeurant, 82 % des enquêtés ont des parcelles maraîchères de moins d'un hectare tandis que 18 % mettent en valeur des périmètres maraîchers de 1 à 2 ha. Les exploitants maraîchers, disposant de parcelles de petite taille, pratiquent le plus souvent la rotation culturale. Les spéculations varient en fonction des sessions et des opportunités du marché (Figure 2).

Figure 2. Principales spéculations

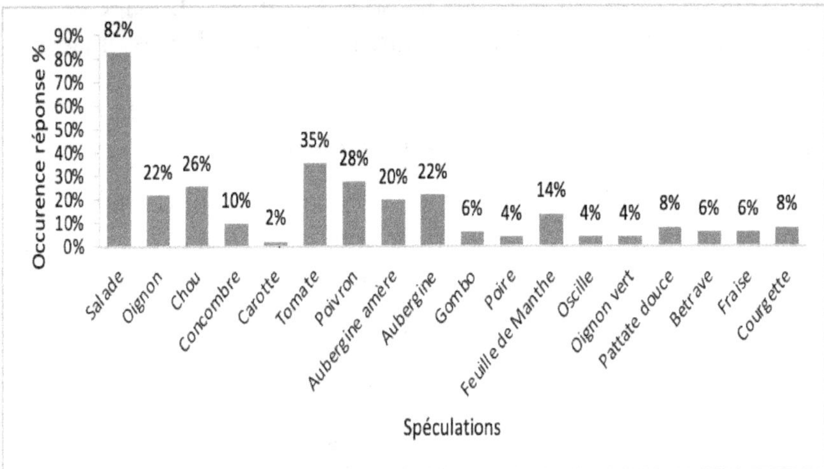

Sources : Enquête, Badiane (2020)

La laitue (*Lactuca sativa*) constitue la spéculation la plus importante d'après les enquêtés. Elle est produite par 82 % des agriculteurs interrogés durant cette saison. Les autres spéculations par ordre d'importance sont la tomate (*Lycopersicon esculentum)*, le poivron (*Capsicum annuum*), le chou (*Brassica oleracea*), l'oignon (*Allium cepa*), l'aubergine (*Solanum melongena*), l'aubergine amère (*Solanum aethiopicum*), etc.

En outre, sur le mode d'acquisition des parcelles, 36 % des maraîchers interrogés affirment avoir bénéficié d'un héritage familial. Les autres modes d'acquisition des parcelles maraichères sont : l'emprunt (30 %), la location (20 %), l'achat (8 %) et le don (6 %). Toutefois, il faut signaler que la zone de la Grande Niayes de Pikine a été érigée en Réserve

Naturelle Urbaine par le décret n°2019-748 du 29 mars 2019. Les terres ne peuvent alors faire l'objet de vente actuellement.

La majorité des exploitants maraîchers enquêtés (90 % des réponses), travaillent sur fonds propres. Par contre, 10% seulement des maraîchers ont contracté des prêts bancaires. Cette conjoncture, combinée aux titres précaires de leurs exploitations, semble accentuer leur vulnérabilité surtout dans un contexte d'état d'urgence sanitaire.

2.3. Impact de la crise sanitaire dans l'agriculture urbaine de proximité

La crise de la Covid-19 a entrainé un bouleversement du système de production et de l'activité des agriculteurs urbains. Ce dysfonctionnement se présente doublement auprès des acteurs de l'agriculture urbaine. Elle va de la distribution des produits au niveau du marché à des pertes économiques. Ainsi, l'ensemble des acteurs interrogés ont signalé une baisse de la clientèle et un problème d'écoulement des produits. Cela peut s'expliquer en majeure partie par les mesures adoptées par les autorités pour limiter la propagation du virus. Ces mesures ont réduit le déplacement des clients qui le plus souvent sont composés de bana-bana. A cela s'ajoute la fermeture des marchés de la ville, principaux points de commercialisation des produits maraichers. Cette fermeture des marchés peut constituer une des causes de la perte de produits. Les maraichers ne pouvant plus trouver de lieu pour la commercialisation de leur produit. A ce titre, la fréquence de citations faisant état de la perte de produits équivaut à 50% des citations.

Figure 3 : Aspects plus ressentis durant la crise

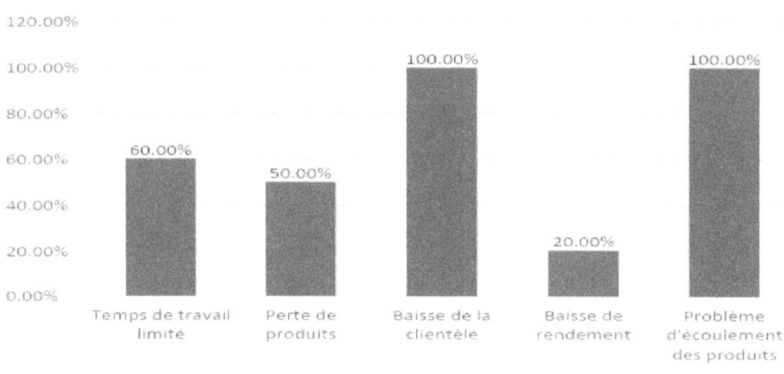

Sources : Enquête, Badiane (2020)

L'activité maraichère pratiquée dans la zone des *Niayes* fournit en grande partie des produits frais des foyers de la ville. Celle-ci génère une économie importante auprès des agriculteurs. L'avènement de la crise à Covid-19 a engendré des conséquences économiques considérables. Ainsi, 3% des exploitants sont parvenus à réaliser un chiffre d'affaires de 500 000 F CFA. Contrairement à avant la crise sanitaire, 80% des maraichers confirment avoir des recettes supérieures ou égales à 500 000 F CFA. Ces résultats confirment réellement l'effet économique de la crise sur les maraichers.

2.4. Vulnérabilité des agriculteurs urbains au tournant d'une double crise

La crise sanitaire liée à la pandémie de Covid-19 vient s'ajouter aux multiples menaces sur le maraîchage dans cette zone urbaine. Les maraichers font ainsi face à l'urbanisation, la problématique de l'eau, la pollution des sols et de l'eau et l'inadéquation de certaines politiques publiques. Les pressions urbaines diverses ont eu des répercussions sur les espaces agricoles. On a observé une régression significative des espaces de culture de la Grande Niaye de Pikine. Les changements spatiaux majeurs ont été notés dès les années 1950.

L'analyse diachronique a permis de montrer qu'entre 1978-2019, la grande Niaye de Pikine a subi de profondes modifications, comme on l'observe sur les cartes 2 et 3.

Cartes 2: Occupation du sol de la Grande Niaye de Pikine 1978

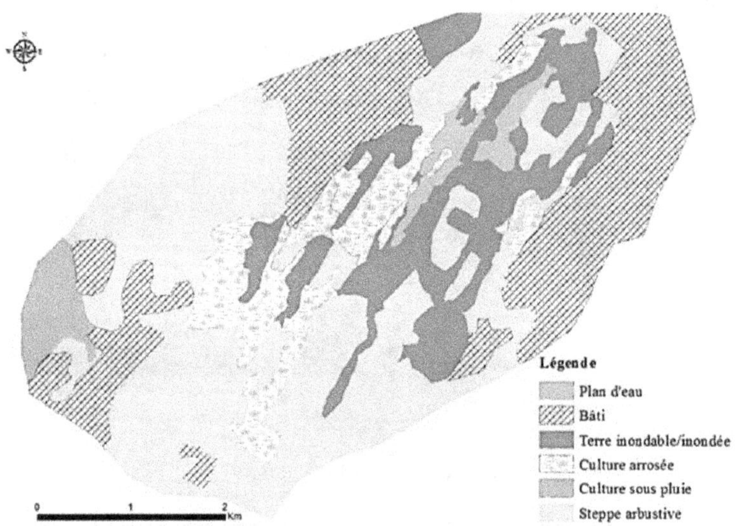

Source : données, CSE ; traitement cartographique, Badiane, 2020

Cartes 3 : Occupation du sol de la Grande Niaye de Pikine 2019

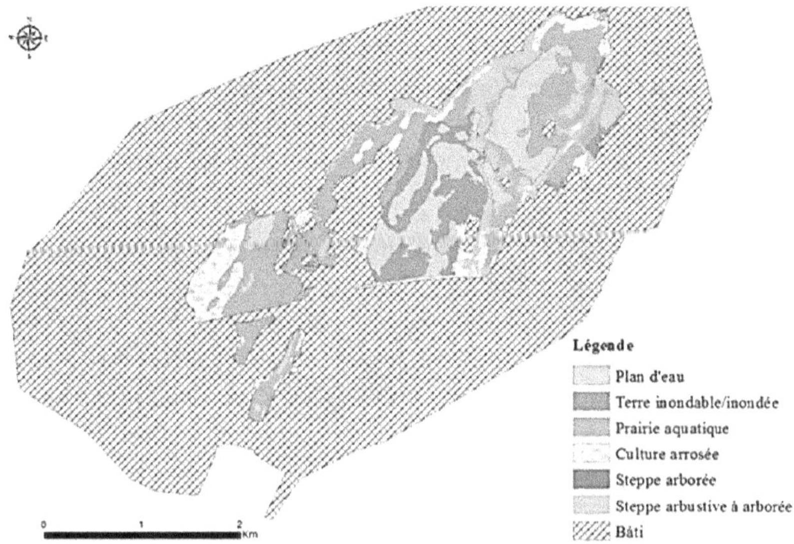

Source : données, CSE ; traitement cartographique, Badiane, 2020

Les espaces bâtis ont connu la progression la plus forte (47,67 %), passant de 674,25 ha à 1807,96 ha. Cet état de fait résulte de la forte la croissance urbaine qui a conduit à l'extension des habitats irréguliers dans les zones à vocation agricole.

Les zones de culture ont diminué de façon drastique (168,2ha en 1978). La culture pluviale a presque disparu, et seule perdure l'horticulture (69,0 ha).

Figure 4 : Evolution des unités d'occupation du sol de la Grande Niaye de Pikine de 1978 à 2019

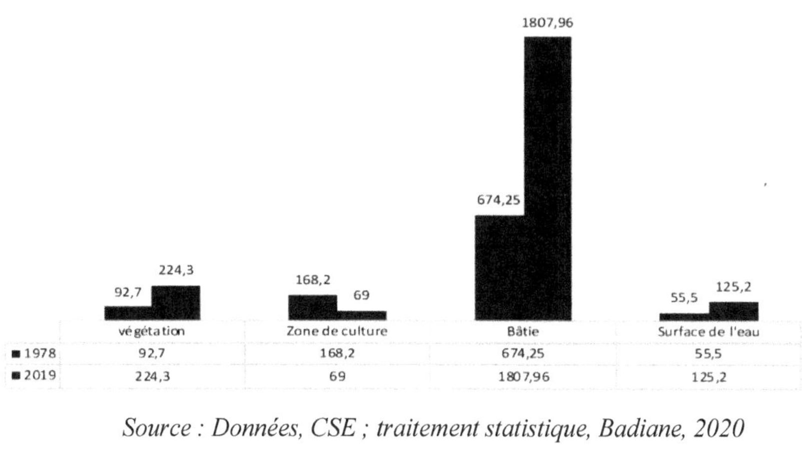

Source : Données, CSE ; traitement statistique, Badiane, 2020

Durant, la période de la Covid-19, les mesures prises pour freiner la propagation virale ont été d'une grande brutalité, dont les incidences étaient comme une épée de Damoclès pour les horticulteurs de la Niaye de Pikine. Cette conjoncture a accentué significativement la vulnérabilité des maraichers qui seraient déjà exposés à des risques sanitaires dus à l'utilisation importante de pesticides et à la perte de terres cultivables.

La précarité des maraichers est d'autant plus extrême en raison du manque de financement ou d'assurance agricole. Seulement 10% des maraîchers affirment avoir accès aux services bancaires pour financer leurs activités. Cette situation constitue par ricochet une menace sérieuse pour les besoins surtout alimentaires des ménages des maraîchers qui pratiquent pour la plupart cette activité grâce à sa rentabilité économique soit 98% des acteurs interrogés.

3. Discussion

Les différentes crises analysées dans le cadre de cette étude, font ressortir des éléments importants sur la résilience des agriculteurs. Il est important de rappeler que les agriculteurs faisaient déjà face à une crise foncière dans l'agglomération de Dakar, mais ils ont pu maintenu leurs activités tant bien que mal. La crise sanitaire de la Covid-19 a sans doute intensifié la vulnérabilité de ces acteurs. Cependant, ils se sont adaptés au contexte mieux, ils se sont efforcés à développer des stratégies pour subsister. Les entretiens menés dans le cadre de cette recherche mettent en évidence les stratégies qui leur permettent de survivre.

Parmi ces stratégies, on peut souligner la diversification des systèmes de production intégrés (agriculture élevage). Certains agriculteurs ont exploré des solutions technologiques avec la commercialisation en ligne de leurs produits. Cela permet d'accéder de nouveaux marchés et d'attirer une nouvelle clientèle. Ils ont pu s'inscrire dans des plateformes numériques avec comme avantage une meilleure visibilité de leurs activités de production par les consommateurs.

Dans ce contexte de crise, l'une des options de résilience a été la mise en place d'une plateforme pour la gestion de la production. Cette plateforme va permettre aux maraichers de maitriser le besoin du marché et de pouvoir gérer leur filiale de production. L'entretien A. Diagne qui affirme avoir contracté un partenariat avec une grande surface pour écouler sa production. Au demeurant, une majorité d'agriculteurs affirme commencer à exploiter cette piste pour écouler leurs produits.

Plusieurs auteurs (Mazouzi, 2020) ayant récemment travaillé sur cette thématique ont confirmé cette dimension résiliente des agriculteurs durant la période de pandémie. Les rapports de nombreux organismes d'appui nationaux et internationaux indiquent les mêmes stratégies développées par les agriculteurs dans plusieurs pays.

La Covid-19 a constitué une menace sérieuse pour l'autonomie alimentaire et économique des maraîchers. Elle a accéléré en un temps record la baisse des performances de production et de revenus comme la plupart des acteurs interrogés l'ont souligné. Sous cet angle, l'étude de Ba et al. (2020) confirme cette situation observée dans plusieurs secteurs d'activités dans les régions de Dakar, Saint-Louis et Thiès. Parlant du transport, ces auteurs considèrent que « d'autres acteurs dépendant du secteur ont vu leurs revenus chuter avec l'arrêt de ce secteur».

Conclusion

Cette étude a montré que la crise actuelle des espaces agricoles urbains de Dakar est le résultat de la croissance urbaine. La pression urbaine est la première cause de perturbation des systèmes agricoles urbains. Depuis plusieurs décennies, l'agriculture urbaine souffre d'un manque d'encadrement pour sécuriser les zones de production et les agriculteurs. La crise sanitaire a aggravé la vulnérabilité du secteur depuis plus d'un an. Cette situation participe à en faire davantage un secteur important dans l'approvisionnement des produits vivriers notamment les fruits et légumes frais de la ville de Dakar.

Il en ressort que la perte de terres agricoles se poursuit, les investissements dans le secteur diminuent à cause des crises économique, environnementale et sanitaire. Malgré cette double vulnérabilité, les agriculteurs ont développé des stratégies d'adaptation. Leur capacité de résilience s'est affirmée par les innovations en termes de diversification de système de production et de commercialisation de produits agricoles.

Références bibliographiques

BADIANE S. D. & MBAYE E., (2018). Zones humides urbaines à double visage à Dakar : opportunité ou menace ? Revue des Sciences Eaux & Territoires – article hors- série n° 51.

DIOP K., FAYE C. A. T. & SOW S. A., (2019). La Grande Niaye de Pikine, un espace humide à haute valeur agronomique au cœur de l'agglomération urbaine de Dakar : analyse des enjeux socioéconomiques. Belgeo [En ligne], 1-21. URL : http://journals.openedition.org/belgeo/31319 ; DOI : https://doi.org/10.4000/ belgeo.31319

MAZOUZI H., (2020). L'agriculture industrielle et Covid-19 : quel rapport ? Journal of Integrated Studies In Economics, Law, Technical Sciences & Communication JIS.ELSC, 2(1), 1-15.

MOUSTIER, P., & FALL, S. A. (2004). Les dynamiques de l'agriculture urbaine : caractérisation et évaluation. Développement durable de l'agriculture urbaine en Afrique francophone. Enjeux, concepts et méthodes. Ottawa: Montpellier and IDRC, 23-43.

NDAO, M. (2012). Dynamiques et gestion environnementales de 1970 à 2010 des zones humides au Sénégal: étude de l'occupation du sol par télédétection des Niayes avec Djiddah Thiaroye Kao (à Dakar), Mboro (à Thiès et Saint-Louis) (Doctoral dissertation, Université Toulouse le Mirail-Toulouse II), 371 p

SPOSITO, T. (2010). Agriculture urbaine et périurbaine pour la sécurité alimentaire en Afrique de l'ouest. Le cas des micro-jardins dans la municipalité de Dakar.

TOUNKARA S. (2015) La valorisation des déchets organiques dans le maraîchage " peri-urbain " à Dakar (Sénégal) : pistes pour une diffusion massive. Gestion des déchets : innovations sociales et territoriales, Presses Universitaires de Rennes, 2015, Espaces et Territoires, 978-2-7535-4181- 8.

L'IMPACT DE LA COVID-19 SUR LA CAMPAGNE DE COMMERCIALISATION DES NOIX DE CAJOU DANS LA COMMUNE DE DIOSSONG (DEPARTEMENT DE FOUNDIOUGNE) AU SENEGAL

Mamadou NDIAYE, Boubou Aldiouma SY

Résumé

L'*Anacardium occidentale Linnaeus* est un arbre qualifié « d'or vert » à Diossong grâce au rôle socioéconomique qu'elle joue. La campagne de commercialisation des noix de cajou a connu des difficultés car la majorité des commerçants, en l'occurrence les Indiens, étaient absents à cause de la Covid-19. L'objectif de cette contribution est de montrer les impacts de la Covid-19 sur la commercialisation des noix de cajou dans la Commune de Diossong.

L'approche méthodologique consiste à déterminer notre échantillon sur la liste des villages qui produisent plus de noix d'anacarde dans ces aires. Pour ce faire, la méthode d'échantillonnage non probabiliste est adoptée. De plus, des focus groupes, des enquêtes, des entretiens ainsi que des observations directes et participantes au cours des activités de terrains ont été effectués.

Les résultats révèlent que les principaux commerçants comme les indiens n'ont pas pu venir durant les campagnes de commercialisations des noix de cajou en 2020 et 2021, période marquée par la pandémie de la Covid -19. Cette absence a une conséquence sur la baisse des prix de noix de cajou, mais également le chômage technique des acteurs de la filière anacarde. *En sus*, sur le plan économique, la Commune de Diossong n'a pas pu collecter beaucoup de taxes et cela se répercute sur le développement territorial de la localité. Cette pandémie a aussi impacté sévèrement d'autres secteurs qui sont en étroite relation avec la filière anacarde surtout durant la période de campagne de cajou.

Mots-clés : *Covid-19, commercialisation, prix, noix de cajou*

Abstract

Anacardium occidentale Linnaeus is a tree described as "green gold" in Diossong thanks to the socio-economic role it plays. The cashew nut marketing season was difficult because the majority of traders, in this case the Indians, were absent due to Covid-19. The aim of this contribution is to show the impact of Covid-19 on cashew nut marketing in the Commune of Diossong. The methodological approach consists in determining our sample from the list of villages that produce more cashew nuts in these areas. To do this, the non-probability sampling method was adopted. In addition, focus groups, surveys, interviews and direct and participant observations were carried out during fieldwork.

The results reveal that the main traders, such as the Indians, were unable to attend the cashew marketing campaigns in 2020 and 2021, a period marked by the Covid-19 pandemic. As a result, cashew nut prices have fallen, and cashew nut growers have become technically unemployed. What's more, the Commune of Diossong has not been able to collect much in the way of taxes, and this has had repercussions on the locality's territorial development. The pandemic has also had a severe impact on other sectors closely linked to the cashew industry, especially during the cashew season.

Key words: *Covid-19, marketing, prices, cashew nuts*

Introduction

Depuis le début de l'année 2020, le monde vit au rythme de la pandémie de la COVID-19. Au 29 septembre 2021, on dénombrait plus de 233 millions de cas confirmés dont près de 4,8 millions de décès. Dans ce contexte, le continent africain a enregistré quelque 6 000 000 de cas contaminés dont 145 726 morts selon les statistiques de l'Organisation mondiale de la santé (OMS, 29 septembre 2021). Alors que l'Afrique représente un peu plus de 17 % de la population du globe.

Au Sénégal, un communiqué du 15 mars 2023 du Ministère de la Santé annonce 88 939 cas positifs, dont 86 970 guéries et 1 968 décès, alors que le nombre total de personnes vaccinées est de 2 123 141. Cela atteste un taux assez élevé de cas positifs et de décès dû à la Covid-19 dans un pays comme le Sénégal dont la population est estimée à 17 millions d'habitants. Le Sénégal éprouve également d'énormes difficultés à se remettre des effets déstabilisants de la pandémie Covid-19 qui a profondément perturbé l'économie avec la baisse des taxes produites par la commercialisation des plantes de rente. De plus, elle a provoqué une importante perte de la productivité et ralenti les projets de développement. D'où elle a mis en évidence la vulnérabilité de la filière anacarde, qui constitue la principale source d'emplois. Dans ce cadre, la Banque mondiale estime que la pandémie de la Covid-19 a fait basculer 70 millions de personnes supplémentaires dans l'extrême pauvreté.

Les plantations d'anacardier (*Anacardium occidentale Linnaeus*) occupent dans le monde, environ 15 millions d'hectares et sont réparties dans 32 pays (FAO, 2012). Quant au Sénégal les superficies d'anacardiers sont de 5 ha dont 2, 5 ha pour la Commune de Diossong (PADEC, 2016). Le système agroforestier à base d'anacardier en Tanzanie, au Mozambique, au Nigeria, en Guinée-Bissau, en Côte d'Ivoire, au Bénin et au Sénégal, permet de résoudre les problèmes environnementaux et socioéconomiques des producteurs (S. Audouin, 2014 p. 85). En effet, l'anacardier est une culture économique pratiquée dans de petites exploitations du fait de la facilité de conduite de la culture (D. SORO. 2010, p. 72).

Situé entre 12° 8' et 16° 09' de latitude Nord, de même que 12° 20' et 17 ° 40' de longitude Ouest, le Sénégal est compris dans la zone intertropicale à longue saison sèche qui ceinture le continent africain, depuis les lisières méridionales du Sahara jusqu'aux approches de la forêt ombrophile. Pour ce qui est de la Commune de Diossong, elle est localisée dans la partie Sud de l'arrondissement de Djilor Saloum, à proximité de la route reliant Kaolack à la Gambie, et du delta du Saloum). Elle est située entre les coordonnées 14° 04' 0'' et 16° 33' de latitude nord de même que 16° 19' 60'' et 17° 12' de longitude ouest.

Aussi, le Sénégal est un pays soudano-sahélien avec des conditions pédoclimatiques généralement favorables à l'arboriculture de l'anacardier dans une bonne partie du pays. Cette plante est introduite au Sénégal dans le cadre du renforcement des forêts (reboisement) ou de protection des terres dégradées ; ces aspects économiques n'ont intéressé les populations qu'avec l'arrivée des exportateurs indiens dans les années 1990 (A. M. SÈNE. 2016, p. 5).

Cependant, cette culture devient vite la principale activité économique des producteurs qui vivent dans la Région de Ziguinchor grâce aux avantages socioéconomiques liés à l'activité.

Dans toutes les aires favorables à cette plante en termes de rendements en graine, les paysans ont adopté sa culture sans un réel appui technique dès l'instant où elle offrait plusieurs opportunités : améliorer les conditions économiques, offrir un patrimoine durable, etc. Depuis cette période, la filière est en cours d'organisation avec différents acteurs dont les principaux sont : les agriculteurs, les collecteurs, les commerçants, les transporteurs et les exportateurs (M. B. SARR, 2002, p. 26).

Avec une production moyenne annuelle estimée entre 100 000 et 300 000 tonnes, le Sénégal est le quinzième pays producteur de noix au monde et le septième pays africain (CIESA, 2017). Elle contribue de manière assez significative dans la génération d'une source de revenus supplémentaires (A. M. SÈNE. 2016, p. 17). La filière anacarde emploie plus de 50 000 personnes non seulement dans le monde rural, mais aussi en milieu urbain. C'est à travers les opérations de production, de collecte, de transport, de post-récolte, de transformation et d'exportation des produits qui sont d'une grande importance pour le pays.

L'adoption de cette culture d'anacardier doit permettre l'augmentation de la productivité de l'agriculture. Elle permet également la réduction de la pauvreté et de procurer des revenus décents à ses actifs. À ce titre, il faut retenir que la pandémie de la COVID-19 a complétement impacté la commercialisation des noix de cajou, qui constitue la principale source d'emplois dans cette commune. Car durant cette pandémie il y a des mesures comme la fermeture des marchés qui étaient prises pour limiter la propagation du virus.

Une étude de ce genre suscite des réflexions profondes autour d'une question centrale afin de mieux cerner le problème de recherche.

Quels sont les impacts de la pandémie Covid-19 sur la commercialisation des noix de cajou dans la Commune de Diossong ?

Carte 1. Carte de localisation de la Commune de Diossong

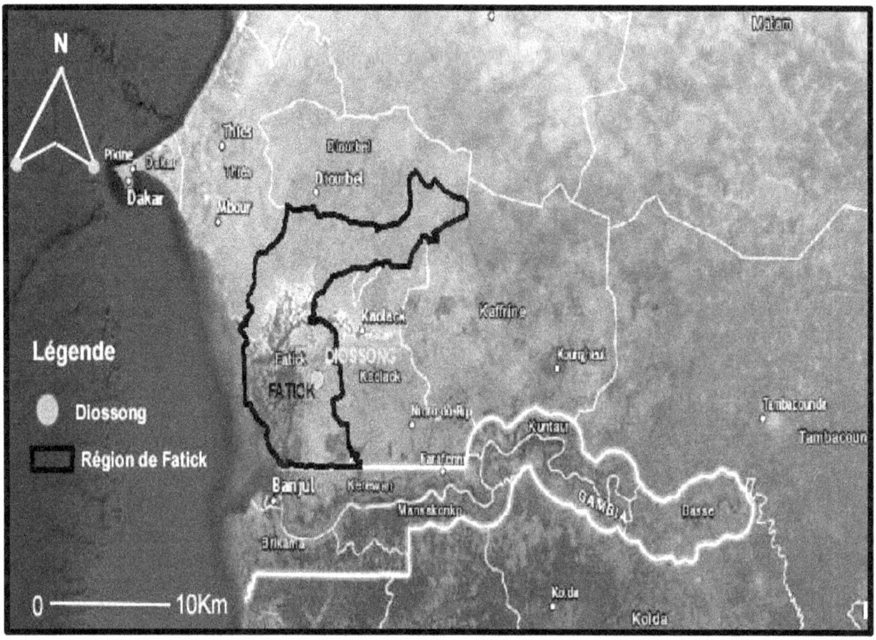

Pour mieux aboutir aux résultats, des objectifs sont posés.

1. Objectifs

Le principal objectif de cette recherche est de mieux comprendre les impacts de la Covid-19 sur la campagne de commercialisation des noix de cajou dans la Commune de Diossong. Cet objectif est scindé en objectifs spécifiques :

- analyser les principaux impacts de la Covid-19 dans les activités de commercialisation des noix de cajou dans la Commune de Diossong ;

- montrer que la Covid -19 a entravé le développement d'autres secteurs qui sont en synergie avec la commercialisation des noix de cajou. Pour aboutir aux résultats visés, des hypothèses sont formulées.

2. Hypothèses de recherche

Deux hypothèses de recherche ont été formulées :

- la commercialisation des noix de cajou a subi les effets de la Covid-19 ;

- la pandémie de la Covid-19 est un facteur de blocage des économies locales dans la Commune de Diossong.

De ces hypothèses de recherche, découle l'approche méthodologique.

3. Méthodologie

Au plan méthodologique, la collecte des informations a été faite en trois phases : les enquêtes de terrain, le traitement et l'analyse des données.

3. 1. Le guide d'entretien

L'objectif est de recueillir des informations qualitatives auprès des acteurs ciblés afin de cerner les impacts de la Covid-19 sur la commercialisation des noix de cajou. Pour ce faire, nous avons ciblé les personnes suivantes :

- Awa NDIAYE, âgée de 50 ans et Présidente du GIE Nattangué (12-06-2022), est revenue largement sur la manière dont l'unité moderne de transformation des noix de cajou fonctionne, d'une part, comment les femmes l'ont obtenue, d'autre part ;

- Ndiémé SARR, âgée de 54 ans, est trésorière du GIE Natangué (15-07, 2022); elle a mis l'accent sur la manière dont les femmes sont allégées avec la mise en place de cette unité de transformation. En plus, elle a expliqué les impacts de la Covid-19 sur la commercialisation des amandes de cajou qui sont transformées dans l'unité de transformation des noix de cajou.

- Demba NDIAYE, âgé de 56 ans, un grand producteur de noix d'anacarde dans le village de Ndiaffé-Ndiaffé (27-06-2021). Ce dernier a mis le focus sur les formations gratuites qu'ils ont subies grâce aux organisations internationales sur les techniques de semis, d'élagage, d'éclaircies et de ramassage des fruits issus des anacardiers.

- Daouda NDIAYE, âgé de 48 ans en même temps propriétaire d'un verger d'anacardier, le 28 -06-2021. Ce dernier est revenu sur les difficultés que les producteurs ont rencontrées pour écouler la production durant la pandémie de Cocid-19.

Ces entretiens ont permis d'avoir des informations sur le rôle des organisations internationales pour la modernisation de l'arboriculture de l'anacardier. *En sus*, nous avons pu saisir clairement le rôle socioéconomique que jouent les noix de cajou dans le développement territorial de cette commune. Des enquêtes ont été aussi menées dans le site d'accucil.

3. 2. Les enquêtes

Une série d'enquêtes a été réalisée auprès des acteurs de la filière anacarde (producteurs, commerçants, consommateurs, etc.) et des activités de terrains ont été menées durant la campagne agricole 2020, 2021 et 2022.

Ce questionnaire est administré de sorte que nous avons touché tous les acteurs de la filière anacarde à savoir : les collecteurs, les commerçants, les femmes transformatrices de noix de cajou, les agents de la Mairie, les transporteurs, etc.

Elles ont permis de comprendre les impacts de la Covid-19 sur la campagne de commercialisation des noix de cajou dans la Commune de Diossong.

Les enquêtes menées durant les mois d'avril, juin et juillet se fondent sur des discussions ouvertes avec des acteurs de la filière anacarde où quelque 500 producteurs, localisés dans les villages de la Commune de Diossong, ont été interrogés sur les lieux de production.

Ainsi, les données de cette recherche ont été collectées durant les mois d'avril, mai, juin et juillet des années 2020, 2021 et 2022 à l'aide d'un questionnaire semi-structuré qui a permis de recueillir des informations quantitatives et qualitatives. Les types de données collectées sont relatifs aux rendements récoltés par les producteurs et le poids de noix brutes d'anacarde transformées en amandes depuis l'intervention des organisations internationales. Une méthode d'échantillonnage est adoptée pour trouver des résultats probants.

3.3. L'échantillonnage

Partant des objectifs de l'étude, l'interrogation cible de grands producteurs avec une méthode d'échantillonnage non probabiliste car l'accent est mis sur les espaces où la culture de l'anacardier est plus pratiquée et, plus précisément, en se rapprochant des personnes qui ont été les premières à tester l'expérience de la culture de cette plante. Ensuite, pour chaque village, le nombre de personnes à enquêter est déterminé pour obtenir un tel pourcentage. Dans ce cadre, 26 villages de la commune sont discriminés et l'enquête a porté sur un total de 500 personnes. Parmi elles, il y a les jeunes âgés d'une quarantaine d'années, des vieux, des commerçants, des distributeurs, des collecteurs, des chefs de ménage.

De surcroit, la rentabilité économique issue des revenus tirés de la commercialisation des noix de cajou est évaluée selon la base de l'équation de Cobb Douglas. C'est une relation mathématique qui établit le lien entre la quantité produite, les facteurs de productions utilisés et les aléas de la commercialisation : pandémie, épidémie, surproduction, etc. les variables posées sont les revenus, les frais de paiement des taxes, les prix des noix et les aléas de commercialisation des noix de cajou.

L'équation posée est la suivante :

$$PA_i = e^{\alpha_0} V_i^{k_1} W_i^{k_2} X_i^{k_3} Y_i^{k_4} Z_i^{k_5} \left(\prod_{p=1}^{m} A_i^{\beta}\right)$$

La fonction logarithmique (ln) à chaque composante de l'équation est:

$$\text{Ln}\,(PAn_i) = \alpha_0 + k_1 \ln(V_i) + k_2 \ln(W_i) + k_3 \ln(X_i) + k_4 \ln(Y_i) + k_5 \ln(Z_i) + \sum_{p=1}^{9} \beta A_i + \varepsilon_i$$

Les variables V_i, W_i, X_i, Y_i et Z_i représentent respectivement pour le modèle : la production des noix brutes de cajou, les revenus issus de la commercialisation des noix, les recettes venant d'autres spéculations, le coût ou frais de paiement de la main d'œuvre, les sources de financement, les prix de commercialisation des noix et les aléas. L'Ai est relative aux catégories socioéconomiques des producteurs. Les coefficients α, k et β sont des paramètres à estimer et εi sont les termes d'erreur.

Ainsi, les résultats de toutes ces informations ont permis de comprendre les impacts de la Covid- 19 dans la commercialisation des noix de cajou dans la Commune de Diossong.

Carte 2. Les villages enquêtés dans la Commune de Diossong

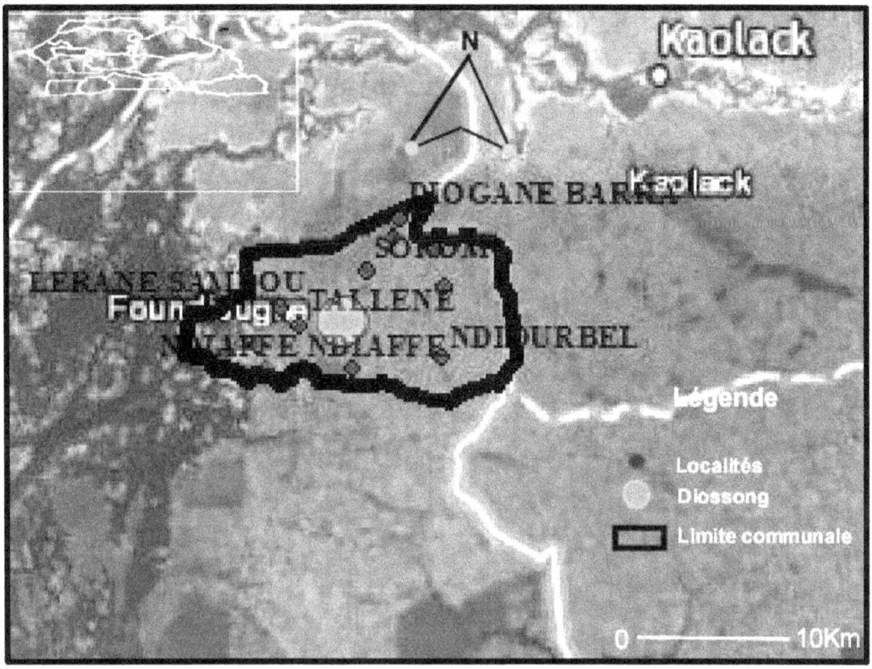

3.4. Les outils et l'exploitation des données

Des appareils photos et des enregistreurs ont permis de collecter les informations *in situ.* Le téléphone portable a facilité le contact avec les gens. En dehors de cela, les tableaux, les cartes, les logiciels et les diagrammes ont rendu possibles la classification et l'organisation des informations recueillies lors de la collecte.

Finalement, des traitements statistiques et cartographiques sont assurés pour faire ressortir la pertinence des données recueillies sur le terrain avec lesquelles des résultats probants sont expliqués.

4. Les résultats

Cette méthodologie a permis d'obtenir les résultats probants dont certains mettent le focus sur la baisse des prix des noix de cajou due à la pandémie de la Covid-19. D'autres résultats insistent sur les autres secteurs impactés sévèrement à cause de la filière anacarde qui a connu des crises durant cette période de pandémie, qui a durement affecté l'économie de la Commune de Diossong à travers la fluctuation très sensible des prix des noix de cajou.

4.1. La Covid-19 et l'économie de la Commune de Diossong

La Covid-19 a beaucoup affecté la campagne de commercialisation des noix de cajou à cause notamment des mesures prises par le gouvernement : la fermeture des frontières, le respect de la distanciation physique, la fermeture des marchés, la réduction des heures d'ouvertures, etc. Dans ce cadre, rappeler que les principaux clients des noix de cajou sont les indiens, ce qui a posé de sérieux problèmes aux producteurs. Ce contexte entraine une baisse drastique des prix des noix brutes de cajou et des amandes car les nationaux ne pouvaient pas acheter la production des noix de cajou stockée dans les aires de production.

Ce phénomène est attesté par le modèle économique de production de Cobb Douglass qui établit la relation entre les facteurs de production, la quantité produite et les aléas liés à la commercialisation comme la pandémie Covid-19.

Le modèle de régression estimé pour identifier les revenus des producteurs de noix de cajou est significatif (P > F = 0,00). Les résultats montrent que la production annuelle (P >|t| = 0,5), le prix de la commercialisation des noix (P >|t| = 0,01) et la nature de l'accompagnement (P >|t| = 0,3) ont un effet positif significatif sur les revenus des producteurs.

Mais il faut retenir que le paiement de la main-d'œuvre durant la pandémie Covid-19 a affecté sensiblement la production et la commercialisation des noix de cajou avec (P >|t| = 0,03 et coefficient = -015) sur les revenus des producteurs.

Sur ce, il sied de noter que les revenus issus de commercialisation des noix ont complètement baissé durant la campagne de pandémie Covid-19 en 2020 et 2021, ce qui a fait baisser de façon significative les prix des noix de cajou.

Au total, les résultats attestent que l'offre était supérieure à la demande, ce qui a conduit les producteurs à vendre à faible prix, voire à perte leurs noix de cajou. Les prix des noix brutes de cajou qui étaient de 1500 FCFA le kilogramme (kg) ont chuté jusqu' à 500 FCFA. Cette baisse des prix est à l'origine de la faillite et de la crise économique de la filière anacarde que les producteurs n'ont jamais connue. D'autres producteurs voulaient garder leur production, mais ils n'avaient pas de sites de stockage.

Selon l'avis des 75 % des indiens enquêtés, ils paient 1 000 000 FCFA de taxe à la commune de Diossong pour les aires de séchage pour chaque année alors que les nationaux paient 300 000 FCFA. Concernant les locations des magasins de stockage des noix brutes de cajou les indiens paient une location qui équivaut à 500 000 FCFA le mois tandis que que les nationaux paient une location de 200 000 FCFA. En plus, toujours dans ce même sillage, les indiens payent 75 000 FCFA pour les droits de stationnements le mois concernant les gros camions et 50 000 FCFA pour les petites voitures alors que les nationaux payent 50 000 FCFA pour les camions et 30 000 FCFA pour les petites voitures.

Toujours, dans ce même ordre d'idée, les indiens paient aussi 5 000 FCFA la tonne pour le paiement aux propriétaires des bascules, mais les nationaux paient 2 000 FCFA pour le pesage à la bascule. En clair, les 65 % des indiens affirment qu'ils paient au moins 10 000 000 FCFA pour le droit de stationnement et 30 000 000 FCFA de taxe sur la redevance des aires de séchages des noix de cajou durant toute l'année où les nationaux versent 5 000 000 FCFA (enquêtes de terrain 2020, 2021, 2022).

Pour dire que la pandémie Covid-19 est à l'origine de la chute des recettes budgétaires de l'ordre de 60 millions de FCFA durant ces années (Mairie de Diossong). Cette perte était due en contrepartie à la fermeture de 50 magasins de stockages de noix de cajou car les principaux acheteurs comme les indiens étaient absentent.

Voilà pourquoi la commercialisation des noix d'anacarde était sévèrement affectée durant la pandémie Covid-19, selon Daouda NDIAYE (43 ans), producteur de noix de cajou à Diossong.

Figure 1. Fluctuation des prix des noix de cajou à Diossong sur les marchés de 1990 à 2022

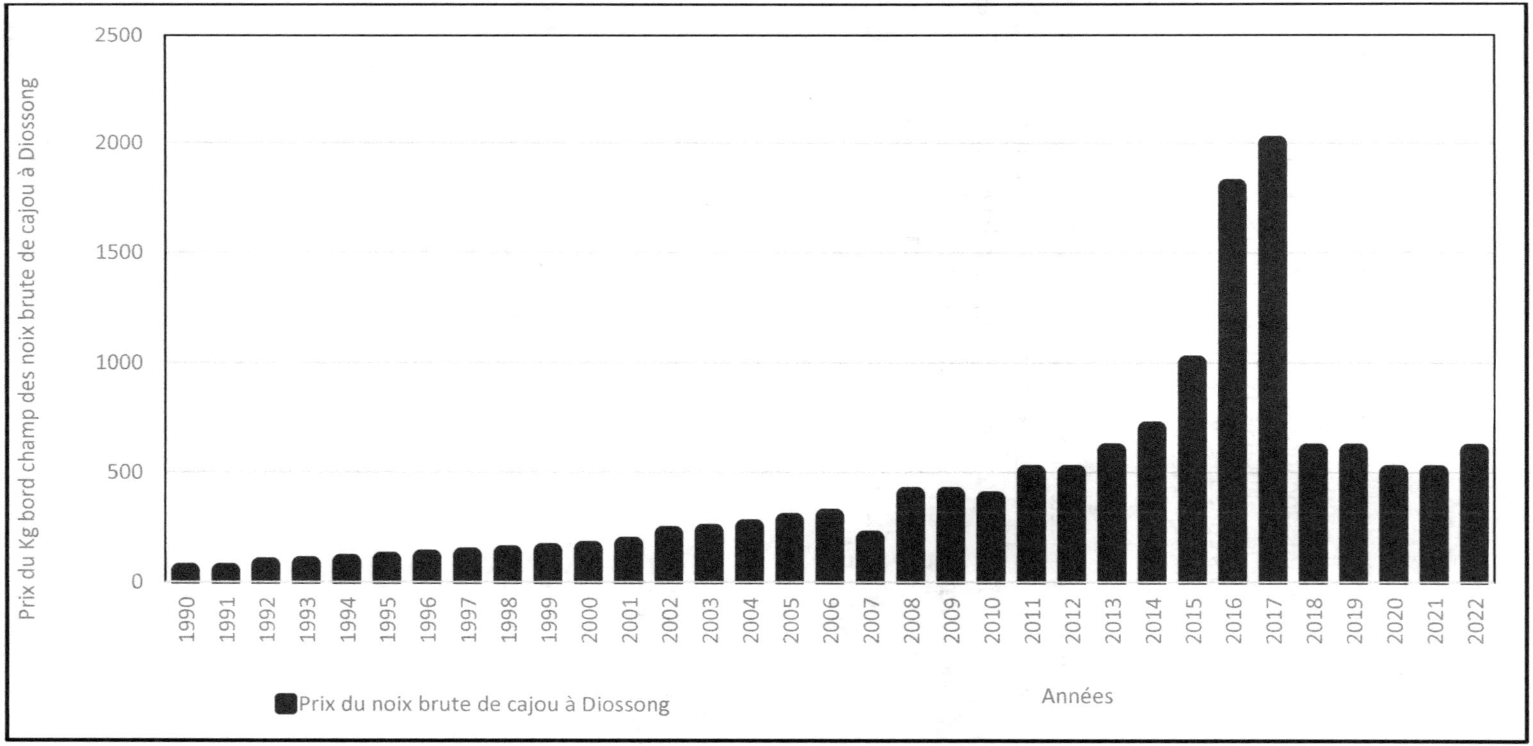

Source : enquêtes de terrain (2020, 2021, 2022)

La figure 1 souligne le prix du kg bord champ des noix brut de cajou à Diossong. Cette figure montre une variation des prix des noix brutes de cajou d'une année à l'autre. Mais les années 2020 et 2021 marquent une baisse notoire des prix à cause de la pandémie de la Covid-19.

Photo 1 et 2. Stockage des noix brutes de cajou

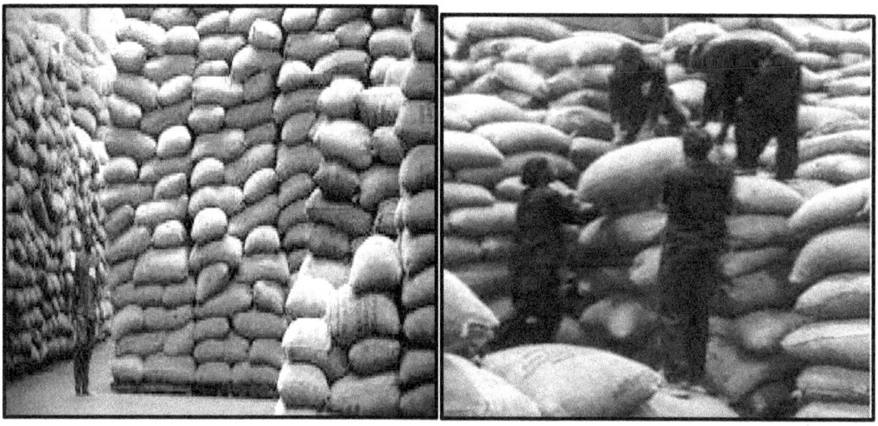

Source : NDIAYE M. (juin, 2022)

Ces photos montrent des noix de cajou exposées devant les magasins avant de leur acheminement au port de Ziguinchor. Souvent ces derniers mobilisent les jeunes pour assurer le stockage. Ils sont payés chaque jour à 100 FCFA le sac.

4.2. L'impact de la Covid-19 sur la filière anacarde et autres secteurs d'activités

La campagne de commercialisation des noix de cajou joue un rôle moteur dans le secteur du transport. Retenons qu'il y a des chauffeurs qui sont recrutés, d'autres loués pour assurer le transport des noix brutes de la brousse vers les marchés ou loumas hebdomadaires. Avec la pandémie Covid-19, les grands commerçants comme les indiens étaient absents du territoire. En conséquence le secteur a subi directement la crise, car les chauffeurs n'avaient plus de clients pour transporter des noix. Selon l'avis d'un chauffeur Aliou FAYE : *pendant la campagne de commercialisation des noix de cajou, je gagnais au minimum 2 à 5 millions avec les locations des commerçants qui voulaient transporter les produits dans les marchés ou loumas. Mais avec la campagne de noix de cajou qui a coïncidé avec la pandémie Covid-19, j'ai du mal à assurer du carburant.*

De surcroit, il faut noter que la pandémie Covid-19 est à l'origine du chômage technique de 1000 personnes qui s'activent de manière directe et indirecte dans l'agrobusiness des noix de cajou. En clair, durant la campagne de cajou, il y a des jeunes qui sont recrutés comme manutentionnaires dans le chargement des camions, à raison de 3 000 FCFA, voire 5 000 FCFA la tonne, soit des gains d'environ 8 000 à 10 000 F CFA la journée. Pour les femmes qui assurent le remplissage, l'ensachage, le tissage des sacs, elles sont payées à 200 FCFA, voire 500 FCFA le sac. Dans d'autres cas, les femmes qui s'organisent en GIE recrutent 50 à 100 femmes dans chaque unité de transformation des noix de cajou en amande. Le GIE fonctionne en haute saison avec un personnel journalier de 15 à 50 personnes payées à la tâche. Mais avec cette Covid-19 ces GIE ne pouvaient pas effectuer ce recrutement massif des personnes, générant le chômage technique de 50 % des femmes qui s'activent dans la filière anacarde.

Une discussion est également faite pour confronter les résultats obtenus à ceux trouvés par d'autres chercheurs qui ont travaillé dans des thématiques similaires.

5. Discussion

L'anacardier est une plante phare qui redynamise beaucoup de secteurs en ayant des impacts socioéconomiques très importants dans la Commune de Diossong. Mais à cause de la Covid-19, cette filière a connu une crise sévère, car les producteurs avaient des difficultés pour écouler leurs denrées. Ces résultats sont similaires aux résultats d'Audiou S. (2014, p. 72) qui a évoqué les contraintes qui entravent le développement de la filière anacarde. Toujours dans ce même sillage, notons que cette pandémie Covid-19 est à l'origine de la chute des prix des noix brutes de cajou avec l'absence des acheteurs indiens au Sénégal. Ces résultats confirment ceux de BADJI P. A. (2014 p. 36), de J. J. T. KOUAO (2020, p. 125.), d'Audiou S. (2014, p. 72), de D. SORO (2012, p. 54) qui ont convoqué les aléas en tant que facteurs bloquants du bon fonctionnement de la campagne de cajou.

De surcroit, la pandémie qui a frappé la campagne de commercialisation des noix de cajou a aussi impacté sévèrement les recettes budgétaires de la Commune de Diossong. En moyenne la commune a perdu 30 millions de FCFA (Maire de Diossong). Ces résultats ont été attestés par M. NDIAYE (2020, p. 58), qui a mis le focus sur les impacts de la Covid-19 sur l'agrobusiness des noix de cajou dans le Département de Ziguinchor.

De plus, notons que si les producteurs ont subi des impacts négatifs de la Covid-19 c'est parce qu'il n'y a pas un réel accompagnement de la part de l'État dans cette filière anacarde au Sénégal. Ce résultat crée le hiatus avec celui de J. Y. KOFFI (2006, p. 146) qui affirme qu'en Côte d'Ivoire, pour améliorer la compétitivité de la filière anacarde, des subventions à coûts partagés ont été mises en place dans le cadre des mesures de soutien aux acteurs de la filière anacarde. Par ce mécanisme, l'État ivoirien, en partenariat avec la Banque mondiale, a mis en place une ligne de financement dédiée, qui apporte une contribution partielle allant de 50 à 80 %, aux acteurs de la filière, afin de leur permettre de réaliser leurs investissements dans ce secteur. Ces subventions ont permis aux producteurs de prendre en charge les frais d'entretien des plantations et de sécuriser leur production jusqu'à la commercialisation.

En outre, concernant le résultat sur le chômage technique des acteurs, il corrobore celui de J. C. Kantousan (2019, p. 57), qui a beaucoup insisté sur le côté négatif de l'arboriculture de l'anacardier en cas de crise économique.

Il serait nécessaire d'anticiper sur les stratégies de gestion des crises. Sans cela, il sera difficile de porter plus haut la filière anacarde qui est une culture d'avenir, source d'employabilité, d'entrepreneuriat, le fondement de l'économie verte, du développement endogène, inclusif durable et territorial dans la Commune de Diossong qui fait partie du bassin anacardier.

Une conclusion est aussi faite pour faire le bilan et dégager des perspectives de recherche.

Conclusion générale et perspectives

En somme, nous pouvons retenir que la pandémie de la Covid-19 est à l'origine de la fluctuation des prix des noix de cajou durant les campagnes 2020 et 2021 de commercialisation. Ce qui explique la baisse des prix de noix de cajou, le chômage technique des personnes qui s'activent dans la transformation, le gardiennage, le stockage, le commerce, etc.

En outre, les autres secteurs qui sont propulsés par la filière anacarde ont subi aussi les impacts négatifs de la pandémie avec la fermeture des hôtels due à la rareté des touristes. L'économie du département a baissé de 15 millions (Mairie de Diossong) dû au fait que les indiens payaient des taxes importantes à la mairie, etc.

Cette plante qualifiée « d'or vert » à Diossong ne cesse de jouer un rôle moteur dans le développement territorial de la commune. Mais à cause de cette maladie, elle ne pouvait plus jouer le rôle moteur pour propulser le développement en créant des emplois directs ou indirects.

L'étude de ce thème est loin d'être exhaustive. D'où il serait nécessaire en perspective d'étudier les stratégies susceptibles d'être mises en place pour contourner les aléas en écoulant correctement les produits en phase de pandémie ou de crise dans le bassin anacardier.

Références bibliographiques

Actes du Colloque International d'Échanges Scientifiques sur l'Anacarde (CIESA), Bassam (Côte d'Ivoire) 26-28 octobre (2017), 244 p.

Agence Nationale de la Statistique et de la Démographie (ANSD) (2013), *Évaluation économique des services écosystèmes des produits forestiers au Sénégal*, Rapport final, 50 p.

AUDOUIN S. (2014), *Systèmes d'innovation et territoires : un jeu d'interactions ; Les exemples de l'anacarde et du jatropha dans le sud-ouest du Burkina Faso,* Thèse de Doctorat en Géographie, Université Panthéon-Sorbonne - Paris I, 418 p.

BADJI P. A. (2014), *La filière anacarde dans la commune de Ziguinchor : impacts socioéconomiques et environnementaux,* Mémoire de Master 2, Université Assane SECK de Ziguinchor, 103 p.

DIENG F., NGOM D., DIA D. et SY R. (2019)., « Efficience technique de la production d'anacarde (*Anacardium occidentale L.)* dans les grandes régions de production du Sénégal ». *In international Journal of Biological and Cheminal Sciences*, 19 p.

FAO, (2012), *Rapport sur le commerce des produits agricoles*. Rome. Vol 32, 246 p.

Fruit, R., 1962, La fonction de production de Cobb-Douglas, Revue économique, volume 13, n° 2, pp. 186-236, doi : 10.2307/3 498 284.

GNÉNÉMON T. (2007), *Analyse de la filière anacarde en Côte d'Ivoire : stratégies de développement et de lutte contre la pauvreté*, *Université de Bouaké (Côte d'Ivoire)*, Mémoire de D.E.A, Catégorie option économie et finance, Abidjan, 89 p.

KANTOUSAN J. C. (2019), *Éstimation de la production de noix d'anacarde (noix de Anacardium occidentale L., 1753) : impacts socioéconomiques et environnementaux dans les terroirs de terembasse balante et terimbasse mancagne (commune de simbandi balante)*, Mémoire de Master 2 en Géographie, Université Assane SECK de Ziguinchor, 118 p.

KOFFI Y. J. J. (2006), *Impacts socioéconomiques et écologiques de la culture de l'anacarde dans la région du Zanzan (nord-est de la Côte d'Ivoire)*, Thèse de doctorat en Géographie, IGT, Université de Cocody, Abidjan, 480 p.

KOUAO N. S. R. (2020), *Analyse des mutations géographiques liées à la culture de l'anacarde dans les sous-préfectures de Diabo, Botro et Bodokro (Centre de la Côte d'Ivoire)*, Thèse de doctorat en Géographie, Université Félix Houphouët Boigny, 314 p.

Mémento de l'agronomic 4ème édition, collection « *Technique culturale en Afrique* » 1635p.

NDAO M. L. (2015), *L'arboriculture en contexte d'insécurité : dynamique temporelle et territorialité à Niaguis (Ziguinchor)*, Thèse de Doctorat unique en Géographie, UGB, 310p.

NDIAYE M. (2020), *Dynamiques des territoires ruraux au Sénégal : Culture de l'espèce Anacardium occidentale Linnaeus (anacardier) et stratégies de lutte contre la pauvreté dans les Départements de Foundiougne (Commune de Diossong) et Ziguinchor*, Thèse de Doctorat unique en Géographie, UGB, 322 p.

NDIAYE S., CHARAHABIL M. M. et DIATTA M. (2020) : « Caractéristiques des plantations d'anacardiers (*Anacardium occidentale L.)* et déterminants économiques des exploitations en Casamance », *VertigO - la revue électronique en sciences de l'environnement*, 23 p.

N'KÂLO (2022), *Rapport sur la production des noix de cajou dans* le monde, 45 p. Organisation mondiale de la santé (OMS), rapport du 29 septembre 2021, 52 p.

Programme d'Appui au Développement Économique de la Casamance (PADEC) (2016), Le secteur de l'anacarde au Sénégal : production, transformation et commerce, 118 p.

SAMB C. O., FAYE E. H., BADIANE S. *(2017), «* Typologie des plantations d'anacardier (Anacardium occidentale L.) dans deux zones agro-écologiques du Sénégal *» Actes CIESA, 12p.*

SARR M. B. (2002), *Analyse du secteur de l'anacarde au Sénégal, situation actuelle et perspective de développement,* Projet de rapport de synthèse, 44 p.

SÈNE A. M. (2016), « Agrobusiness de l'anacarde en Casamance (Sénégal) : atouts, contraintes et perspectives d'industrialisation *»,* 19 p.

SORO D. (2012), *Couplage de procédés membranaires pour la clarification et la concentration du jus de pomme de cajou : performances et impacts sur la qualité des produits.* Thèse de doctorat en sciences agronomiques, Université Montpellier Sup Agro ,156p.

SUTTER P. L. (2010), *Analyse de la filière anacarde au Burkina Faso : identification des leviers d'actions pour une meilleure valorisation des ressources paysannes*, ISA, RONGEAD, INADES, 96 p.

United States Agency for International Development (USAID) (2006), *Programme croissance économique : la chaine de valeurs anacarde au Sénégal analyse et cadre stratégique d'initiatives pour la croissance de la filière*, 78 p.

LA CHAÎNE DE TRANSPORT MARITIME DES PORTS IVOIRIENS À L'ÉPREUVE DE LA CRISE SANITAIRE DU COVID-19

Seydou OUATTARA

Résumé

De nombreux travaux scientifiques ont étudié l'impact du Covid-19 sur les activités socio-économiques sans mettre en relief le cas particulier du transport maritime en Côte d'Ivoire. Il représente pourtant un secteur crucial qui revêt une importance prépondérante dans le tissu économique. C'est la raison pour laquelle cette étude a l'intention de montrer l'effet du Covid-19 sur la chaîne de transport maritime des ports ivoiriens. Elle admet en hypothèse que le Covid-19 enfreint à la performance de la chaîne de transport maritime. Son objectif est de montrer l'effet du Covid-19 sur la chaîne de transport maritime. La collecte des données nécessaires à la réalisation de l'étude s'est fondée sur l'exploitation de la littérature des centres de documentation, d'internet et aussi sur les entretiens avec les opérateurs des communautés portuaires. Il ressort des analyses que le Covid-19 a provoqué un fléchissement momentané des trafics dû à la crise du coronavirus. De plus, il est constaté une perturbation des pré et post-acheminements terrestres entre les ports et leurs hinterlands et un ralentissement de la cadence de la logistique portuaire. Toutefois, des mesures de résilience instituées ont permis de préserver la continuité du travail dans les ports.

Mots clés : *chaîne de transport maritime, ports ivoiriens, Covid-19, résilience, pandémie*

Ivorian ports shipping chain facing the health crisis of covid-19

Abstract

Many scientific works have studied the impact of Covid-19 on socio-economic activities without highlighting the particular case of maritime transport in Côte d'Ivoire. Yet it represents a crucial sector that is of paramount importance in the economic fabric. This is the reason why this study intends to show the effect of Covid-19 on the maritime transport chain of Ivorian ports. It assumes that the Covid-19 violates the performance of the maritime transport chain. Its objective is to show the effect of Covid-19 on the maritime transport chain. The collection of the data necessary for the realization of the study was based on the exploitation of the literature of the documentation centers, the Internet and also on the interviews with the operators of the port communities. It appears from the analyzes that the Covid-19 caused a temporary decline in traffic due to the coronavirus crisis. In addition, there is a disruption of pre- and post-land shipments between ports and their hinterlands and a slowdown in the pace of port logistics. However, the resilience measures instituted have made it possible to preserve the continuity of work in the ports.

Keywords: *shipping chain, Ivorian ports, Covid-19, resilience, pandemic*

Introduction

Depuis le mois de décembre 2019, une attaque virale s'est déclenchée dans la ville de Wuhan en Chine. Il s'agit du Covid-19 qui fait référence à Coronavirus Disease 2019, la maladie provoquée par un virus de la famille des Coronaviridae, le SARS-CoV-2. À partir de ce premier foyer, épicentre du nouveau coronavirus (Covid-19), la maladie s'est propagée dans le reste du monde causant de nombreuses victimes. Selon les estimations de Statista Research Department du 6 avril 2023, sur un total de plus de 636 millions d'infections, 6,88 millions de personnes étaient décédées. La Côte d'Ivoire en comptait 834. L'impact des pandémies sur le fonctionnement des activités a été abordé dans de nombreuses études. Sans être exhaustif, les travaux de D. Bloom, D. Cadarette et J.P. Sevilla (2018, pp.46-49) et C. Tybring-Gjedde (2020, pp.1-2) en témoignent. Ils pensent que les flambées de maladies et les épidémies ont des conséquences sur l'économie en termes de coûts pour le système de santé, de diminution de la productivité, d'isolement social ou la fermeture d'écoles, d'entreprises, d'établissements commerciaux, de transports et de services publics, de baisse des échanges commerciaux, de frein au tourisme et aux voyages, d'arrêt de l'investissement direct étranger. Plus spécifiquement, pour le Covid-19, les différentes mesures mises en place auraient un impact de -19% sur la valeur ajoutée mondiale. La branche de l'hébergement-restauration enregistrerait une diminution de 47 %. Au niveau géographique, l'Europe serait la zone la plus touchée, notamment l'Espagne, l'Italie et la France avec des chutes de valeur ajoutée de plus de 30 points (É. Heyer et X. Timbeau, 2020, p.61). Des conséquences négatives sont aussi ressenties au niveau des activités maritimes. On enregistre des restrictions de circulation et le ralentissement des échanges mondiaux. 50 % des départs de navires avaient été annulés dans les ports chinois. Le commerce maritime a chuté de plus de 70%. Les conséquences sont multiples : difficulté de livraison du carburant, effondrement des prix du pétrole, approvisionnements perturbés dans tous les secteurs, augmentation massive du chômage, etc. (Agence Européenne pour la Sécurité Maritime, pp.1-18 ; P. Hebrard, 2020, pp.1-9 ; SupplyChainInfo, 2020, https://www.supplychaininfo.eu/transport-maritime-covid-19/; M. H. Hamri, S. Jouad, 2020, pp.1-16 ; M. Desse, S. Charrier, N.M. Issang, 2021, pp.115-125). Toutefois, l'impact du Covi-19 sur le cas particulier du transport maritime en Côte d'Ivoire est méconnu. C'est pourquoi l'objectif de cette étude est de montrer les effets du covid-19 sur la chaîne de transport maritime des ports ivoiriens.

L'hypothèse qui sous-tend la réflexion stipule que le Covid-19 enfreint à la performance de la chaîne de transport maritime.

1. Méthodologie

Les impacts du Covid-19 sur le transport maritime en Côte d'Ivoire sont étudiés en menant, d'une part, des recherches dans les centres de documentation et sur internet, et, d'autre part, en tenant des entretiens avec des responsables des communautés portuaires. La recherche documentaire a permis de comprendre l'histoire des pandémies, des activités maritimes et portuaires, les impacts sur les activités économiques (particulièrement portuaires et maritimes) et les stratégies de lutte adoptées. Les entretiens semi-structurés ont concerné différents acteurs portuaires présentés dans le tableau 1. Leur utilisation a été possible en élaborant au préalable des guides d'entretiens écrits.

Tableau 1 : acteurs des communautés portuaires enquêtés

Opérateurs économiques et structures administratives	Nombre d'acteurs enquêtés	Acteurs concernés	Raisons du choix des acteurs
Autorités portuaires	2	Direction des Opérations Maritimes, de la Sécurité et de l'Environnement (DOMSE) et la Direction de la Logistique (DL)	L'autorité portuaire est chargée de la gestion administrative du port d'Abidjan. Elle fait appliquer sur l'espace portuaire les mesures édictées en matière de lutte contre le Covid-19.
Auxiliaires des transports maritimes	4	Consignataires, entreprises de manutention et entreprises de transit	Les auxiliaires des transports maritimes effectuent des opérations accessoires, connexes qui permettent de réaliser l'opération de transport maritime en complément des agents nautiques.
Gestionnaire des terminaux à conteneurs	2	Responsables d'Abidjan Terminal et Terminal Investment Limited à San Pedro	Les terminaux sont capitaux dans le dispositif infrastructurel des ports. Ce sont des

			maillons importants de la chaîne de transport intermodal.
Agences de gestion de la main-d'oeuvre portuaire	2	Sempa-Bmod (Syndicat des entreprises de manutention des ports de Côte d'Ivoire-Bureau de la main-d'œuvre docker)	Sempa et Bmod sont des structures compétentes dans la programmation des dockers, acteurs indispensables dans le chargement et le déchargement des navires.
Transporteurs des pays sans littoral	10	Camionneurs	Les camionneurs assurent le transport routier des marchandises entre les ports et les pays sahéliens.
Total	21		

Source : Ouattara Seydou, 2020.

Ils comportaient des questions relatives à l'impact du Covid-19 sur l'industrie portuaire ainsi que les mesures permettant de limiter la propagation du virus et de relancer le secteur portuaire. Au total, 21 acteurs de profils différents ont été questionnés.

2. Résultats : présentation et analyse

La pandémie du Covid-19 a eu des effets sur l'exploitation des ports ivoiriens à divers niveaux : une dimunition du trafic des navires et des marchandises, un dysfonctionnement des pré et post-acheminement terrestres et un ralentissement de la cadence de la logistique portuaire. Toutefois, les ports ivoiriens sont demeurés résilients face à la crise.

2.1. Un fléchissement momentané des trafics dû à la crise du coronavirus

Les dessertes maritimes des ports ivoiriens ont été impactées par la crise du covid-19. En effet, les trafics de ces principaux clients qui sont les navires et les marchandises ont subi une décroissance. La maritimisation de l'économie ivoirienne a accentué les effets du covid-19. Les importations et les exportations sont liées aux ports des pays développés où le coronavirus a sévèrement sévi. Ainsi, tous les différents types de trafics marchandises et navires (figures 1 et 2) ont subi les répercussions de cette crise.

Figure 1 : évolution des trafics marchandises des ports ivoiriens de 2012 à 2021

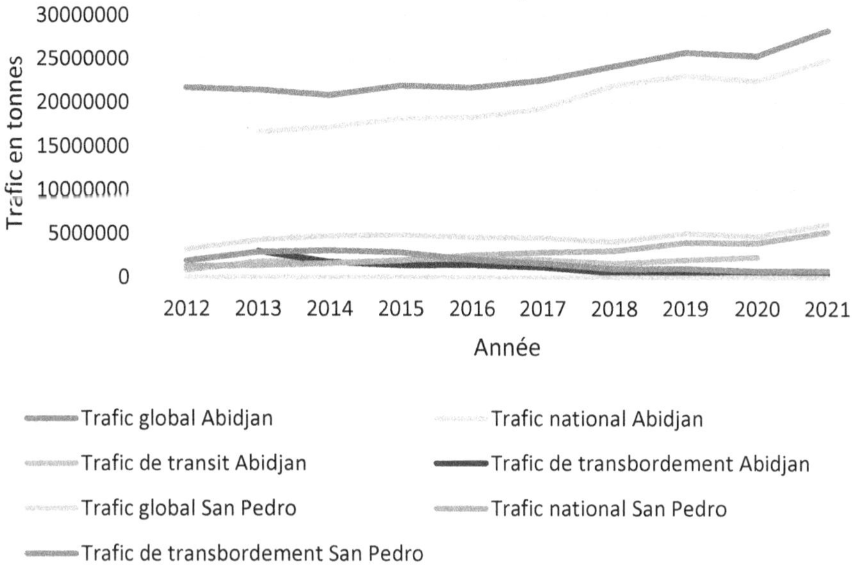

Source : Rapports d'activités des ports d'Abidjan et de San Pedro de 2012 à 2021

Figure 2 : Évolution du trafic des navires des ports ivoiriens de 2012 à 2021

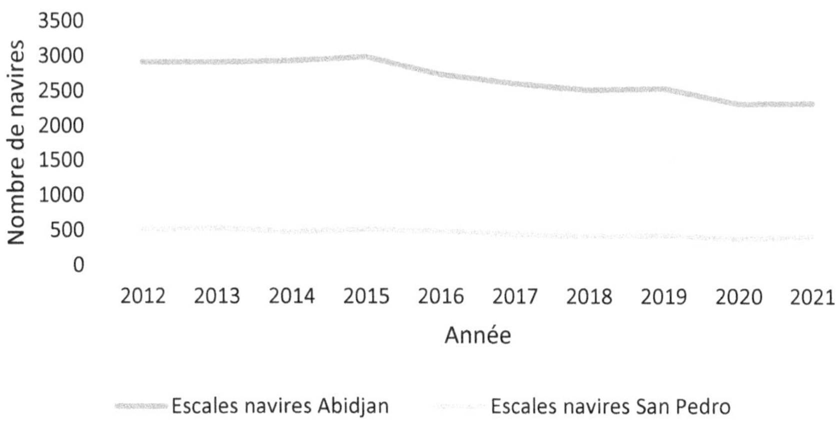

Source : Rapports d'activités des ports d'Abidjan et de San Pedro de 2012 à 2021

À travers la figure 1, on observe qu'au port d'Abidjan, les trafics connaissent une évolution régulière de 2012 à 2019. Mais les fortes perturbations sont enregistrées au premier semestre 2020. Le trafic global va donc enregistrer une baisse de 1,5% à la fin 2020 par rapport à fin 2019. Cette décroissance est due à la baisse du trafic national (-2,7%) mais également celle de transbordement (-16,1%). Toutefois, le transit connait une bonne performance. Au port de San Pedro, les trafics sont demeurés atones en comparaison de ceux d'Abidjan. Le trafic global de marchandises à fin 2020 s'établit à 4 755 833 tonnes, en baisse de 6% par rapport à son niveau de 2019. Le trafic origine/destination (trafic national), initialement fixé à 3 800 000 tonnes, a été ramené à 3 650 000 tonnes soit une baisse de 4%. Les réalisations du trafic de transbordement se situent à 788 439 tonnes, en baisse de 25% par rapport aux réalisations de 2019. Le recul du volume de trafic en transbordement est imputable à la baisse des activités en Europe (France, Belgique, Espagne, Italie), principale origine du trafic transbordé à San Pedro. Sur la figure 2, au port d'Abidjan, on remarque une double évolution du trafic navires. Entre 2012 et 2015, la progression a été regulière. Mais à partir de 2015, cette tendance commence à fléchir et s'aggrave à compter de 2019. Alors, à fin 2020, on a enregistré 2321 escales soit une baisse de 8,6% par rapport à fin 2019. Les escales commerciales qui représentent 76,6% des escales navires affichent une baisse de 7,7%. Quant aux escales sans fret et techniques, elles sont en baisse de 11,3%. Au port de San Pedro, la courbe des navires montre une tendance plus régulière qu'au port d'Abidjan. À fin 2020, les escales enregistrées s'établissent à 388 navires contre 432 navires à fin 2019, soit une baisse de 10% à cause de la maladie à coronavirus.

2.2. Une perturbation des pré et post-acheminements terrestres entre les ports et leurs hinterlands

Le covid-19 a entraîné la désorganisation des chaînes de transport terrestre entre les ports ivoiriens et leurs hinterlands, aussi bien internationaux que nationaux. Ce dysfonctionnement au niveau des relations avec les pays sans littotal, se constate à travers divers paramètres : la diminution du trafic de camions, la baisse du coût du transport, la surcharge des camions et l'augmentation des barrages et du racket. A titre d'exemple, l'examen des rapports mensuels des Entrepôts Maliens en Côte d'Ivoire (EMACI) de 2020 attestent que de 2019 à 2020, le trafic de camions de marchandises entre Abidjan et le Mali est passé de 31 734 à 24 121 soit une variation de -24%. Cette diminution a impacté légèrement le tarif des transports. De 45 000 F.CFA, le transport de la tonne de riz est passé à 40 000 F.CFA ; pour l'engrais, de 32 000 F.CFA à 30 000 pour les trajets Abidjan-Bougouni, Abidjan-San, Abidjan-

Koutiala, Abidjan-Sikasso et Abidjan-Ségou. Avec le Covid-19, le blé est transporté à 32 000 F.CFA. Un autre élément de dysfonctionnement du transport entre les ports et leurs hinterlands est le non respect du Règlement n°14/2005/CM/UEMOA de l'Union Économique et Monétaire Ouest-Africaine (UEMOA) relatif à la surcharge routière. L'année 2020 a vu le taux des camions poids lourds en extrême surcharge, par rapport à la tolérance de 20%, sur le corridor routier nord ivoirien augmenter de près de 15% par rapport à celle de 2019. En plus, l'arrêté ministériel n°30676/CSG/CAB du 16 juin 2011 limitant le nombre de postes de contrôle sur les corridors routiers ivoiriens est dévoyé. Limité à 8 entre Abidjan et le poste frontière de Pogo, avec l'avènement du Covid-19, ce nombre est largement dépassé. On dénombre 24 contrôles illégaux d'Abidjan au poste frontière de Pogo (10 points de contrôles d'Abidjan à Yamoussoukro et 14 de Yamoussoukro à la frontière Pogo). Au plan du transport des produits intrinsèquement nationaux vers leurs ports d'évacuation, cette même désorganisation est constatée notamment pour le cacao, produit phare de l'économie ivoirienne. L'impact du Covid-19 sur la filière cacao se manifeste par un ralentissement des activités (collecte, vente, transformation, exportation). En effet, la fermeture des frontières terrestres a occasionné une raréfaction de la main-d'œuvre disponible dans les plantations en Côte d'Ivoire. De plus, la pandémie a engendré une réduction de l'activité de collecte du cacao à cause de la rareté des préfinancements octroyés par les acheteurs (opérations devenues plus risquées pour les financeurs) et des délais de paiement aux producteurs allongés. De surcroît, les problèmes logistiques au niveau des livraisons aux acheteurs et du transport jusqu'au port d'Abidjan causent un ralentissement de l'exportation. Aussi, les difficultés d'obtention de l'autorisation de circulation et la réduction du personnel des prestataires de services impliqués dans l'exportation ont favorisé la fermeture de certains sites d'achat.

2.3. Un ralentissement de la cadence de la logistique portuaire

Le Covid-19 a occasionné un ralentissement général des activités de la logistique portuaire sur la Côte Ouest Africaine (COA) mais particulièrement à Abidjan et San Pedro (tableau 2).

Tableau 2 : durée du transit time[48] de la COA avant et après le Covid-19

Périodes	Durée du transit times (en nombre de jours)		
	Asie-COA	Europe-COA	Amérique-COA
Avant le COVID-19	80	45	80
Pendant le COVID-19	120	80	120

Source : diverses sources, 2023

Le tableau 2 laisse comprendre que le transit time sur la COA s'est allongé avec le Covid-19. Il résulte des restrictions sociales (couvre-feu, mesures de distanciation). Elles vont impliquer un ralentissement général des activités portuaires se manifestant de plusieurs manières : baisse de performance aux navires ; baisse des opérations de manutention ; difficulté de collecte voire d'indisponibilité de fret ; baisse des réservations d'espaces sur les navires voire d'annulation des escales de navires ; difficulté du respect des programmations des navires du fait des perturbations des schedules des navires. Cette désorganisation provoque des surestaries touchant les marchandises, les navires et les conteneurs ainsi que des surcoûts au niveau des ports.

2.4. Des économies portuaire et maritime ivoiriennes résilientes face au Covid-19

Des mesures sont toutefois prises pour la continuité des activités en dépit de la crise sanitaire du Covid-19. En effet, les facilités (exonérations) sont apportées par le réaménagement du paiement des frais de magasinage durant la période de la pandémie en vue de surseoir aux pénalités et suspendre leur facturation. Une autre mesure adoptée au sein du port, à l'entrée comme en dehors, est que les équipes maritimes et logistiques bénéficient de la distribution de cache-nez, d'installations visibles de dispositifs de lavage des mains, de matérialisation des tracées de respect de la distance. Aussi, la sensibilisation des dockers est assurée par la brigade Covid-19 sur l'impact de la maladie sur leur santé. Par ailleurs, les navires en provenance des pays à risque font l'objet d'inspection de la part d'une équipe sanitaire. En effet, les températures des membres de l'équipage sont prises et le suivi des protocoles de protection est contrôlé. De plus, Abidjan Terminal a ouvert trois vastes chantiers de digitalisation

[48] : Le transit time représente les délais de transport en ajoutant les attentes au départ et à l'arrivée pour le chargement et déchargement, formalités douanières... liés au transport. C'est un des points à analyser dans le choix d'une solution de transport.

pour lesquels l'appui des autorités publiques et l'adhésion des partenaires privés, permettront de renforcer la résilience de l'économie maritime face à des crises de type Covid-19. Il s'agit du projet d'échanges de données Informatisées (Edi) avec la Douane dans le cadre de la mise en place d'un Guichet unique portuaire ; le démarrage d'une solution de paiement en ligne à partir de septembre 2020 ; la mise en place d'un outil d'optimisation des flux de camions entrant-sortant sur le terminal (système de rendez-vous).

3. Discussion

Le transport maritime subit les effets de la pandémie en raison du ralentissement de l'économie, mais aussi des mesures de confinement décidées par la plupart des pays. À travers cette analyse, il ressort que le Covid-19 a des répercussions sur les activités des ports. Ainsi donc, le trafic maritime entre la Côte d'Ivoire et ses partenaires économiques d'Asie, d'Amérique, d'Europe a baissé. La manifestation la plus sévère de cette pandémie se ressent dans les pays riches ayant une activité portuaire intense. Or, ces pays ont mis en œuvre des mesures de restriction qui ont abouti à la fermeture des frontières maritimes et de confinement donc à l'arrêt des activités portuaires. En effet, l'International Transport Forum (ITF) (2020, p.1) estime que les annulations des escales ont eu un effet de cascade pour les ports. Plus spécifiquement, concernant les conséquences de la crise sanitaire du Covid-19 sur l'industrie du transport maritime de conteneurs, l'ITF (2020, p.1) argumente que «*les volumes de conteneurs échangés et les trafics portuaires ont enregistré une baisse* » de l'ordre de 8,6 % au mois de février 2020. Toutefois, à rebours des pays plus industrialisés, d'autres pays ont enregistré une hausse de leur trafic conteneurs. Les raisons de ces évolutions antagoniques tiennent au sourcing des économies ; tandis que l'hémisphère nord s'est attaché depuis plusieurs années à concentrer ses achats en Asie, les économies émergentes, elles, ont plus diversifié leurs sources d'approvisionnement (ITF, 2020, p.1). L'Asie est certes présente mais dans des mesures moindres. En ce qui concerne les trafics portuaires, une baisse de 6 % a été aussi enregistrée, surtout entre février et mars 2020 dans *les ports chinois,* **en Amérique du nord,** en Europe en l'occurrence les grands ports nord européens Rotterdam, Anvers, Haropa et Hambourg. Dynamic Business (2020, p.1) s'est penché sur l'impact du Covid-19 sur le transport maritime en trois volets : sur le transport de fret, sur les gens de mer et sur la pollution maritime. En effet, au mois de mars 2020, de nombreux départs de navires ont été annulés dans les ports de la Chine.

Mais, le taux de remplissage de ceux qui ont pu appareiller n'était que de 30 % maximum. Ce qui a provoqué la rupture des chaînes d'approvisionnement dans de nombreuses entreprises. En outre, de nombreux navires ont été cooptés pour stocker en mer les réserves excédentaires de pétrole, tant sa demande a chuté. Au mois d'avril, le transport de conteneurs faisait face à une diminution de 20 % en moyenne du trafic. Sur certains axes tels que le Moyen-Orient vers l'Europe ou l'Inde vers les États-Unis, le trafic a même chuté de 50 %. En plus, la crise sanitaire a eu des impacts sur la vie des gens de mer en termes de conditions de travail et de santé. Mais, Dynamic Business (2020, p.1) souligne que la réduction des transports en général a réduit de moitié la pollution atmosphérique. Le Programme des Nations Unies pour le Développement (2020, p.1) en analysant l'effet Covid-19 sur les océans argumente que la pandémie à Covid-19 à court terme a un impact positif sur les écosystèmes marins en termes de « diminution de la pollution, de la surpêche, de la perte d'habitats marins, de l'introduction d'espèces envahissantes ou encore des impacts du changement climatique sur les océans ». Cependant, une analyse approfondie de la situation permet de constater que le Covid-19 entraîne le « ralentissement des secteurs de la pêche, du transport maritime, du tourisme et du développement côtier ou même de l'extraction de pétrole et de gaz ». En citant un sondage récent de The Economist (www.woi.economist.com), les secteurs liés à l'océan les plus touchés par le Covid-19 sont respectivement le tourisme (70,7 %), la pêche (10,4 %), le pétrole et gaz offshore (7,2 %), le transport maritime (6,2 %), les énergies renouvelables offshores (2,9 %) et l'aquaculture (2,6 %). Un autre résultat révélé dans cette étude est relatif au dysfonctionnement causé par la maladie à coronavirus aux chaînes d'approvisionnement du port en fret. L'économie portuaire étant intimement liée à celle de son arrière-pays, les difficultés de transport de marchandises inhérentes au Covid-19 ralentissent la desserte portuaire. Dans l'une de ces études sur les transports maritimes en 2020, la Conférence des Nations Unies sur le Commerce et le Développement (CNUCED) estime que la pandémie ébranle le transport maritime mondial et jette les bases d'une transformation du secteur et des chaînes d'approvisionnement qu'il dessert. En plus, l'Organisation Internationale du Travail (2020, p.1) souligne que les répercussions économiques du COVID-19 ont pris la forme de chocs sur l'offre et la demande, de perturbations à tous les échelons des chaînes d'approvisionnement mondiales, et d'un net repli du commerce mondial touchant de nombreux secteurs et de nombreux produits. La crise pourrait engendrer des effets structurels à long terme et reconfigurer les chaînes d'approvisionnement mondiales dans certains secteurs, accélérant la relocalisation et/ou la délocalisation de proximité, la diversification des fournisseurs et l'automatisation. Le troisième résultat qui se dégage de cette étude est la diminution du travail et le renchérissement des coûts portuaires. En tant qu'acteur intournable dans l'activité portuaire, le docker joue donc un rôle prépondérant dans l'économie portuaire. Il est impliqué dans 90 % des échanges commerciaux se faisant par voie maritime. Une autre mauvaise conséquence de la survenue du Covid-19 est dénoncée par ITF (2020, p.1). Il s'agit de la hausse de l'endettement des armements qui a trois conséquences majeures sur l'industrie de la conteneurisation. La première concerne l'accroissement de la dette des compagnies maritimes. Déjà fortement endettés, les armateurs risquent d'accroître leurs déficits dans les prochains mois en raison de la baisse de la demande. La seconde concerne le risque de ne pas être renflouée par une politique locale. La mise en place de la taxe au tonnage a permis aux armateurs de trouver des avantages fiscaux. Si les gouvernements ne viennent pas au secours des armements, comme l'a fait le gouvernement sud-coréen lors de la crise d'Hanjin, des faillites en nombre important peuvent se produire. Enfin, la troisième conséquence imaginée par le document de l'ITF concerne l'externalisation des risques. *Les opérateurs de lignes conteneurisées ont externalisé les risques, et pas uniquement celui de la faillite au secteur public, mais aussi le risque climatique, celui visant la santé en raison de la pollution de l'air et le financement des infrastructures.* L'agrandissement des canaux maritimes comme Suez ou Panama appliquent difficilement des augmentations de taxes de passage. Les autorités portuaires investissent pour être plus attractifs sans que ces infrastructures ne soient payées par les armateurs mais plutôt par les occupants du port. Cette tendance sera encore plus prégnante avec la crise économique. Le dernier résultat fait le point des mesures sanitaires mises en place visant la prévention contre la propagation du virus et des dispositifs permettant d'assurer la continuité des activités portuaires. À l'instar des ports ivoiriens, M. H. Hamri et S. Jouad (2020, p.11) soulignent que tous les terminaux du port de Casablanca et d'Agadir ont mis un programme de suivi et de veille sur l'application des mesures préventives depuis l'apparition de cette pandémie au Maroc. En effet, ces mesures concernent les volets nettoyage, sanitaires et sensibilisation. Le port s'est aussi adapté aux nouvelles contraintes de la sécurisation de l'approvisionnement du pays notamment en produits stratégiques, en plus des contraintes sanitaires. Selon ITF (2020, p.1), la stratégie résiliente des armateurs face au Covid-19 s'est fondée sur deux leviers. D'une part, ils ont maintenu les navires à l'ancre et d'autre part, procédé à l'annulation d'escales, les « blanks sailings ». ITF note 188 annulations d'escale en février et mars 2020, dont 85 sur le Transpacifique et 49 entre l'Asie et l'Europe du nord. *Elles concernent 30 % de la capacité des services Europe-Asie et 20 % de celle du Transpacifique. La conséquence inéluctable de cette stratégie a été de voir la flotte à l'ancre grossir. Elle est estimée aux environs de 2,5 M EVP de capacité non utilisée, soit 10,6 % de la capacité en mars.* En réduisant la capacité opérationnelle, les armateurs ont réussi à maintenir les taux de fret à leur niveau d'avant la crise sanitaire et notamment sur les principales routes maritimes touchées. Par ailleurs, une autre solution expérimentée par les armateurs est la réduction des coûts opérationnels. Certains ont décidé d'assurer la liaison entre l'Europe et l'Asie en passant par le cap de Bonne Espérance pour éviter de payer les frais de passage du canal de Suez. Mais il ne semble pas que les trafics Est-Ouest passant par l'Amérique centrale (canal de Panama) aient décidé de se dérouter par le cap Horn. L'étude atteste aussi que la demande (volume de marchandise à transporter) pourrait perdre entre 10 % et 30 % quand l'offre (nombre de navire) augmentera de 5 % en 2020 et de 3 % en 2021. Pour optimiser leur rentabilité, les armements vont ralentir les navires pour réduire l'offre. Une solution qui s'avère payante pour les armateurs mais qui peut être coûteuse pour les industriels qui payent le coût de stockage à bord des navires de leur marchandise.

Conclusion

La diffusion du Covid-19 dans le monde entier a obligé de nombreux pays à mettre en place des mesures de confinement incitant les populations à limiter les interactions physiques. Ces mesures de distanciation ont provoqué une crise économique. En effet, les restrictions ont contraint les dépenses des agents, les déplacements des travailleurs et les échanges entre pays provoquant un choc de demande qui s'est diffusé à l'ensemble du tissu productif mondial. Cette situation a provoqué une diminution inédite de la demande et de l'offre qui ont pesé sur la croissance. Il en a résulté une forte dégradation du marché du travail, absorbée dans de nombreux pays principalement par des mesures de chômage partiel, autrement dit par une socialisation des salaires. À travers cette étude axée sur l'effet du Covid-19 sur la chaîne de transport maritime des ports ivoiriens, les constats négatifs ont été faits. En effet, le couvre-feu et les mesures de distanciation sociale notamment lors des opérations de manutention (empotage /dépotage) ont engendré des conséquences comme le ralentissement général des activités maritimes et portuaires, la baisse de performance aux navires ; la baisse des opérations de manutention ; la difficulté de collecte voire d'indisponibilité de fret ; la baisse des réservations d'espaces sur les navires voire d'annulation des escales de navires ; la difficulté du respect des programmations des navires du fait des perturbations des schedules des navires. En dépit de ces évolutions dépréciables, les ports ont trouvé des mesures de résilience pour assurer la continuation des services à sa clientèle.

Références bibliographiques

AGENCE EUROPEENNE POUR LA SECURITE MARITIME, (2021), Impact de la COVID-19 sur le secteur maritime dans l'UE, 18 p.

BLOOM D., CADARETTE D., et SEVILLA J. P., (2018), « Les maladies infectieuses, nouvelles ou résurgentes, peuvent avoir de profondes répercussions économiques », in Finances et développement, pp.46-49.

DESSE M., CHARRIER S., ISSANG N. M., (2021), « Pandémie de la Covid-19 et transport maritime : 2020, une année en quarantaine », in Les Cahiers Nantais, n° 2020, pp.115-125.

DYNAMIC BUSINESS, (2020), *Covid-19 et transport maritime*. Disponible à : https://www.dynamic-business.fr/covid-19-et-transport-maritime/, consulté le 1er juin 2020, 3 p.

HAMRI M. H., JOUAD S., (2020), « Impact économique du Covid-19 sur le secteur portuaire au Maroc », in journal of integrated studies in Economics, Law, Tecnical Sciences & Communication JIS. ESLC, pp.1-16.

HEBRARD P., (2020), « L'impact de la Covid-19 sur le monde maritime », Fondation pour la recherche stratégique, Note n°24, 9 p.

HEYER É. et TIMBEAU X., (2020), « Évaluation de la pandémie de covid-19 sur l'économie mondiale », in Revue de l'OFCE, vol. 2, n°166, pp. 59 à 110.

ORGANISATION INTERNATIONALE DU TRAVAIL (OIT), 2020, Les répercussions du Covid-19 sur le commerce et les chaines d'approvisionnement mondiales, note d'information de l'Organisation Internationale du Travail (OIT), 8 p.

SUPPLYCHAININFO, (2020), Transport maritime : quelles sont les conséquences du Covid-19 ? Disponible à https://www.supplychaininfo.eu/transport-maritime-covid-19/, consulté le 13 mars 2023.

TYBRING-GJEDDE C., (2020), Les conséquences économiques de la pandémie du Covid-19, projet de rapport spécial, OTAN, Norvège, 26 p.

CONTEXTE CLIMATIQUE ET APPARITION DE LA COVID-19 EN AFRIQUE DE L'OUEST : EXEMPLES DE COTONOU (BENIN) ET DE DAKAR (SENEGAL)

Ibrahima MBAYE
Nonvignon Marius KEDOTE,
Corneille Pierre SAMBOU
Aymeric Joaquin DARBOUX

Résumé

Parmi les facteurs potentiellement en cause dans la propagation différenciée du coronavirus entre les différentes régions du monde, apparaît le climat. En effet, en santé publique, les conditions climatiques sont connues pour favoriser l'émergence et accroître la gravité de certaines maladies infectieuses et virales. L'objectif de cette recherche est de comprendre les contextes climatiques associés à la dynamique de la COVID-19 au Bénin et au Sénégal.

Les données ont été collectées sur des échelles annuelle et mensuelle à partir des cartes de surface, des données de température et d'humidité relative fournies dans les bulletins mensuels des agences de météorologie des deux pays. Les contextes climatiques du mois de mars 2020 pendant lequel sont apparus les premiers cas, ont été comparés à ceux de deux mois témoins, janvier et février 2020.

Le contexte climatique de janvier 2020 est caractérisé à Dakar par une température de 23°C, assujettie à des conditions thermiques normale à froide. En février, Dakar avait enregistré une température moyenne de 26°C laissant entrevoir des conditions thermiques normales à froide, comparativement au reste du territoire marqué par une augmentation de la température. Des conditions thermiques similaires, prévalaient en mars. Au regard de la situation hygrométrique à Dakar, nous constatons que le mois de mars a enregistré une hausse de 15 % d'humidité relative au mois de janvier et une baisse de 2 %, comparativement à février. A Cotonou, il faisait globalement chaud et sec en janvier de même qu'en février. Le mois de mars était globalement caractérisé par des types de temps chaud et peu arrosé. Les températures étaient supérieures à la moyenne sur le territoire béninois.

Mots clés : *Ville ; Bénin ; Sénégal ; Climat ; Covid-19*

Abstract

Among the factors potentially involved in the differentiated spread of the coronavirus between the different regions of the world, appears the climate. Indeed, in public health, climatic conditions are known to favor the emergence and increase the severity of certain infectious and viral diseases. The objective of this study is to understand the climatic contexts associated with the dynamics of Covid-19 in Benin and Senegal.

Data were collected on annual and monthly scales from surface maps, temperature and relative humidity data provided in monthly bulletins from the two countries' meteorological agencies. The climatic contexts of March 2020, when the first cases appeared, were compared to those of two control months, January and February 2020.

The climatic context of January 2020 is characterized in Dakar by a temperature of 23°C, subject to normal to cold thermal conditions. In February, Dakar had recorded a average temperature of 26°C suggesting normal to cold thermal conditions, compared to the rest of the territory marked by an increase in temperature. Similar thermal conditions prevailed in March. Concerning the hygrometric situation in Dakar, we note that March recorded an increase of 15% in relative humidity compared to January and a decrease of 2% compared to February. In Cotonou, it was generally hot and dry in January 2020 as well as in February. March was generally characterized by warm and dry weather patterns. Temperatures were above-averagein Benin.

Keywords: *City; Benin; Senegal; Climate; Covid-19*

Introduction

La pandémie de la Covid-19 est apparue en Chine à la fin de l'année 2019. Elle menace l'humanité toute entière et devient la première catastrophe mondiale en termes de bilan macabre. Les systèmes sanitaires de tous les pays du monde (riche ou pauvre) sont éprouvés. La pandémie est de type zoonose virale et l'étiologie de la maladie révèle qu'elle est causée par la souche de coronavirus appelée SARS-CoV-2. Les zoonoses sont des maladies qui, généralement, lient les espèces sauvages, les animaux domestiques et les humains. Cette pandémie vient cruellement rappeler l'équilibre étroit qui existe entre les composantes de l'environnement. En effet, la santé humaine, animale et celle des écosystèmes sont étroitement liées et indissociables. L'une ne va pas sans les autres, comme le souligne l'approche *OneHealth* « une seule santé ». Cette pandémie doit catalyser des transformations économiques et sociétales afin de donner de nouvelles armes aux sociétés post-Covid-19 pour agir face aux risques climatiques (Christian de PERTHUIS, 2020).

En Afrique, les relations entre le climat et la santé sont séculaires. En effet, l'interaction des éléments du climat à l'instar de la température, de l'humidité et de la pluviométrie, entre autres, conduisent à des crises sanitaires multiformes. La virulence du coronavirus, la rapidité de la transmission de la maladie et la contamination différenciée entre la zone tempérée et la zone tropicale, voire entre les pays et les villes d'un même pays, laissent entrevoir une influence probable des modifications des conditions climatiques.

Dans les pays à climat tempéré, un hiver particulièrement rigoureux et froid ou une variation brutale des conditions hygrométriques pourraient provoquer de véritables « épidémies » d'asthme et de rhinites allergiques qui prédisposent les personnes âgées à une co-morbidité pouvant faciliter la dissémination de la Covid-19.

En milieu tropical humide (régions équatoriale et subéquatoriale), le contraste (chaleur-humidité) qui y règne en permanence semblerait être favorable à la survie du coronavirus. En effet, la ville de Wuhan, épicentre de la pandémie, est localisée au Centre de la Chine. Elle est soumise à un climat de type subtropical humide. L'humidité apportée par les cyclones tropicaux et les typhons qui balaient la province d'Hubei à laquelle appartient la ville de Wuhan, combinée à la chaleur estivale et à la variation des types de temps successifs sont à l'origine d'un contexte écologique propice à la propagation du coronavirus. En revanche, le milieu tropical sec, caractérisé par de fortes températures et la siccité de l'air ambiant est plutôt coercitif au coronavirus. L'objectif de cette étude préliminaire est de comprendre les contextes climatiques associés à la dynamique de la Covid-19 au Bénin et au Sénégal.

2-Approche méthodologique

2.1-Justification du choix des zones d'étude

Le choix porté sur le Bénin et le Sénégal (carte 1) se justifie par le souci d'apparier deux (02) pays de la zone soudano-sahélienne aux contextes climatiques marqués par une juxtaposition de la littoralisation et de la continentalité. L'alizé de type I (vent frais) qui souffle au niveau du littoral pourrait favoriser la propagation de la Covid-19. En revanche, l'alizé de type II ou Harmattan souffle dans l'Hinterland (arrière-pays) et s'associe à un vent chaud, sec, parfois chargé de poussières. Un tel type de temps est plutôt perçu comme un facteur défavorisant la dissémination du SARS-Cov-2.

Au niveau du Bénin et du Sénégal, la recherche fait un *focus* sur les capitales nationales, épicentres de la maladie à l'échelle du pays et *clusters* par excellence avec des taux de morbidité et de mortalité de Covid-19 les plus élevés.

Cotonou et Dakar, présentent un climat caractérisé par une alternance d'humidité et de chaleur, propice ou limitant la propagation de la Covid-19.

Carte 1 : Situation géographique du Sénégal et du Bénin

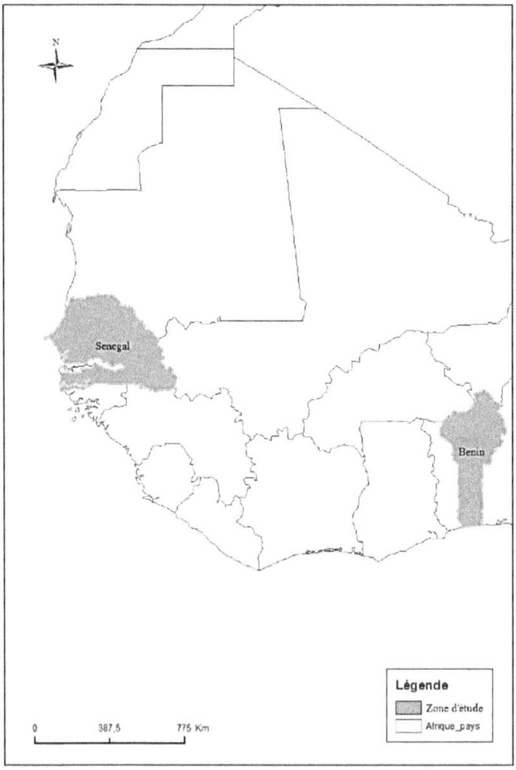

2.2-Collecte des données climatiques

La description du contexte climatique assujettie à l'apparition de la Covid-19 se fait à deux échelles : annuelle et mensuelle. A l'échelle annuelle la description s'est faite à partir des cumuls pluviométriques et de la température moyenne de l'air de 2009 à 2020 pour les deux (02) capitales nationales (Cotonou et Dakar). Le choix de cette période est lié à la disponibilité des données au niveau des deux zones d'étude. A l'échelle mensuelle, la description a mobilisé des cartes de surface, les données de température et d'humidité relative des bulletins mensuels de l'Agence Nationale de la Météorologie et de l'Aviation Civile (ANACIM) de Dakar et celle de l'Agence Nationale de la Météorologie du Bénin (Météo-Bénin).

2.3-Analyse des données

Pour mieux comprendre l'influence du contexte climatique dans l'apparition et la propagation de la Covid-19 et identifier les éventuelles modifications de l'ambiance bioclimatique, nous avons comparé le contexte climatique qui prévalait au mois de mars 2020, et dans lequel les premiers cas de Covid-19 se sont déclarés respectivement à Dakar (le 02 mars 2020) et à Cotonou (le 16 mars 2020) à ceux des 02 mois précédents que sont janvier et février 2020. Cet appariement nous a permis de déceler des modifications de conditions météorologiques, pendant l'apparition des premiers cas de Covid-19 à Cotonou et à Dakar.

3- Résultats

3.1-Evolution interannuelle de la pluviométrie et de la température

A l'échelle annuelle, les contextes climatiques au niveau des stations synoptiques de référence de Dakar et de Cotonou sont globalement marqués par une variabilité manifeste de la pluviométrie et de la température de 2009 à 2020.

3.1.1-Analyse de la pluviométrie

L'année 2020, pendant laquelle est apparue la pandémie de la Covid-19 au Sénégal, est caractérisée par une augmentation des cumuls pluviométriques. Elle a enregistré la quantité de pluie la plus importante depuis 2009 avec 449 mm. En 2018 et 2019, 97 et 262 mm de pluie ont été reçus à Dakar.

Figure 1 : Pluviométrie annuelle à Dakar de 2009 à 2020

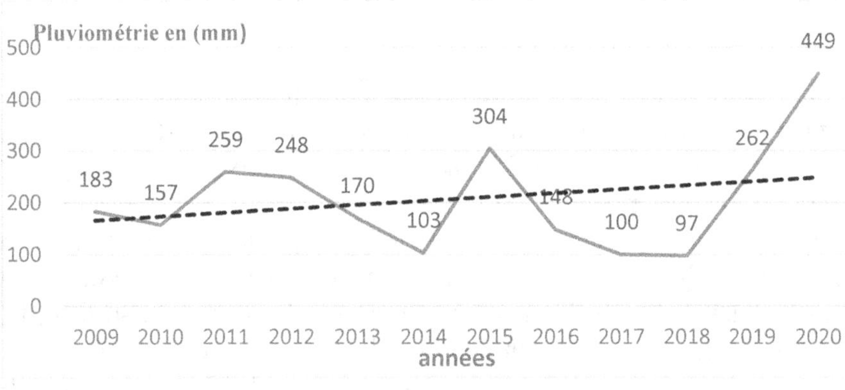

Source : ANACIM

(la courbe bleue en tirets représente une courbe de tendance)

A Cotonou, l'année pendant laquelle s'était déclarée la pandémie était plutôt marquée par une baisse de la pluviométrie de 686 mm par rapport à l'année 2019. En effet, après 2019 qui a reçu 1814 mm, 2020 est la deuxième année où les quantités de pluie ont été les plus importantes depuis 2009 avec 1128 mm.

Figure 2 : Pluviométrie annuelle à Cotonou de 2009 à 2020

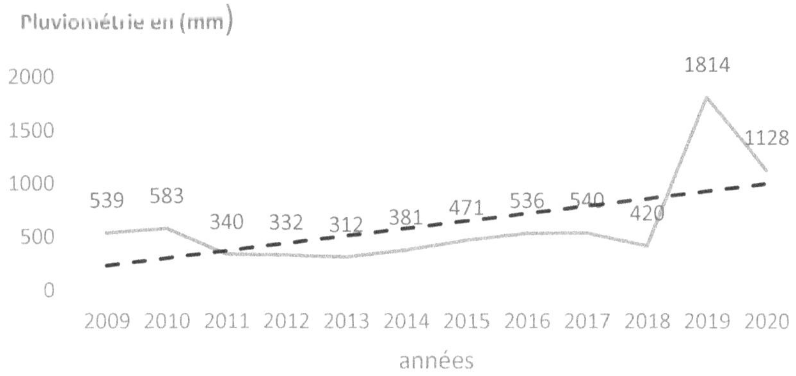

Source : Météo-Bénin

(la courbe bleue en tirets représente une courbe de tendance)

Au total, l'année 2020 est une année pluvieuse par rapport à la moyenne de la série (2009-2020) qui est de l'ordre de 207 mm à Dakar et 616 mm à Cotonou.

3.1.2-Analyse interannuelle de la température

La température moyenne de l'air varie globalement entre 25 et 28° C à Dakar de 2009 à 2020 (figure 3) contre 28 et 30°C à Cotonou pour la même série (figure 4).

A Dakar, l'année 2020 avec 26,6°C est marquée par une légère augmentation de la température de 0,2°C par rapport à la température moyenne de la période qui est de 26,4°C.

Figure 3 : Température moyenne annuelle de l'air à Dakar de 2009 à 2020

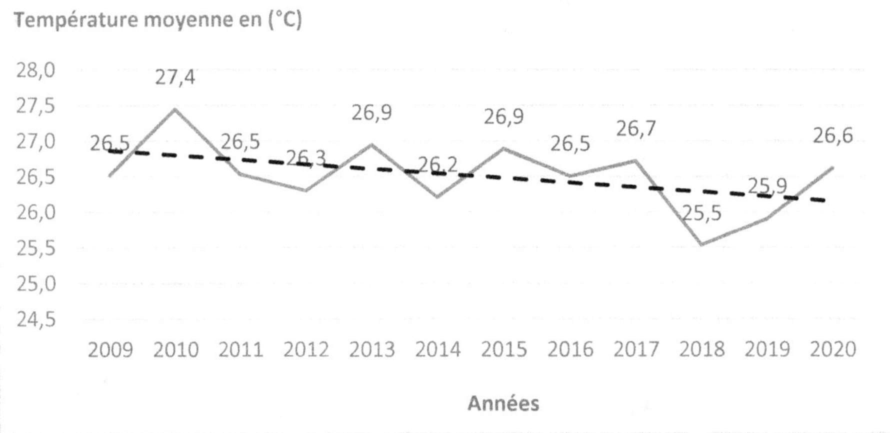

Source : ANACIM

(la courbe rouge en tirets représente une courbe de tendance)

A Cotonou, l'année 2020 apparaît comme celle où la température a été la plus basse depuis 2009 avec 28,3°C. Par rapport à la température moyenne de la période (2009-2020) qui est de 29,1°C, l'année 2020 connaît un déficit thermique de 0,8°C.

Figure 4 : Température moyenne annuelle de l'air à Cotonou de 2009 à 2020

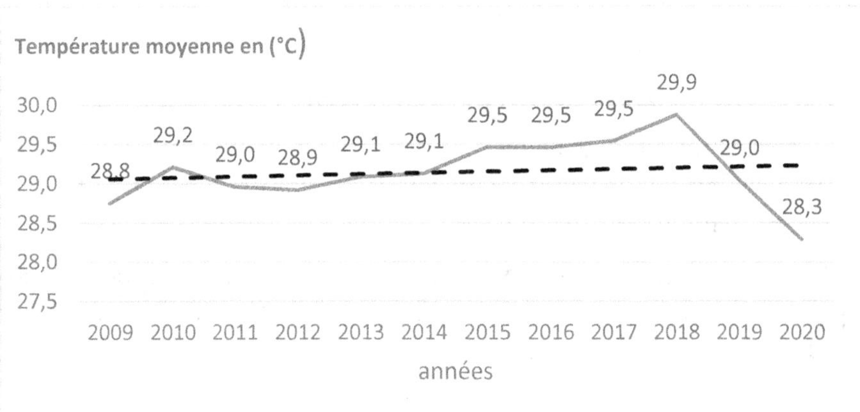

Source : Météo-Bénin

En somme, contrairement à Cotonou, l'année 2020 a été plus chaude à Dakar.

3.2- Analyse des conditions thermiques et hygrométriques de l'apparition de la Covid-19 à l'échelle mensuelle

A l'échelle mensuelle, le contexte climatique a été décrit à partir de la température (maximale, minimale et moyenne) et de l'humidité relative de l'air. Les contextes thermiques et hygrométriques des mois de janvier et février seront comparés à ceux du mois de mars 2020, mois d'apparition des premiers cas de COVID-19 au Bénin et au Sénégal.

3.2.1-Contexte thermique du mois de janvier 2020

L'analyse de la carte des anomalies des températures minimales montre à Dakar, en janvier 2020, une situation normale à froide par rapport à la moyenne 1981-2010. Sur le reste du territoire, les conditions climatiques enregistrées sont assez contrastées, chaudes à normales (figure5.b).

Figure 5 : Répartition spatiale des anomalies de températures maximales et minimales au Sénégal en Janvier 2020

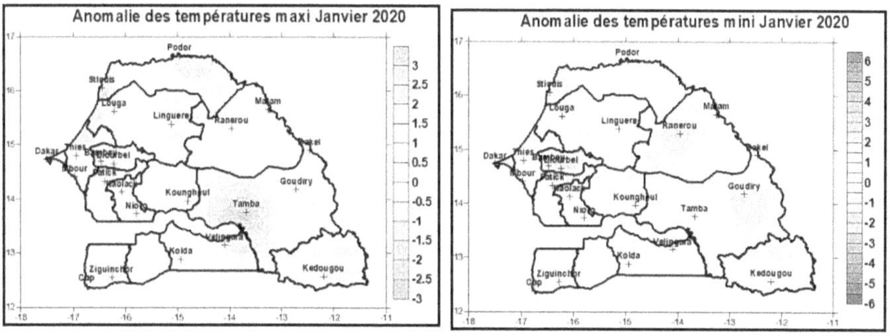

(a) (b)

Source : bulletin mensuel de l'ANACIM, Janvier 2020

Au Bénin, il faisait globalement chaud, ensoleillé et sec en janvier 2020 (Bulletin ANM, Janvier 2020). Les précipitations ont été déficitaires dans la majeure partie du pays. Les températures sont restées partout supérieures à la moyenne (figure 6).

Figure 6 : Répartition spatiale des écarts à la température moyenne au Bénin en Janvier 2020

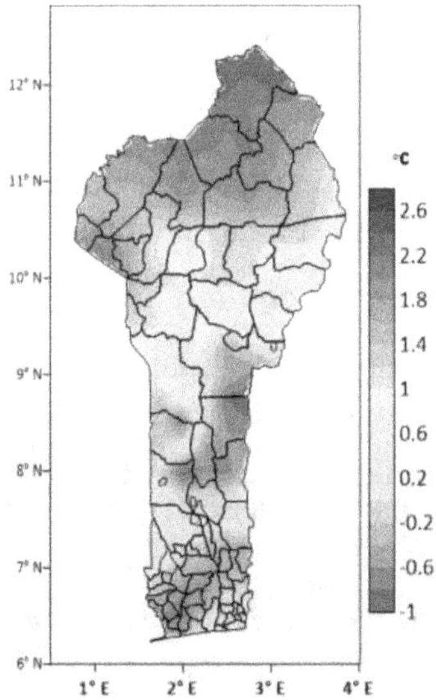

3.2.2-Contexte thermique du mois de février 2020

L'analyse de la carte des anomalies de températures maximales par rapport à la normale 1981-2010 montre des conditions chaudes sur l'ensemble du territoire sénégalais (figure 7.a). En revanche, l'analyse des anomalies des températures minimales révèle des conditions froides par rapport à la normale 1981-2010 dans le sud-est du pays, tandis que, sur le reste du territoire (y compris Dakar), des conditions chaudes à normales ont prévalu (figure 7.b).

Figure 7 : Répartition spatiale des anomalies de températures maximales et minimales au Sénégal en Février 2020

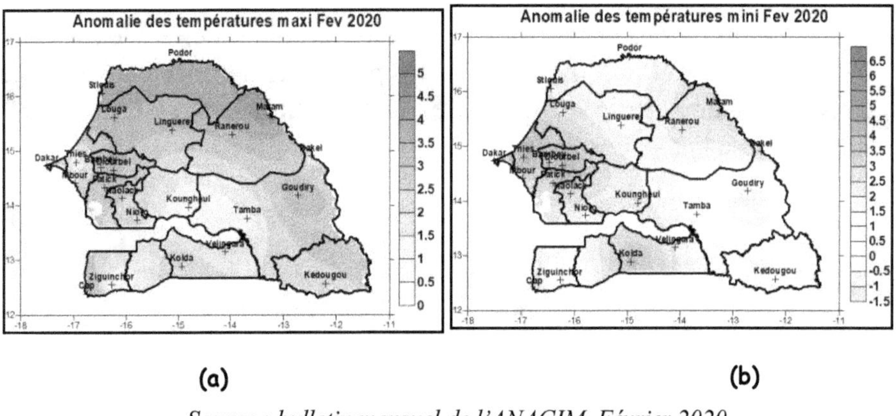

(a) (b)

Source : bulletin mensuel de l'ANACIM, Février 2020

Le contexte climatique qui prévalait au Bénin en février 2020, épouse globalement les mêmes caractéristiques que celui de janvier 2020 : chaleur, ensoleillement, siccité de l'air et déficit pluviométrique dans la majeure partie du pays (Bulletin ANM, Février 2020). Les températures sont restées partout supérieures à la moyenne (figure 8).

Figure 8 : Répartition spatiale des écarts à la température moyenne au Bénin en février 2020

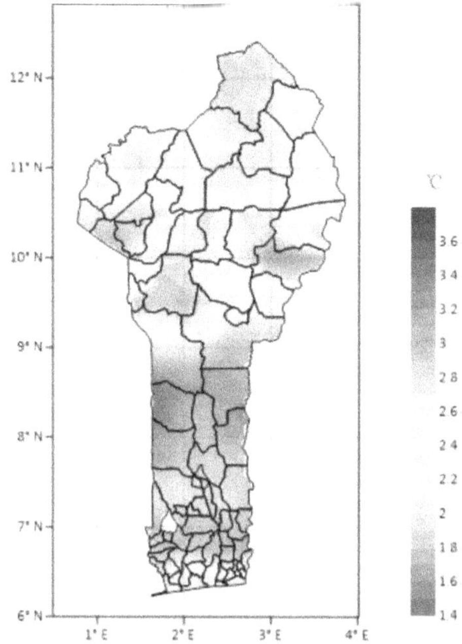

3.2.3-Contexte thermique du mois de mars 2020

L'analyse de la carte des anomalies des températures maximales montre des conditions froides dans les départements de Nioro et Matam et des conditions chaudes à normales sur le reste du pays (figure 9.a). L'analyse des anomalies des températures minimales montre une situation froide dans les départements de Nioro, Goudiry, Koungheul, Ranérou Tambacounda et Kédougou, tandis que sur le reste du territoire (y compris Dakar), des conditions normales à chaudes ont prévalu (figure 9.b).

Figure 9. : Répartition spatiale des anomalies de températures maximales et minimales au Sénégal en Mars 2020

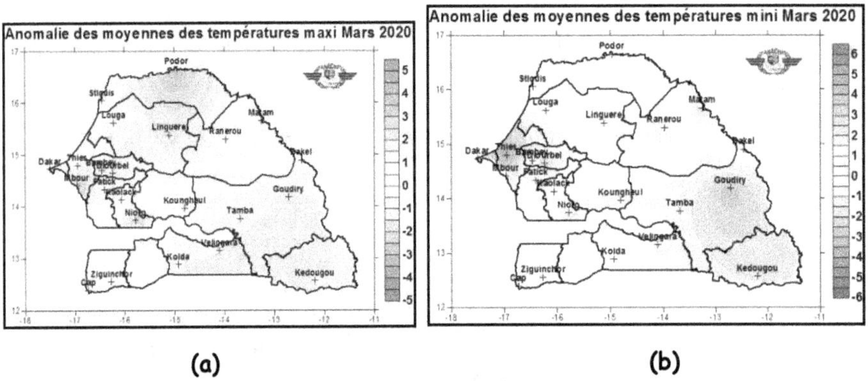

Source : bulletin mensuel de l'ANACIM, Mars 2020

Au Bénin, le mois de mars 2020 était globalement caractérisé par des types de temps chaud, ensoleillé et peu arrosé. Le régime des précipitations était contrasté (quasi normal à déficitaire) dans la majeure partie du pays excepté la bande côtière et certaines localités de l'Atlantique, de la Donga et de l'Alibori (Bulletin ANM, Mars 2020). Les températures étaient partout supérieures à la moyenne (figure 10).

Figure 10 : Répartition spatiale des écarts à la température moyenne au Bénin en mars 2020

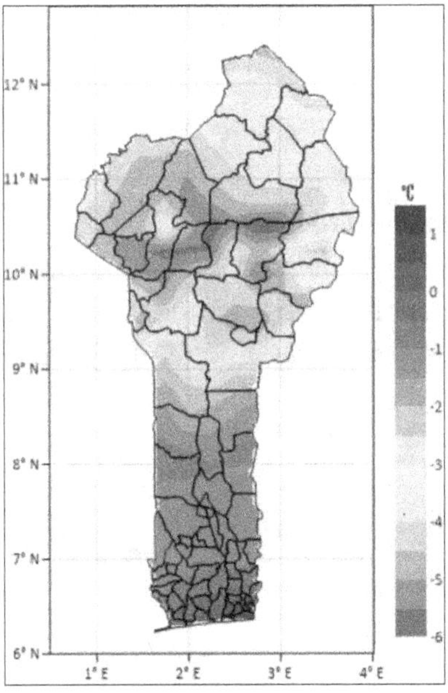

3.2.4-Contexte hygrométrique des mois de janvier, février et mars 2020

Au regard des conditions hygrométriques à Dakar, il est constaté que le mois de mars 2020 a enregistré une hausse de 15 % d'humidité relative moyenne de l'air par rapport au mois de janvier 2020 et une baisse de 2 %, comparativement à février 2020 (figure 11).

En revanche, à Cotonou, le contexte hygrométrique des mois de janvier, février et mars 2020 est globalement caractérisé par une augmentation graduelle de l'humidité relative moyenne de l'air de 70, 75 et 80 %, soit une hausse cumulative de 10 % par rapport aux 02 mois témoins, janvier et février 2020 (figure 11). Un tel état de l'air ambiant est favorable à la survie et à la dissémination du coronavirus.

Figure 11 : Humidité relative moyenne mensuelle de l'air à Dakar en 2020

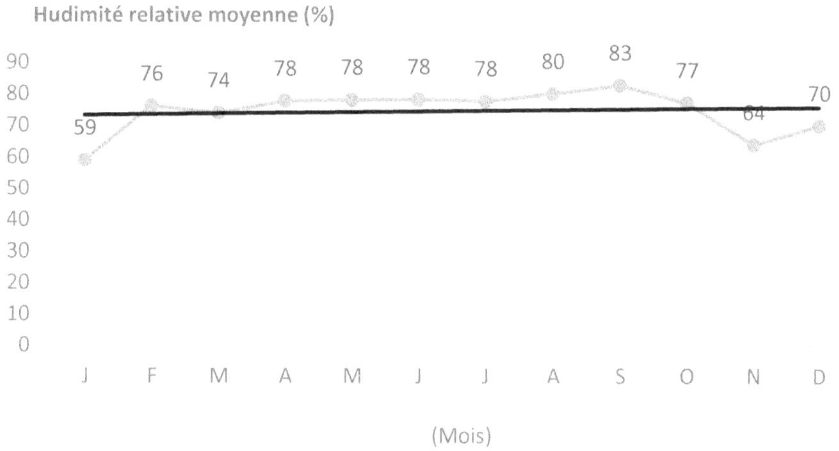

Source : ANACIM

A Cotonou, l'analyse de la situation hygrométrique des mois de janvier, février et mars 2020 est marquée par une augmentation graduelle, successive de l'humidité relative moyenne de l'air de 70 %, 75% et 80 %, comme l'atteste d'ailleurs la courbe de tendance associée (figure 9). Un tel contexte est favorable à la propagation du coronavirus. Nous constatons que le mois de mars 2020 a enregistré une hausse cumulative de 10 % d'humidité relative par rapport aux 02 mois témoins, janvier et février 2020 (figure 12).

Figure 12 : Humidité relative moyenne mensuelle de l'air à Cotonou en 2020

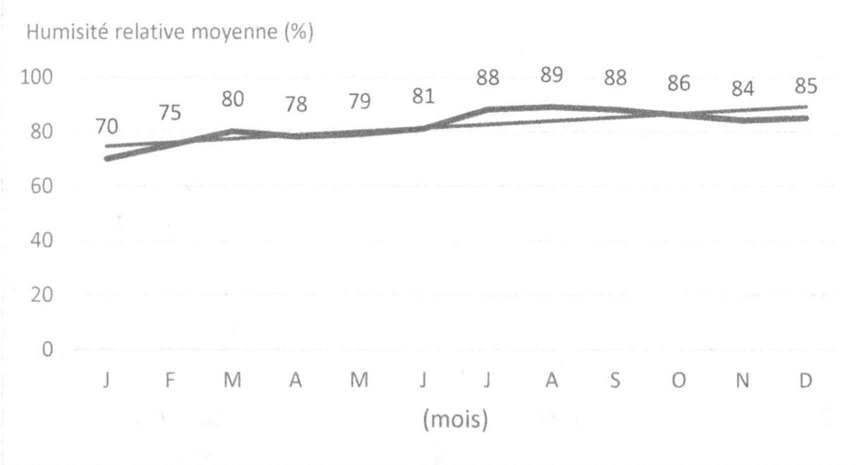

Source : Météo-Bénin

3.3-Evolution interannuelle de la pluviométrie et de la température

Figure 13 : Evolution journalière des cas de Covid-19 au Sénégal et au Bénin du 1er février au 31 mars 2020

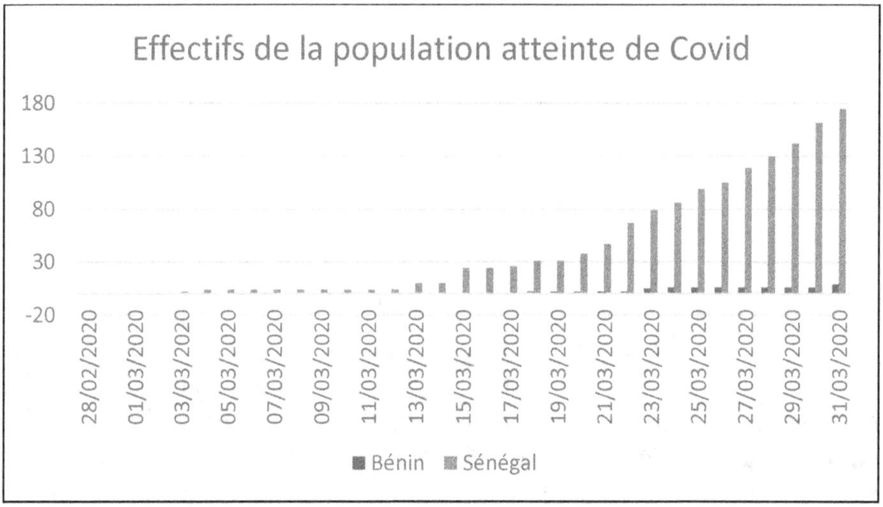

Source : https://www.oecd.org/fr/csao/coronavirus-ouest-afrique/

Discussion

Cette étude menée à Dakar et Cotonou a révélé en 2020 une pluviométrie excédentaire et, de janvier à mars, des températures normales à froides à Dakar et une certaine humidité de l'air sur l'ensemble du territoire sénégalais. Au Bénin, la pluviométrie a été également excédentaire mais la saison climatique de janvier à mars a été caractérisée par la présence d'une chaleur accompagnée d'une certaine siccité de l'air. Les informations quotidiennes sur l'évolution des cas de Covid-19 montrent une contamination plus importante à Dakar, où la maladie c'est déclarée en premier, qu'à Cotonou où elle a été observée plus d'une dizaine de jours plus tard. Plusieurs études ont analysé les liens entre les conditions climatiques et la Covid-19. « Le dérèglement climatique en marche nécessite aussi de se poser la question des répercussions possibles sur la santé » (Observatoire Régional de la Santé Nord Pas-de-Calais, 2011, p. 1). Depuis l'apparition de la Covid-19, des recherches sont en train d'être menées dans plusieurs Etats du monde, notamment ceux qui ont été les plus éprouvés pour arriver à une meilleure compréhension de la survie et de la transmission de la pathologie en rapport avec les conditions climatiques.

La prise en compte de la température et de l'humidité relative dans l'explication de la survenue de nouveaux cas de Covid-19 a été faite par Zonglin H. *et al.* (2020) en considérant 9 villes asiatiques. Les résultats de leur étude montrent l'existence d'une corrélation positive entre la température moyenne et les nouveaux cas confirmés quotidiennement de Covid-19 à Gangzhou, Singapour, Hong Kong et Pékin.

L'humidité relative est corrélée positivement avec les nouveaux cas à Singapour et Hong Kong. Une corrélation négative a été cependant observée à Shangaï. Les effets de la température et de l'humidité relative combinés à l'apparition des nouveaux cas ont été moins notés à Tokyo, Séoul et Kuala Lumpur. A Wuhan, il a été noté une irrégularité (variation) de ces effets.

L'étude en conclut ceci : « Par conséquent, notre analyse suggère que, contrairement à la grippe, la saisonnalité de la Covid-19 n'est pas prévisible et il est peu probable que l'épidémie s'estompe d'elle-même à l'arrivée de l'été» (Zonglin H. *et al.*, 2020, p. 13, traduit de l'anglais).

La continuité de l'expansion d'un virus favorisé par la présence d'un air frais et sec a été longtemps démontrée notamment par les études de Loosli C. *et al.* (1943) et Hemmes J. *et al.* (1960) et récemment par Paynter S. (2015) sur les surfaces et dans les aérosols. Toutefois, ce dernier démontre aussi que durant les saisons de pluie en zone tropicale, la chaleur et l'humidité défavorisent la transmission de la grippe du fait de l'abaissement du nombre et de la durée de vie du virus dans l'air. Toutefois, l'auteur précise qu'à cause des mêmes conditions climatiques les transmissions par contact sont plus fréquentes avec le virus respiratoire syncytial (VRS) et de la grippe du fait du dépôt du virus au niveau des surfaces. Les quantités de virus qui se déposent sur les surfaces s'accroissent de même que la durée de vie des virus, présents dans les gouttelettes d'eau.

James D. Ford *et al.* (2022, p. e.826) montrent dans leur étude le fait que la présence, la survie, le caractère infectieux d'un virus peuvent dépendre des conditions climatiques notamment de la température, de l'humidité de l'air et des précipitations. Toutefois, dans des pays comme le Brésil, il a été noté une absence de corrélation entre l'évolution des conditions thermiques et celle du nombre d'infections. D'après les mêmes auteurs dans d'autres études, il a été démontré que l'augmentation des cas de contamination suivait celle des températures moyennes. En gros, tantôt les facteurs climatiques sont déterminants dans la justification des cas de Covid-19 tantôt ils ne le sont pas et cela dépend des zones géographiques. Sobral M. F. F. *et al.* (2020, p. 4) ont remarqué une corrélation négative entre le nombre de cas et les températures moyennes.

Chan K. H. *et al.* (2011) ont observé que la persistance du SRAS Cov diminuait en situations thermique et hygrométrique élevées (38°C et plus de 95 %). C'est ce qui justifierait, selon eux, le fait que, dans les pays asiatiques situés en zone tropicale comme la Malaisie, l'Indonésie, la Thaïlande le SRAS Cov ne se soit pas répandu sous forme d'épidémie. En revanche, dans des pays subtropicaux moins humides et plus frais comme Hong Kong, les conditions climatiques étaient plus favorables à l'expansion communautaire du virus

Au Sénégal, Dosseh A. *et al.* (2000) ont remarqué un pic des infections respiratoires aigües à Dakar entre juillet et septembre qui coïncide avec la période de la saison des pluies marquée par une chaleur et une humidité importante.

La grippe à Dakar semble être une infection respiratoire de tous les groupes d'âge caractérisée par une forte transmission pendant la saison chaude et pluvieuse (traduit de l'anglais au français, Dosseh A. *et al.*, 2000, p. 639). Cette acuité des infections durant la saison pluvieuse a été également signalée par Moura FE et *al.* (2009). Au Brésil, Ndiaye Niang M. et *al.* (2012) signalent que cette situation est notée dans les pays tempérés d'Europe et d'Amérique du Nord au niveau des mois de décembre à mars qui sont occupés par l'hiver. Rappelant le modèle d'exposition de Graham S. *et al.* (2004) qui montrerait que le temps passé à l'intérieur par les populations peut être favorisé par les conditions thermiques et pluviométriques, ce qui entraîne une exposition par contact plus importante à la maladie.

Donc l'explosion des cas de contamination pendant cette période est favorisée par le fait que les populations passent plus de temps à l'intérieur qu'à l'extérieur.

Casanova L. M. *et al.* (2010) ont étudié la survie du coronavirus du syndrome respiratoire aigu sévère (SRAS Cov) sur des surfaces en rapport les conditions climatiques. Ils se sont basés sur deux virus de substitution que sont le virus de la gastro-entérite transmissible (TGEV) et le virus de l'hépatite de la souris (MHV). Leurs résultats montrent qu'avec une température de 4 °C le virus a persisté jusqu'à 28 jours et le niveau d'activité a été plus important avec une humidité relative de 20 %. Cependant, l'augmentation de la température a favorisé un niveau d'inactivité du virus plus rapide à tout niveau confondu d'humidité relative. Le doublement de la température accélère encore plus cette inactivité du virus à 40°C. Contrairement à la température, la relation entre l'humidité relative et la survie du virus n'était pas étroite. En effet, les auteurs ont remarqué que le niveau de survie du virus ou « effet protecteur » était plus élevé avec des taux d'humidité relative faible et haute (20 et 80 %) plutôt qu'avec un niveau modéré (50 %). Enfin l'étude a également démontré l'effet combiné de la température et de l'humidité relative sur le maintien ou la survie de ces deux substituts lorsque le nombre de virus déposé dans les surfaces intérieures typiques est important.

La saisonnalité de la grippe a été considérée comme dépendante de l'humidité relative par Shaman J. et Kohn M. (2009). Poole L. (2020) a démontré une variation de la Covid-19 (SRAS-Cov2) relativement à la température et à la position latitudinale du site étudié. Toutefois, pour d'autres virus comme la grippe saisonnière, ils se propagent plus rapidement pendant l'hiver au niveau de l'hémisphère boréal que pendant l'été. Au début de l'épidémie de Covid-19, il était considéré que l'arrivée de l'été favoriserait une diminution de la propagation du virus (Bukhari Q. et Jameel Y., 2020).

Manik S. *et al.* (2022) se sont basés sur des modèles épidémiologiques pour voir au niveau de plusieurs Etats indiens le lien entre les paramètres climatiques et le nombre de reproduction effectif de la Covid-19. Une corrélation négative a été notée entre l'humidité relative et absolue et le nombre de reproduction effectif au moment où quand ce dernier augmente il est constaté aussi une augmentation de la température moyenne de l'air. L'étude ajoute que d'autres facteurs non environnementaux favorisent la progression du virus. En effet, il existe également plusieurs facteurs comme l'hygiène personnelle, la vaccination, l'interaction sociale, etc., qui jouent également un rôle crucial dans la propagation du virus. Les variables environnementales, en particulier la température et l'humidité, peuvent jouer un rôle dans la propagation de l'épidémie, mais leur impact est marginal par rapport à d'autres facteurs sociaux tels que l'interaction sociale, les interventions gouvernementales, les confinements, la densité de population, l'immunité collective, l'hygiène personnelle, les schémas de migration, les mécanismes de défense, etc. « La température et l'humidité ne peuvent à elles seules expliquer la majeure partie de la variation de la transmission de la maladie. Par conséquent, les pays devraient mettre davantage l'accent sur les politiques de santé et la vaccination. ». (Manik S. *et al.*, 2022, p. 12).

Adekunle I. A. *et al.* (2020) ont constaté en Afrique une relation entre la vitesse du vent et la dispersion du virus de la Covid-19 au niveau des aérosols. Cependant, pour la température moyenne et l'humidité relative le lien n'est pas étroit. Le manque de lien entre température et progression du virus de la Covid-19 a été observé au Ghana et au Nigéria notamment avec les travaux de Iddrisu *et al.* (2020) et Taiwo et Fashola (2020). Au Ghana en effet, contrairement à la température maximale et à l'humidité relative qui ne montrent pas de corrélation, une corrélation est notée entre les précipitations, la vitesse maximale du vent et les cas confirmés de Covid-19. Au Nigéria les auteurs n'ont pas trouvé de corrélation entre la température moyenne et les cas de journaliers de Covid-19 notés de janvier à avril 2020. Au contraire ce sont les déplacements des populations avec l'absence de restrictions ou de confinements de même que les déplacements internationaux, notamment à Lagos et Abuja qui sont les Etats les plus touchés, qui ont justifié l'explosion des cas de Covid-19.

D'après Fagherazzi-Pagel H. (2012) les effets du changement climatique pourraient accentuer l'apparition des maladies infectieuses en rapport avec la faune sauvage qui est le réservoir de ces maladies. D'autres auteurs vont même jusqu'à évoquer comme solution à ces maladies infectieuses en rapport avec les modifications environnementales la mise en place d'une surveillance environnementale (Eilstein D. *et al.*, 2009). Cette importance de prendre en compte les aspects environnementaux dans la compréhension et dans la recherche de solution à cette maladie a été évoquée dans la revue de la littérature effectuée par Diaby A. (2021).

Parmi les recommandations de l'ONERC sur les solutions à adopter pour faire face aux impacts sanitaires du changement climatique figure : « Développer la recherche et une veille très large et systématique devant la complexité et les incertitudes concernant les maladies infectieuses, généralement liées à la santé des animaux et souvent aussi à l'état des écosystèmes » (Observatoire Régional de la Santé Nord Pas-de-Calais, 2011, p. 16).

L'effet relativisé de la température en fonction des latitudes est encore confirmé par un article intitulé « La saison été peut-elle arrêter complètement l'épidémie ». Il y est noté ceci :

« Très stable dans des conditions hivernales (4°C), le coronavirus Sars-Cov-2 voit sa résistance diminuer progressivement avec une hausse de température. Il est complètement inactif par une exposition de 30 minutes à 60°C. Le climat a certes un effet positif mais n'est pas suffisant.

Le virus est présent et se développe dans des pays au climat chaud et sec ainsi que dans des pays au climat tropical, même s'il est difficile de mesurer la vitesse de propagation en raison des faibles capacités de dépistage de ces pays. De plus, la hausse des températures dans l'hémisphère nord est corrélée à une baisse des températures dans l'hémisphère sud, dont les pays peuvent alors devenir des sources secondaires de diffusion du virus. » (https://www.coronavir.org/la-maladie-covid-19/effet-du-climat-sur-l-epidemie).

Raoult D. (2020, p. 53) observe cette même nuance sur les effets thermiques :

« Moins anecdotique mais plus révélateur : nous avons mesuré, chez les pèlerins qui se rendaient à La Mecque, la possibilité, même épisodique, de gens porteurs de MERS-corona et tout ce que nous avons trouvé ce sont des porteurs de grippe. Il est intéressant d'ailleurs, comme étude, de regarder les pèlerins de La Mecque car ces gens viennent du monde entier. Ceux qui arrivent de pays où la grippe est déjà épidémique, en particulier l'Afrique de l'Ouest pendant l'été, peuvent transmettre l'infection à des personnes qui reviennent en France. Mais nous n'avons pas de cas secondaires chez nous car, pour des raisons mal comprises, les conditions climatiques sont essentielles à la transmission de la grippe en France : hors saison, pas d'épidémie » (Raoult D., 2020, p. 53).

Le même phénomène est observé avec la grippe porcine. En effet, la grippe porcine (grippe avec une variante H1N1 qui est la H3N2, s'est déclarée au printemps et en été tandis que les grippes espagnoles et de Hong Kong se sont manifestées en été 1918-1919 et 1968 (Raoult D., 2020).

« D'une manière extrêmement étrange, d'autres auteurs l'ont publiée en Europe où les cas se sont arrêtés paradoxalement au début de la saison froide. C'est-à-dire juste avant Noël. Nous n'avons plus eu de cas de H1N1 pendant tout le reste de l'hiver de cette année d'affolement. Cette grippe est restée très mystérieuse comme le sont beaucoup de maladies infectieuses qui, étant des maladies d'écosystèmes complexes, multiparamétriques, ne peuvent faire l'objet ni de modèles mathématiques ni de prédictions très précises ». (Raoult D., 2020, p. 46).

Toutefois, l'auteur évoque une surmortalité hivernale et qu'entre 4 000 et 10 000 cas de morts sont liés à la grippe en France.

Méo S. A. *et al.* (2020 p. 8237), ont noté que, dans les pays où les températures étaient faibles et l'humidité relative élevée, le nombre de cas de Covid et de décès était plus élevés que dans les pays où l'humidité relative était faible et la température élevée.

Conclusion

Au total, pour décrire le contexte climatique d'apparition de la Covid-19, les études ont globalement pris en compte deux éléments météorologiques à savoir la température et l'humidité relative. Cela se comprend par le fait que « Sommairement, un air trop humide (+ de 85 %), trop sec (- de 35 %) n'est pas propice au transport aérien du virus ; pas plus qu'une température trop basse ou trop élevée (- de 3°C, + de 17°C). La faute à l'évaporation ou au poids des gouttelettes, entre autres phénomènes ». (Le Ny O., 2022). D'ailleurs c'est pour cela que la société PREDICT Services, une filiale de Météo-France dans la gestion des risques climatiques, a développé un indice de transmissibilité climatique de la Covid-19 (IPTCC) en considérant la température et l'humidité relative. D'après Alix Roumagnac (Ingénieur de Predict Services), la création de cet indice a été motivée par une étude du MIT qui montrait, que dans près de 90 % des zones où se propageait la Covid-19, la température et l'humidité relative étaient des paramètres climatiques qui influençaient cette propagation. Cet indice appui la Santé Publique en France, dans la gestion de la crise sanitaire liée au Covid-19. L'autre aspect c'est aussi la prise en compte des modes de transmission par voie aérienne et surfacique en rapport avec les éléments du climat. Enfin, des travaux ont aussi fait ressortir d'autres facteurs, c'est-à-dire non climatiques, comme facilitant la propagation du virus.

Références bibliographiques

ADEKUNLE Ibrahim Ayoade, TELLA Sheriffdeen Adewale, OYESIKU Kayode, OSENI Isiaq Olasunkanmi, 2020, « Spatio-temporal analysis of meteorological factors in abating the spread of COVID-19 in Africa », Heliyon. 6(8), p. e04749. doi: 10.1016/j.heliyon.2020.e04749.

Agence Nationale de l'Aviation Civile et de la Météorologie/ANACIM. (2020) : Bulletins Météorologiques mensuels de Janvier, Février et Mars, Dakar-SENEGAL.

Agence Nationale de la Météorologie/ANM (2020) : Bulletins climatologiques mensuels de Janvier, Février et Mars, Cotonou-BENIN

BUKHARI Qasim, JAMEEL Yusuf, 2020, « Will Coronavirus Pandemic Diminish by Summer? » *SSRN* (https://ssrn.com/abstract=3556998 or http://dx.doi.org/10.2139/ssrn.3556998).

CASANOVA Lisa, JEON Soyoung, RUTALA William, WEBER David, SOBSEY Mark, 2010, « Effects of air temperature and relative humidity on coronavirus survival on surfaces ». Applied and environmental microbiology, 76 (9), p. 2712–2717. https://doi.org/10.1128/AEM.02291-09.

CHAN K. H., MALIK PEIRIS J. S., LAM S. Y., POON L. L, YUEN K. Y., SETO W. H., 2011, « The Effects of Temperature and Relative Humidity on the Viability of the SARS Coronavirus ». Advances in Virology. 2011, p. 734690. doi: 10.1155/2011/734690.

de PERTHUIS Christian, 2020, *Comment la COVID-19 a modifié les Perspectives de l'Action Climatique*. Manuel de l'Analyse de la Vulnérabilité et de la Capacité d'adaptation au Changement climatique, http://www.careclimatechange.org (site consulté le mercredi 27 avril 2022 à 14 heures GMT)

DIABY A., 2021, *Combattre la maladie de la Covid-19 en Afrique de l'Ouest : une question de l'environnement ?* In *Revue Espaces et Sociétés en Mutation* (ESM) : Facteurs de risques environnementaux et socio-spatiaux dans la propagation de la Covid-19. Numéro Spécial, Décembre 2021, Département de Géographie, FLSH/ UCAD, L'Harmattan Sénégal, p.47-57.

DOSSEH Annick, NDIAYE Kader, SPIEGEL André, SAGNA Monique, MATHIOT Christian, 2000, « Epidemiological and virological influenza survey in Dakar, Senegal: 1996-1998 », Am J Trop Med Hyg. 62 (5) : p. 639-643. doi: 10.4269/ajtmh.2000.62.639. PMID: 11289677.

EILSTEIN D., LE MOAL J., LIM T. A., 2009, « Les concepts de surveillance en santé environnementale », Bulletin épidémiologique hebdomadaire, 2009, 27-28, p. 283-286.

FAGHERAZZI-PAGEL Hélène, 2012, *Maladies émergentes et réemergentes chez l'homme. Concepts. Facteurs d'émergence. Alertes. Riposte et coopération mondiale : dossier de synthèse*. Rapport de recherche. Institut de l'Information Scientifique et Technique (INIST-CNRS), 76 p.

GRAHAM Stephen, MC CURDY Thomas, 2004, « Developing meaningful cohorts for human exposure models ». J Exp Anal Environ Epidemiol, 14, p. 23–43.

HEMMES J., WINKLER K., KOOL S, 1960, « Virus Survival as a Seasonal Factor in Influenza and Poliomyelitis », Nature, 188, p. 430–431, https://doi.org/10.1038/188430a0

IDDRISU Wahab Abdul, APPIAHENE Peter, KESSIE Justice, 2020, « Effects of weather and policy intervention on COVID-19 infection in Ghana ». *arXiv: Populations and Evolution, 2005.00106.*

JAMES D. FORD, CAROL ZAVALETA-CORTIJO, TRIPHINI AINEMBABAZI, CECILIA ANZA-RAMIREZ, INGRID AROTOMA-ROJAS, JOANA BEZERRA, VICTORIA CHICMANA-ZAPATA, ERANGA K GALAPPATHTHI, MARTHA HANGULA, CHRISTOPHER KAZAANA, SHUAIB LWASA, DIDACUS NAMANYA, NOSIPHO NKWINTI, RICHARD NUWAGIRA, SAMUEL OKWARE, MARIA OSIPOVA, KERRIE PICKERING, CHANDNI SINGH, LEA BERRANG-FORD, KEITH HYAMS, J JAIME MIRANDA, ANGUS NAYLOR, MARK NEW, BIANCA VAN BAVEL, 2022 « Interactions between climate and COVID-19 », The Lancet Planetary Health, Volume 6, Issue 10, 2022, Pages e825-e833, https://doi.org/10.1016/S2542-5196(22)00174-7.

LE NY OLLIVIER, 2022, *COVID-19 ET CLIMAT : COMMENT LE TEMPS QU'IL FAIT PEUT INFLUENCER LA TRANSMISSION DU VIRUS ?*, HTTPS://WWW.MIDILIBRE.FR/2021/11/10/SANTE-LA-SOCIETE-HERAULTAISE-PREDICT-EVALUE-LA-TRANSMISSIBILITE-DU-COVID-19-EN-FONCTION-DU-CLIMAT-9920460.PHP (SITE CONSULTÉ LE MERCREDI 27 AVRIL 2022 À 16 HEURES GMT).

LOOSLI C. G., LEMON H. M., ROBERTSON O. H., APPEL E., 1943, « Experimental Air-Borne Influenza Infection. I. Influence of Humidity on

Survival of Virus in Air ». Proceedings of the Society for Experimental Biology and Medicine. 53 (2) : p. 205-206, doi:10.3181/00379727-53-14251P

MANIK Souvik, MANDALA Manoj, PAL Sabyasachi, PATRA Subhradeep, ACHARYA Suman, 2022, « Impact of climate on COVID-19 transmission: A study over Indian states ». Environ Res. 2022, 211, p. 113110. doi: 10.1016/j.envres.2022.113110.

MEO S. A., ABUKHALAF A. A., ALOMAR A. A., AL-BEESHI I. Z., ALHOWIKAN A., SHAFI K. M., MEO A. S., USMANI A. M., AKRAM J., 2020 : « Climate and COVID-19 pandemic: effect of heat and humidity on the incidence and mortality in world's top ten hottest and top ten coldest countries », *European Review for Medical and Pharmacological Sciences*, 24: 8232-8238, DOI: 10.26355/eurrev_202008_22513

MOURA Fernanda, PERDIGÃO Anne, SIQUEIRA Marilda, 2009, « Seasonality of influenza in the tropics: a distinct pattern in northeastern Brazil », Am J Trop Med Hyg, 81, p. 180–183.

NDIAYE NIANG Mbayame, DOSSEH Annick, NDIAYE Kader, SAGNA Monique, GREGORY Victoria, GOUDIABY Deborah, HAY Alan, DIOP Ousmane, 2012, « Sentinel Surveillance for Influenza in Senegal, 1996–2009 ». The Journal of Infectious Diseases, 206, suppl_1, p. S129–S135, https://doi.org/10.1093/infdis/jis576.

Observatoire Régional de la Santé Nord Pas-de-Calais, 2011, *Observations inattendues…et capricieuses de la santé.* Climat, météo et santé, 19 p.

PAYNTER S., 2015, « Humidity and respiratory virus transmission in tropical and temperate settings ». Epidemiology & Infection, 143(6), p. 1110-1118, DOI: https://doi.org/10.1017/S0950268814002702

POOLE Logan, 2020, « Seasonal Influences On The Spread Of SARS-CoV-2 (COVID19) », Causality, and Forecastabililty. *SSRN*, https://ssrn.com/abstract=3554746 or http://dx.doi.org/10.2139/ssrn.3554746

RAOULT Didier, 2020, *Epidémies. Vrais dangers et fausses alertes. De la grippe aviaire au Covid-19.* Editions Michel Lafon, Neuilly-sur-Seine, Cedex, 98 p.

SHAMAN Jeffrey & KOHN Melvin, 2009, « Absolute humidity modulates influenza survival, transmission, and seasonality ». Proceedings of the National Academy of Sciences, 106(9), p. 3243-3248.

SOBRAL M. F. F., DUARTE G. B., DA PENHA SOBRAL A. I. G., MARINHO M. L. M., DE SOUZA MELO A., « Association between climate variables and global transmission of SARS-CoV-2 ». *Sci Total Environ.* 2020 Aug 10;729:138997.doi: 10.1016/j.scitotenv.2020.138997.

TAIWO Israel, FASHOLA Adebayo, 2020, « COVID-19 spread and average temperature distribution in Nigeria ». *SSRN 3585374.*

Remerciements : Les auteurs remercient le Fonds de Recherche Macky SALL du Conseil Africain et Malgache pour l'Enseignement Supérieur : 2020-2022 pour le soutien de cette étude.

COVID-19 AU SÉNÉGAL : LA COMMUNICATION DE SANTÉ PUBLIQUE À L'ÉPREUVE DE LA FATIGUE PANDÉMIQUE

Mamadou Diouma DIALLO

Résumé

Cet article questionne la relation entre la perception des risques sanitaires par les populations et les déterminants de l'action dans les contextes de mise en œuvre de la communication sur les questions de santé publique. Nous avons essayé de comprendre si une parfaite connaissance des comportements à risques pouvait garantir une adhésion des populations au message de prévention sur la Covid.

Les résultats issus de notre étude empirique, combinant une approche mixte dans une démarche quantitative et qualitative, permet de relever une constante : la performance de la communication cognitive visant à bien informer sur les risques sanitaires ne suffit pas, à elle seule, pour entraîner l'adhésion des populations au message de sensibilisation.

Les résultats montrent que la fatigue sociale, l'infobésité pandémique et les situations de fragilité économique sont autant de facteurs qui ont contribué à faire changer négativement la perception des Sénégalais sur la dangerosité de la Covid-19.

À la suite des théories de l'amplification sociale des risques qui montrent le rôle déterminant des médias dans les processus d'appréhension du risque, cette étude met en avant l'importance d'une meilleure prise en compte des mécanismes de vulnérabilisation qui peuvent, sur le long terme, affecter l'efficacité des campagnes de sensibilisation.

Mots-clés : *Covid-19, pandémie, communication, Santé publique, Risques sanitaires*

Abstract

This paper is about the relationship between people's perception of health risks and the determinants of action in contexts where communication on public health issues is implemented. The results of our research, deployed with a mixed approach, reveal one fact: the performance of cognitive communication, which aims to provide accurate information about health risks, is not enough to get people to adhere to the awareness message.

Social tiredness, information saturation in a context of pandemic infobesity and economic vulnerability are all factors likely to affect negatively people's perception of public health risks. Following theories about social amplification risks of framework, which emphasize the crucial role of mass media in the risk evaluation process, this study highlights the importance of taking better into consideration of vulnerability mechanisms, which can affect the effectiveness of awareness campaigns over the long term.

Keywords: *Covid-19, pandemic, communication, Public health, Health risks*

Introduction

L'avènement de la Covid-19 a fait basculer le monde dans une nouvelle ère d'incertitudes mettant à nu la fragilité de nos États et la vulnérabilité de nos systèmes sociaux. La pandémie de la maladie à Coronavirus a fini de nous convaincre que nous vivons dans un monde où une préoccupation sanitaire dans un endroit du globe peut avoir des résonances à l'échelle mondiale[49].

Dans ce contexte de crise internationale, le Sénégal enregistrait son premier cas de Covid-19 le 02 mars 2020. Le 13 mars, le chef de l'état prenait un ensemble de mesures visant à lutter contre la propagation du virus. En effet, l'interdiction de toutes manifestations publiques, sur toute l'étendue du territoire national, a été suivie par des mesures politiques, économiques et sociales pour appuyer la stratégie de riposte.

Après la déclaration de l'état d'urgence sanitaire prononcée le 23 mars 2020, tout un dispositif de communication pour informer, rassurer et surtout sensibiliser la population sénégalaise au respect des mesures barrières avait été mis en branle pour juguler la chaine de transmission du virus. Si la réponse apportée par les gouvernants et les autorités sanitaires contre la Covid-19 a été plurielle avec des mesures d'ordre économique et social, entre autres, elle a davantage révélé la place centrale de la communication dans le dispositif de riposte (L. Renaud, C. Rico de Sotelo. 2007)

Classé par le journal américain *USA Today*[50] comme le premier pays africain ayant le mieux géré la Covid-19, et deuxième à l'échelle mondiale derrière la Nouvelle-Zélande, le Sénégal s'était particulièrement illustré dans la gestion de la première vague de la pandémie avec une

---

[49] « Un minuscule virus apparu soudain dans une très lointaine ville de Chine a créé un cataclysme mondial. Il a paralysé la vie économique et sociale de 177 pays et engendré une catastrophe sanitaire dont le bilan national et mondial est aussi sombre qu'alarmant ; plus de 4 milliards de personnes confinées, soit près de la moitié de la population mondiale, 5 millions de malades fin mai et près de 350.000 décès. Certes il y eut bien des pandémies dans l'histoire. Certes, l'unification bactérienne du globe s'est opérée dès la conquête des Amériques, mais la nouveauté radicale du Covid-19 tient à ce qu'il est à l'origine d'une mégacrise, faites de la combinaison de crises politiques, économiques, sociales, écologiques, nationales, planétaires…» C'est en ces termes que décrivait le sociologue Edgar Morin la pandémie du Coronavirus.

[50] Publié le 09 septembre 2020, le classement appelé « *Covid-19 global response index* » est établi sur la base des 20 pays composant le G20 et 16 autres pays émergents ou à revenus moyens

communication transparente qui jouait aussi bien sur le tableau de l'information que sur celui de la sensibilisation. A l'épreuve du temps, les réalités socio-économiques du pays et la fatigue sociale ont repris le dessus sur les considérations de santé publique entrainant un relâchement général, malgré une campagne de communication toujours soutenue dans les médias invitant au respect des mesures barrières et l'adoption de comportements propices à la santé de tous.

La Covid-19 ou l'avènement d'un nouveau référentiel désocialisant

La riposte contre la covid-19 a eu pour corollaire une profonde remise en cause de l'ordre social en ce sens qu'elle a profondément affecté les modalités de l'interaction sociale au nom de l'impératif sanitaire. Ce faisant, les mesures de distanciation sociale, préconisées par l'autorité en charge de la santé, ont particulièrement désarticulé les repères du vivre-ensemble.

L'espace public dans sa dimension géographique (Paquot, 2009), lieu par excellence du lien social, est devenu, le temps du couvre-feu, un espace interdit au public, car potentiellement dangereux pour la santé de tous. L'injonction « Restez chez vous ! », enjoignant les populations à se confiner et assénée à longueur de journée dans les médias, sonne comme une mise en garde sous peine de devoir rendre compte des raisons de sa présence dans l'espace public : nous ne sommes pas loin de la société du contrôle (Deleuze, 2018).

Se tenir à « bonne distance de l'autre » (E.T. Hall, 1971), une manifestation évidente de l'absence de communion, se révèle être la meilleure attitude pour se protéger et protéger autrui. Pour le sociologue Sambou Ndiaye (2021, p.483) « la pandémie du Covid-19 questionne ainsi le rapport à soi, à ses proches et aux autres, ce qui peut induire divers inconforts individuels et collectifs dans une société de la *téranga* (hospitalité) et de la sociabilité ». Autant dire que la Covid-19 marque l'avènement d'un nouveau paradigme dans la grammaire des relations sociales et qui trouve son prolongement dans la restriction des libertés individuelles. Elle pose avec acuité la difficile conciliation de ces dernières avec les exigences de santé publique.

Contraindre ou convaincre : la santé publique entre pédagogie et mesures coercitives

La communication de santé publique est définie comme étant l'élaboration de stratégie de communication interpersonnelle ou médiatique pour informer, sensibiliser et pousser les populations à changer d'attitude ou à adopter des comportements propices à l'amélioration de leurs conditions sanitaires. Elle reste, dans l'absolu, un droit pour les populations et un devoir pour les gouvernants consacrés par la déclaration d'*Alma Ata*[51] sur les soins de santé qui met en relief la « diffusion efficace d'informations pertinentes ».

Aussi, dans le préambule de la constitution de l'Organisation mondiale de la Santé (OMS), on peut lire :

« Une opinion publique éclairée et une coopération active de la part du public sont d'une importance capitale pour l'amélioration de la santé des populations. Les gouvernements ont la responsabilité de la santé de leurs peuples ; ils ne peuvent y faire face qu'en prenant les mesures sanitaires et sociales appropriées[52] »

Sous ce rapport et à la suite de la charte d'Ottawa[53] adopté en 1986, relative à la promotion de la santé, il apparaît de manière claire, le droit pour tout citoyen d'être protégé et accompagné dans la prise en charge de son bien-être. Faire de l'État le garant de la santé des citoyens, c'est lui conférer, *in fine*, le pouvoir de contrôle social pour préserver la santé de chacun et de tous.

C'est aussi s'inscrire sur un registre qui autorise des incursions, une immixtion de l'État dans l'*Oîkos*, le privé, pour dicter des conduites au nom de la santé publique. En ce sens, les travaux de Michel Foucault sur le biopouvoir et la gestion politique des populations (Foucault ; 1978) proposent des pistes heuristiques pour mieux comprendre les mesures coercitives prises à l'aune de la Covid-19 par beaucoup de pays au nom de la santé publique et qui, à l'épreuve du temps, se sont révélées difficiles dans la mise en œuvre.

Dans cette même lignée des travaux, Didier Fassin (2001, p.48), dans son exercice d'épistémologie sur les questions d'éthique et santé publique

---

[51] Organisation mondiale de la Santé. Bureau régional de l'Europe. (1978). Déclaration d'Alma-Ata. Organisation mondiale de la Santé. Bureau régional de l'Europe. https://apps.who.int/iris/handle/10665/347880

[52] Organisation mondiale de la Santé (1946). Adoption de la Constitution de l'OMS, New York et Consulté le 14/05/2023 sur le site de l'oms https://www.who.int/fr/about/governance/constitution,

[53] Organisation mondiale de la Santé. (1986). Promotion de la santé : Charte d'Ottawa. Organisation mondiale de la Santé. Bureau régional de l'Europe. https://apps.who.int/iris/handle/10665/349653

pose la question de savoir si la police médicale ne serait pas « la réalisation la plus achevée du biopouvoir, cette immixtion de la question de la vie au cœur du gouvernement des hommes ».

Sur un autre plan, présenter la santé comme un bien public ou mieux comme un bien commun, c'est en faire une affaire de tous et donc faire appel à la responsabilité de chaque citoyen dans la prise en charge de sa santé et, par extension, de celle de la communauté. C'est dépasser la perspective linéaire du modèle de changement de comportement qui s'inscrit dans le tryptique : Information-Éducation-Communication (IEC).

Impliquer le citoyen en lui conférant à lui aussi des devoirs, c'est sortir de la configuration qui infantilise le sujet pour le rendre responsable de lui-même et des autres (Massé, 2003). En d'autres termes, s'inscrire dans une approche de la sensibilisation et de *l'empowerment* qui autonomisent les sujets pour qu'ils prennent en charge leur santé. Elle repose sur la conscientisation des populations ou groupes cibles, par le biais de la communication, pour les accompagner dans le renforcement de leurs aptitudes individuelles et collectives dans la prise en main de leur santé d'où l'importance de la communication pour faire comprendre et faire adhérer.

La performativité discursive sur les questions de santé publique

Les recherches sur la communication de santé publique permettent de mettre en évidence deux leviers pour amener les populations à changer d'attitudes ou de comportements.

Le premier vise à contraindre, à travers un dispositif juridique et réglementaire qui entraîne une restriction des libertés individuelles au nom de l'impératif sanitaire.

Le deuxième levier vise à convaincre, à travers un dispositif de communication qui joue sur le registre de l'information et de la sensibilisation pour amener les populations à adopter les comportements attendus et favorables à la santé de tous.

Le rôle déterminant de la communication sur les changements de comportement est un champ suffisamment documenté dans la littérature scientifique. De même, en matière de santé publique, il est admis que la rhétorique est une composante essentielle de l'action des pouvoirs publics pour favoriser l'acceptation et l'adhésion des populations aux discours de promotion de la santé. Elle est inhérente à la stratégie dans la mesure où elle contribue au processus de construction du sens et d'appréhension des enjeux sanitaires. En effet, l'acceptabilité sociale des décisions publiques est grandement tributaire de l'instrumentation intelligente des leviers ou technologies « gouvernementale » pour parler comme Foucault (1984).

Dans cette étude, nous nous proposons de soumettre la communication gouvernementale du Sénégal au prisme de la perception des populations pour mieux analyser les déterminants du comportement dans les campagnes de santé publique, ici la Covid-19.

Dans cet ordre d'idées, nous formulons l'hypothèse ci-après : l'acceptabilité sociale des mesures sanitaires, provenant de l'autorité publique, ne relève pas que de la performativité discursive mais reste fortement tributaire d'autres variables dont la perception par les populations des risques encourus.

Dans cet article nous allons essayer de comprendre la corrélation qu'il peut y avoir entre la perception des risques par les populations cibles et les logiques de résistance développées par ces derniers face aux injonctions pour l'adoption de comportements sains.

Pour ce faire, nous nous proposons d'analyser les discours et contre-discours sur le covid et les représentations qu'ils révèlent dans l'asymétrie des rôles et postures.

Pour répondre à notre question de recherche, nous avons fait le choix d'une approche méthodologique mixte pour mieux exploiter le corpus de données très dense que nous avons pu collecter entre novembre 2020 et février 2021 dans le cadre d'un grand projet de recherche sur la Covid-19. Notre recherche mobilise donc, à la fois, des données de la recherche qualitative et quantitative qu'elle convoque dans une logique de triangulation.

Ainsi, 8640 personnes, réparties dans les dix (10) districts sanitaires qui servent d'échantillon à notre étude, ont été soumises au questionnaire principal et une trentaine d'entretiens qualitatifs, sur la perception de la communication gouvernementale, complète la recherche sur la question. Parmi les personnes interrogées, au moins 50% sont des chef-fes de ménages et au moins 40% des femmes. Les tranches d'âge (15-29 ans /30-45 ans / 46-59 ans et 60 ans et plus) ainsi que les CSP qui nous intéressent sont réparties de manière équilibrée. La recherche s'est déroulée dans les régions de Dakar, Ziguinchor, Tambacounda et Diourbel pour une meilleure prise en compte des variables socio-culturelles liées à la distribution territoriale.

Ainsi, notre recherche a permis de mettre en évidence des données probantes que nous proposons de développer et discuter dans les parties qui suivent.

Un discours « covidé » peu favorable à l'adoption de comportements sains

La communication gouvernementale sur la pandémie, plus singulièrement celle du ministère de la Santé et de l'Action sociale, s'est faite sur deux tableaux : celui de l'information avec des points presse au quotidien et celui de la communication très peu présente au début dans le dispositif général. Il faut noter que la communication média a surtout été une communication descendante *« top down »* qui est le propre de l'information avec des supports qui permettaient de toucher la masse. Sur le plan informationnel, le message semble être bien compris dans la mesure où 92% des personnes interrogées estiment être suffisamment informées sur les risques sanitaires.

Fig.i Niveau d'information sur la Covid-19

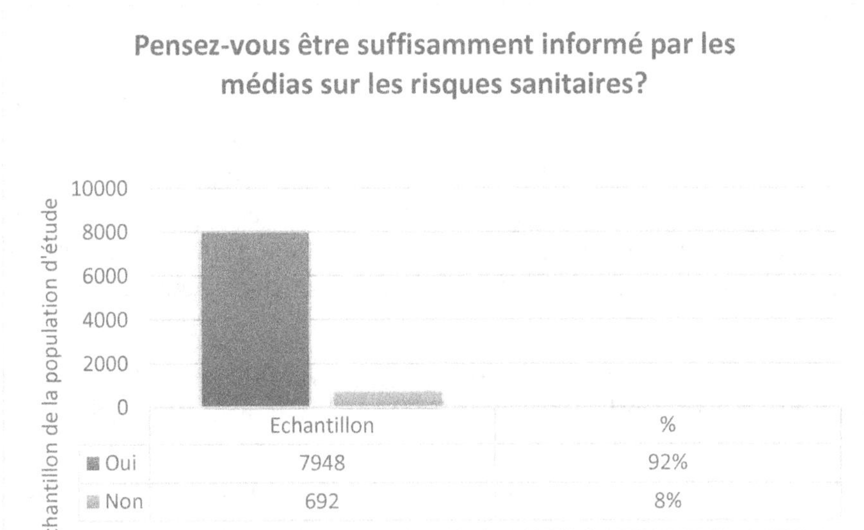

Source :Enquête 100mille étudiants contre la Covid (2021)

Ce résultat guère surprenant s'explique, en grande partie, par la large couverture médiatique accordée au traitement du sujet et à l'exposition permanente des populations aux messages de sensibilisation véhiculés à travers les panneaux et supports de communication.

Au début de la pandémie, le point presse quotidien organisé par le ministère de la Santé et de l'Action sociale permettait d'alimenter et d'orienter, à partir de sources officielles, le traitement médiatique du Corona Virus. Lire tous les jours, à une heure précise, un communiqué qui renseigne sur le bilan arithmétique de la pandémie était un exercice de communication de crise qui s'inscrit davantage sur le registre de la transparence de l'information.

Le regard de la société sur la maladie, formaté en grande partie par la communication du gouvernement et les contre-discours sur les réseaux sociaux, est caractérisé dans un premier temps par la méfiance envers les sujets porteurs ensuite par la défiance envers l'autorité.

Méfiance parce que l'imaginaire collectif a été nourri par un discours de sensibilisation qui a grandement contribué à la marginalisation des personnes infectées par le virus.

La sémantique mobilisée (« distanciation physique », « cas suspect », « isolement », « quarantaine », « confinement », entre autres) a contribué à la perception négative de la maladie par les populations et par conséquent à la culpabilisation des personnes atteintes du Covid. Le poids du regard des autres sur les personnes infectées par le virus du corona était tellement pesant qu'il était possible d'y voir une forme de sanction sociale. En effet, devant le danger qui menace, la tentation est grande de vouloir identifier et désigner des coupables dans l'avènement ou la propagation d'une pandémie. Il faut dire que dès l'instant où une personne est indexée ou clouée au pilori c'est tout une procédure de mise en accusation sociale qui est engagée envers elle et, par extension, envers toute une communauté avec les risques de stigmatisation qui peuvent en découler. ; ce qui nous amène à parler de « discours covidé », car négativement coloré dans la représentation des populations sénégalaises.

Une communication soutenue de sensibilisation dans l'impasse

Les résultats de notre étude montrent une perception du risque largement amplifié selon les enquêtés par la communication gouvernementale et qui agit comme un puissant déterminant dans le comportement des acteurs. En effet, la perception des populations relative à la dangerosité de la Covid a surtout permis de relever l'écart ou l'asymétrie qui existe entre les logiques d'anticipation des pouvoirs publics basées sur le principe de précaution et la logique des acteurs mue par des considérations socio-économiques.

Fig.ii Perception du risque par les populations

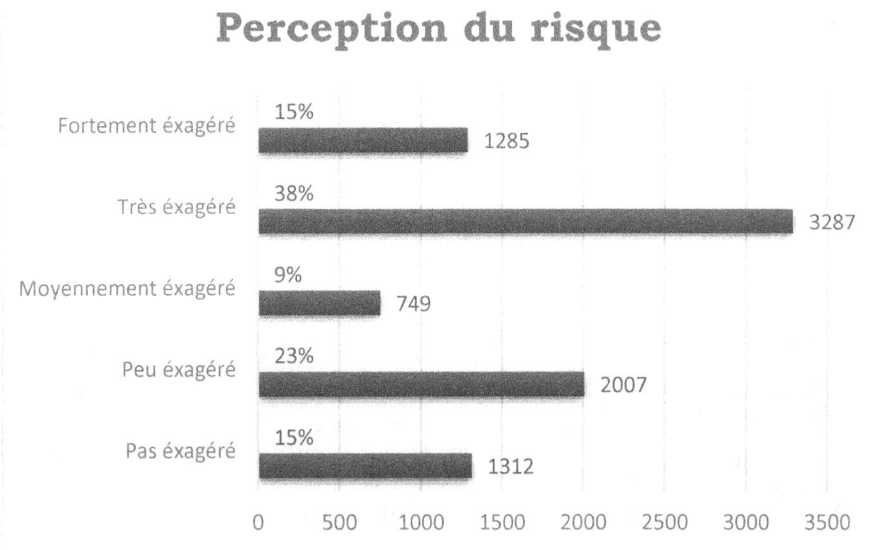

Source :Enquête 100mille étudiants contre la Covid (2021)

Partant d'une approche constructiviste, il est possible de soutenir que la perception de la dangerosité du corona virus est le résultat d'influences et de représentations multiples découlant des interactions du sujet avec son environnement. En d'autres termes, la perception première de la Covid-19 comme étant une maladie particulièrement dangereuse est le fruit d'une construction sociale, mais surtout médiatique dans laquelle l'inflation du discours sanitaire a été une de ses manifestations premières. En effet, les points de presse quotidien qui étaient des rendez institués par le ministère de la Santé et de l'Action sociale étaient devenus un rendez-vous pour s'informer sur l'ampleur du désastre sanitaire.

La couverture médiatique nationale et particulièrement celle internationale, mettant davantage la focale sur le bilan macabre, ont particulièrement contribué à la construction et à la représentation de la maladie auprès des populations.

Si, pour certaines personnes interrogées (15%), le danger semble correctement appréhendé donc pas exagéré, par contre, pour plus de la moitié de notre échantillon (53%) le danger semble exagéré :

« Vous croyez vraiment que le Corona est une maladie grave pour nous Sénégalais ?! Depuis que la maladie est là nous n'avons même pas encore franchi la barre des 100 morts. Savez-vous combien le paludisme a tué de nos frères et sœurs et je ne parle même pas des autres maladies chroniques comme le diabète qui tue nos parents à petits feux parce que, justement, depuis que le Corona est là toutes les autres maladies n'existent plus. Vous savez, on en a marre de toute cette campagne. Je ne veux même plus entendre parler du Covid » (Entretien 23, Diourbel)

L'écart noté entre le risque observé, qui reste factuel et documenté, et le risque perçu, résultant de la projection de plusieurs lectures sur la réalité de la maladie contribue à relativiser le discours de prévention.

Ces résultats issus de notre étude vont aussi dans le sens de relativiser et nuancer les conclusions des travaux de Leventhal (1970) soutenant qu'une forte exposition aux messages menaçants, entrainait de facto une attitude plus favorable à l'objectif si la peur est contrôlée. Sous cet angle, les catégories sociales les plus vulnérables sur le plan économique étaient davantage préoccupées par la peur de ne pouvoir assurer la dépense quotidienne rendant ainsi difficiles les interventions sanitaires.

Une communication aux filtres des réalités socioéconomiques

Les résultats issus des données du terrain montrent que la communication gouvernementale souffre d'un déficit d'attention. Le cumul des variables nous ramène à pratiquement 73% de la population qui n'accorde qu'une attention oblique à la communication gouvernementale sur la covid contre seulement 27% qui disent leur accorder un intérêt certain.

Fig iii. Attention accordée à la com gouvernementale sur la COVID

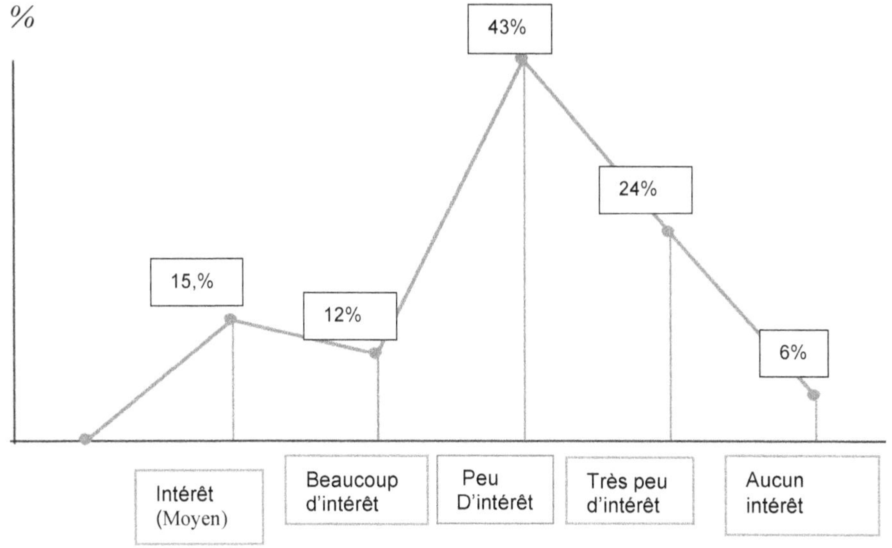

Source : Enquête 100mille étudiants contre la Covid (2021)

Il arrive souvent que le discours de sensibilisation visant la promotion de comportements sains se heurte aux réalités de l'expérience sociale des populations destinataires du message. En effet, le travail scientifique d'objectivation des risques sanitaires se heurte le plus souvent au cadre de référence sociale qui devient imperméable à tout discours allant dans le sens de les faire sortir, de leur « *mindscape* », de leur univers mental.

« Ils nous demandent sans arrêt à travers les médias de rester chez nous. Écoutez, pour moi les choses sont simples: je préfère sortir et choper le virus que de rester chez moi et mourir de faim. Ce n'est pas l'État qui me nourrit et franchement on est fatigué du Covid » (Entretien 17, Ziguinchor)

« C'est bien de nous demander de nous laver les mains, mais encore faudrait-il qu'ils nous approvisionnnte correctement en eau. Hier, j'ai acheté 2 bouteilles de 10l pour la maison parce qu'il n y avait pas une seule goutte d'eau dans les robinets et cela depuis bientôt deux semaines! C'est bien de nous dire tout ça mais qu'ils fassent d'abord ce qu'ils ont à faire et nous laissent assumer nos actes. Si je meurs de Covid, ils pourront me rajouter à leurs chiffres et ils auront plus d'argent avec les tubabs[54]. De toute façon nous allons tous mourir un jour de quelque chose » (Entretien 23, Dakar)

« Au début, comme beaucoup de Sénégalais, j'avais peur mais maintenant que nous avons vécu presque un an avec le virus, je pense qu'il faut arrêter ce cinéma. Ils nous ont assez tympanisés les oreilles avec ce virus et maintenant ça suffit ! » (Entretien 12, Tamba)

Les réticences ou résistances observées dans le respect de certaines mesures, ne relèvent pas toujours d'une forme d'indiscipline ou d'insouciance des populations dans la prise en charge de leur santé. Si elle peut parfois être caractéristique d'une attitude de défiance envers l'autorité, elle est souvent l'expression d'une méfiance faisant l'écho d'une « dissonance épistémique entre discursivité médico-institutionnelle et dynamiques des interactions symboliques communautaires » (Ndiaye, 2021, p.487).

Sur le contexte des interventions relatives à la communication de santé publique, il est important de rappeler que le Sénégal est un pays fortement dominé par l'économie de la débrouille, dans un secteur informel qui échappe totalement au contrôle de l'État. Les mesures coercitives allant dans le sens de réduire les lieux et points de contact avec le virus, avec notamment l'instauration du couvre-feu et la fermeture hebdomadaire des marchés, se sont révélées difficiles dans la mise en œuvre. En effet, la

[54] Terme utilisé pour désigner généralement les occidentaux.

structure de l'économie informelle oblige une bonne partie des Sénégalais à vivre au jour le jour rendant, *de facto*, impossible la perspective d'un confinement total.

Cette situation pose aussi avec beaucoup de vigueur la question de l'applicabilité des mesures de couvre-feu dans un contexte de vulnérabilité et de fragilités économiques.

Points aveugles de la stratégie de communication contre la Covid-19

De nombreux travaux relatifs à la réception des campagnes de communication vont dans le sens de relativiser l'influence des médias dans l'adhésion des populations aux messages. Ces recherches introduisent d'autres paramètres comme les facteurs socioculturels, entre autres (Bryant et Thompson, 2001), pour expliquer les résistances aux changements ou les facteurs propices à l'adoption de comportements attendus. En effet, la riposte contre la covid-19, en investissant que très peu les champs de la communication de proximité qui mobilisent les leviers de la pédagogie et de l'action, s'est retrouvée dans des contextes de réception peu favorables à l'adoption des comportements attendus. Il a été donné de constater, dans bien des cas, que les contenus diffusés dans les médias de masse et relatifs à la communication préventive comme les gestes barrières, l'invite au confinement avec des messages comme « Restez chez vous !», versaient davantage dans l'infantilisation des populations destinataires de ces messages. Le sujet qui est appelé à changer de comportement a besoin de comprendre avant d'agir dans le sens attendu. Une communication directive versant dans l'injonction, donc remettant en cause son intelligence, peut amener le sujet à se braquer et filtrer négativement le message.

A cela il faut ajouter la perte, par les médias de masse, du monopôle de la construction sociale du risque avec l'avènement des médias sociaux qui contribuent à élargir la focale d'appréciation du danger en l'amplifiant ou en l'atténuant. La perception et la représentation du danger transcendent désormais le seul cadrage médiatique pour emprunter d'autres avenues possibles ; d'où l'importance de la prise en charge des contre-discours pour garantir la permanence, donc sur le moyen et long terme, du respect des mesures préconisées par l'autorité sanitaire.

Conclusion

C'est maintenant un acquis de la santé publique que la lutte contre les épidémies et autres pandémies ne peut être que biomédicale. S'il est évident que la médecine contribue à une meilleure appréhension des risques sanitaires et permet une intervention technique plus adaptée, il faut dire que les conditions ne sont pas toujours réunies pour une action efficace et une meilleure prise en charge des malades. En effet, il est établi que l'adhésion des populations au message de promotion de la santé ne peut s'appuyer uniquement sur l'expertise médicale ou les leviers de la communication de masse. Ce qui nous amène à dire que la communication interpersonnelle, en raison de la proximité sociale et de la charge émotionnelle dont elle est porteuse, peut favoriser l'adhésion des populations aux propositions de prévention et script d'actions attendus.

Les rumeurs, infox et autres contre-discours sur la covid-19 qui profèrent dans les médias sociaux ont fini de convaincre que la représentation du réel, la perception du risque, ici la dangerosité de la covid-19, n'est plus seulement l'apanage du corps médical ou des médias.

Tirer les enseignements des impairs de la communication gouvernementale sur la pandémie de la Covid-19 c'est d'abord intégrer la nécessité de sortir de l'idéologie de la communication…de masse pour privilégier d'autres approches plus participatives et plus généreuses dans la prise en compte des autres facettes de la vie autre que celle biologique.

Références bibliographiques

BEIGBEDER, Y., (1995), *L'organisation mondiale de la santé*, Graduate Institute Publication, 206 p.

BRYANT, J., et S. Thompson, (2001), *Fundamentals of Media Effects,* New York, McGraw-Hill, 395 p.

DELEUZE, G., (2018), *Les sociétés de contrôle. EcoRev'*, vol.46, pp. 5-12. https://doi.org/10.3917/ecorev.046.0005

DOZON J-P., FASSIN, D, (2001), *Critique de la santé publique. Une approche anthropologique,* Voix et regards, Balland, 367 p.

FASSIN, D., (2001), *« Au cœur de la cité salubre. La santé publique entre les mots et les choses »,* in Critique de la santé publique, une approche anthropologique, Balland, Paris, pp. 47-73.

FOUCAULT, M., (1976), *Surveiller et punir, naissance de la prison*, Paris, Gallimard.

FOUCAULT, M., (2004), *Naissance de la biopolitique. Cours au Collège de France 1978-1979*, Gallimard, 368 p.

Hall, E.T., (1971), *La dimension cachée*, Paris, Seuil

JOFFE, H., (2005), De la perception à la représentation du risque: le rôle des médias. *Hermès, La Revue*, vol.41, pp.121-129.

LARDELLIER, P., (2021), *« Codivisation » des rites et « désordre » de l'interaction. Engagement et pare-engagement à l'ère de la distanciation. », Communiquer*, 32 | -1, pp.103-114

LEVENTHAL H., (1970), « Findings and theory in the study of fear communications », *in* : Berkowitz L., ed., *Advances in Experimental Social Psychology*, 5, New York, Academic Press, pp. 119-186.

MASSÉ R., (2003), *Éthique et santé publique. Enjeux, valeurs et normativité,* Québec, Presses de l'Université Laval, 413 p.

NDIAYE, S., (2021), *l'action publique à l'épreuve du covid-19 : une lecture à partir du Sénégal,* Revue Djiboul, numéro 2. Vol.3, pp.472-487.

PAQUOT, T., (2009), « Usages et pratiques des espaces publics » in, *l »'espace public,* pp. 92-105, Paris, La Découverte.

RENAUD, L., RICO DE SOTELO, C., (2007), *Communication et santé : des paradigmes concurrents. Santé Publique*, vol.19, pp. 31- 38.

ENJEUX DE LA COVID-19 EN AFRIQUE : ENTRE LEÇONS APPRISES DES REELLES POTENTIALITES DE LA MEDECINE TRADITIONNELLE DANS LA GESTION DE LA PANDEMIE ET LES DEFIS DE LA GOUVERNANCE DE LA SANTE PUBLIQUE.

GBEKLEY Efui Holaly, GBEKLEY Abla Sika Hanou, ATTIVOR Akou

Résumé

Une infection à un nouveau coronavirus (nCoV) signalée à l'Organisation Mondiale de la Santé (OMS) le 31 décembre 2019 qui a été déclarée urgence sanitaire mondiale le 30 janvier 2020 puis pandémie a touché plus de 761 401 518 personnes dans le monde et fait plus de 6 886 987 morts dans le monde. De décembre 2019 à Juin 2023, au moins 12 423 000 cas et 256 000 décès imputés au nouveau coronavirus ont été recensés en Afrique. Au sein des stratégies mises en place par les pouvoirs publics, nous notons le recourt aux médecines douces. Le présent travail fait le point sur les initiatives en cours dans les États membres concernant la médecine traditionnelle et COVID-19. Méthodologie : De janvier 2020 à mars 2023, une enquête suivie d'interview a été effectuée à l'endroit des praticiens de la médecine traditionnelle et utilisateurs de recettes ethnomédicinales pour recueillir les informations sur les plantes traitant de la COViD-19. A cette démarche permettant d'obtenir des données primaires, une recherche documentaire systématique sur COVID-19 a été réalisée dans la base de données Pub Med, Google scholar, Web of Science, sur les sites de l'OMS afin de trouver les articles publiés sur la même période et traitant ladite problématique.

En l'absence d'une couverture vaccinale contre le nouveau coronavirus et vu le pronostic alarmant de la maladie dans un continent où les traditions restent vives, les populations se ruent sur les marchés de plantes médicinales, les *Herbal* Store à la recherche des plantes médicinales (*Allium sativum, Alium cepa, Phyllanthus amarus, zingiber officinale, Xylopia aethiopica, Artemisia vulgaris, Syzygium aromaticum, Azadirachta indica, Crateva religiousa*) et des remèdes très appréciés (COVID-organics, *Manacovid, Apivirine, Man figth* COVID et *Viro-Dolvo*). L'évidence ethnomédicinale traditionnelle africaine couplée à l'efficiente collaboration scientifique grâce aux essais de validation et d'innocuité nécessite une prise de décision politique pour concrétiser les réelles potentialités de la médecine traditionnelle dans la gestion de la pandémie au COVID-19 et la gouvernance stratégique sanitaire panafricaine post-pandémie.

MOTS-CLÉS : *Médecine traditionnelle africaine, VIRO-DOLVO, COVID-19, Evidence ethnomédicinale, Évaluation scientifique, Gouvernance stratégique sanitaire panafricaine.*

Challenges of COVID-19 in Africa: Between lessons learned from the real potential of traditional medicine in the management of the pandemic and the challenges of public health governance

Abstract

An infection with a new coronavirus (nCoV) reported to the World Health Organisation (WHO) on 31 December 2019, which was declared a global health emergency on 30 January 2020 and subsequently a pandemic, has affected more than 761,401,518 people worldwide and caused more than 6,886,987 deaths. From December 2019 to June 2023, at least 12,423,000 cases and 256,000 deaths attributable to the new coronavirus have been recorded in Africa. Among the strategies put in place by the public authorities, we note the use of alternative medicines. This study reviews the initiatives underway in the Member States concerning traditional medicine and COVID-19. Methodology: From January 2020 to March 2023, a survey followed by an interview was carried out with practitioners of traditional medicine and users of ethnomedicinal recipes to gather information on plants dealing with COViD-19. To obtain primary data, a systematic documentary search on COVID-19 was carried out in the Pub Med database, Google scholar, Web of Science, and on WHO sites in order to find articles published over the same period and dealing with this issue.

In the absence of vaccination coverage against the new coronavirus, and given the alarming prognosis of the disease in a continent where traditions remain strong, people are flocking to medicinal plant markets and Herbal Stores in search of medicinal plants (Allium sativum, Alium cepa, Phyllanthus amarus, zingiber officinale, Xylopia aethiopica, Artemisia vulgaris, Syzygium aromaticum, Azadirachta indica, Crateva religiousa) and highly appreciated remedies (COVID-organics, Manacovid, Apivirine, Man figth COVID and Viro-Dolvo). Traditional African ethnomedicinal evidence coupled with efficient scientific collaboration through validation and safety trials calls for political decision making to realise the real potential of traditional medicine in the management of the COVID-19 pandemic and pan-African post-pandemic strategic health governance.

Key words: *African traditional medicine, VIRO-DOLVO, COVID-19, Ethnomedicinal evidence, Scientific evaluation, Pan-African strategic health governance*

Contexte

La maladie à coronavirus 2019 (COVID-19) est définie comme une maladie causée par un nouveau coronavirus du syndrome respiratoire aigu sévère 2 (SRAS-CoV-2 de l'ancienne appellation 2019-nCoV). Le SRAS-CoV-2, identifié pour la première fois lors d'un cas de maladies respiratoires dans la ville de Wuhan, - province du Hubei en Chine -, a été initialement signalé à l'Organisation Mondiale de la Santé (OMS), le 31 décembre 2019 (Diaconu, 2020). Un mois plus tard, le 30 janvier 2020, l'OMS a déclaré que l'épidémie de 2019-nCoV était une urgence sanitaire mondiale (Medscape Medical News, 2020; Sohrabi et al., 2020). L'OMS a nommé la maladie causée par 2019-nCoV, COVID-19, un acronyme dérivé de « coronavirus disease 2019 ». Le 11 mars 2020, COVID-19 a été déclaré comme une pandémie mondiale, la seconde du genre après la grippe H1N1 déclarée pandémie en 2009 (Medscape Medical News, 2020). Les coronavirus (CoV) sont une grande famille de virus qui provoquent des maladies allant du rhume à des maladies plus graves telles que le Syndrome Respiratoire du Moyen-Orient (MERS-CoV) et le Syndrome Respiratoire Aigu Sévère (SRAS-CoV) (Diaconu, 2020).

Ce virus, considéré comme nouveau coronavirus (nCoV) parce s'agissant d'une nouvelle souche qui n'a pas été identifiée auparavant chez l'homme, a défié les prouesses de la science à tel point qu'elle semble semer le doute dans l'esprit des plus cartésiens scientifiques (Diaconu, 2020). Les patients atteints de COVID-19 présentent les symptômes courants (Fièvre, toux, Myalgie, Fatigue) et des symptômes moins courants (Mal de crâne, Production d'expectorations, diarrhée, Malaise, Essoufflement / dyspnée, Détresse respiratoire). La manifestation grave la plus courante de COVID-19 semble être une pneumonie (WU and Mc Googan, 2020). Selon le Wordometers, près de 1 an après sa déclaration, la pandémie a fait plus de 2 761 392 morts dans le monde, 111 115 en Afrique. À ce jour, au moins 12 423 000 cas et 256 000 décès imputés au nouveau coronavirus ont été recensés dans la région Afrique. Jusqu'en 2021, aucun médicament ou produit biologique ne s'est révélé efficace pour la prévention ou le traitement de COVID-19 car la recherche de thérapies efficaces contre l'infection au COVID-19 est un processus complexe. Toutefois, de nombreux agents antiviraux, immunothérapies et vaccins sont étudiés et développés en tant que thérapies potentielles. Aujourd'hui, les mesures barrières constituent les principales mesures de prévention devant l'indisponibilité actuelle d'un vaccin pour le SRAS-CoV-2 et attesté d'une innocuité absolue (CDC, 2023, 2020, 2019).

Cette pandémie qui, à l'heure de la mondialisation, s'est propagée telle une trainée de poudre, affecte aussi bien les pays occidentaux possédant une médecine moderne à la pointe que les pays africains dépendant des savoirs et pratiques endogènes regroupés sous le vocable des Médecines Traditionnelles (MT). Selon l'OMS, la faiblesse du système sanitaire des pays africains ferait du continent un maillon faible de cette chaine de riposte contre la pandémie. L'Afrique, consciente de sa situation et en adéquation avec la résolution AFR/RC50/R3 du 31 août 2000 de l'OMS, qui encourage les pays africains à valoriser les acquis de leurs patrimoines médicinaux et à promouvoir leurs utilisations optimales dans les systèmes de prestation des soins de santé, a eu recourt aux médecines traditionnelles. Tout comme pour le traitement de toutes les maladies de santé publique, 80 % de la population ont recourt à la médecine de nos pères pour se prévenir et se soigner de ce mal qu'est le COVID-19. Dès lors il se pose la question suivante : Quelles sont les réelles potentialités dont disposent l'Afrique et sa médecine pour venir à bout de cette pandémie qui a mis en branle tout l'arsenal de défense de la santé publique conventionnelle ? Comme hypothèse nous formulons que la MT avec ses potentialités a été salutaire pour les pays africains où était annoncée une hécatombe et que les leçons apprises des réelles potentialités de la médecine traditionnelle dans la gestion de la pandémie aideront à relever les défis de la gouvernance de la santé publique. Le présent travail est un essai sur la réponse de la pharmacopée traditionnelle Africaine au COVID-19 et la stratégie gagnante de l'Afrique pour une santé publique panafricaine au cours de cette pandémie et en post pandémie. Comme objectif, il fait le point sur les initiatives en cours tant au niveau des populations qu'au niveau des pouvoirs publics dans les États membres concernant la médecine traditionnelle et COVID-19 et l'impact de ces initiatives sur la politique de santé publique.

Méthodologie

De janvier 2020 à mars 2023, une enquête suivie d'interview a été effectuée à l'endroit des praticiens de la médecine traditionnelle et utilisateurs de recettes ethnomédicinales pour recueillir les informations sur les plantes traitant de la COViD-19 en Afrique de l'Ouest. A cette démarche permettant d'obtenir des données primaires, une recherche documentaire systématique sur COVID-19 a été réalisée dans la base de données Pub Med, Google scholar, Web of Science, sur les sites de l'OMS afin de trouver les articles publiés sur la même période et liés aux mots-clés tels que : Plante médicinale, SRAS-CoV-2, COVID-19, Evidence ethnomédicinale, Médicaments à base de plantes, Remède Traditionnel d'Afrique et Médecine traditionnelle Africaine pour des articles publiés de Janvier 2020 à Mars 2023. Aucune restriction linguistique n'a été imposée dans cet article. Certaines des informations requises ont été recherchées à l'aide des sites de l'OMS (https://www.who.int/), de l'Organisation Ouest Africaine de la Santé (https://www.wahooas.org/web-ooas/fr), de certains sites nationaux du Madagascar, de l'Afrique de l'Ouest (https://prometra.org/) et du Maghreb (https://www.madagascar-tribune.com/Le-Covid-organics-distribue-en-vrac-dans-les-quartiers-de-la-capitale.html, https://archives.banouto.info/article/politique/20200403-apivirine-coronavirus-nouvelles-prcisions-burkina-faso/, https://www.univ-lome.tg/fr/node/1195, https://www.scidev.net/afrique-sub-saharienne/coronavirus/actualites/covid-19-essais-cliniques-burkina-benin-06042020.html).

Résultats

Etat actuel des connaissances et pratiques de la Médecine Traditionnelle Africaine face à la COVID-19

Pratiques et plantes traitant de COVID-19 : En l'absence d'une couverture vaccinale contre le nouveau coronavirus et vu le pronostic alarmant de la maladie dans un continent où les traditions restent vives, les populations se ruent sur les marchés de plantes médicinales, les *Herbal* Store à la recherche des plantes médicinales. Nous avons enquêté 441 professionnels et utilisateurs des plantes dont 141 hommes et 300 femmes (Figures 1 et 2) qui nous ont instruit sur les symptômes de reconnaissance des affections ciblés, les usages (mode de préparation et voies d'administration) des plantes et des recettes en MTA (Figure 3 et Tableau 1). Les principales espèces végétales les plus sollicitées sont : *Allium sativum (VU 0,9), Alium cepa (VU 0,9), Phyllanthus amarus (VU 0,9), zingiber officinale (VU 0,9), Xylopia aethiopica (VU 0,9), Artemisia vulgaris (VU 0,9), Syzygium aromaticum (VU 0,9), Azadirachta indica (VU 0,8), Crateva religiousa (VU 0,8*) et des remèdes très appréciés (COVID-organics, *Manacovid, Apivirine, Man figth* COVID et *VIRO-DOLVO*).

Figure 6 : Données sociodémographiques de l'enquête

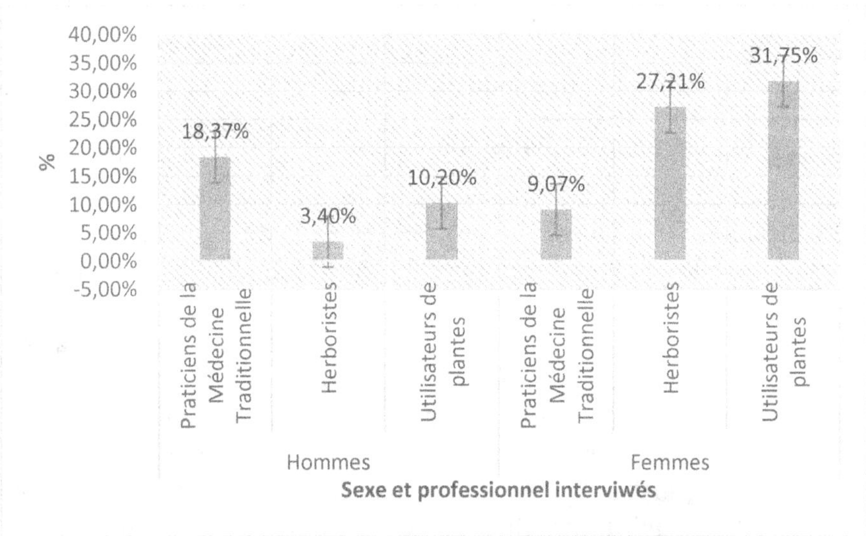

Figure 7 : Données sociodémographiques de l'enquête

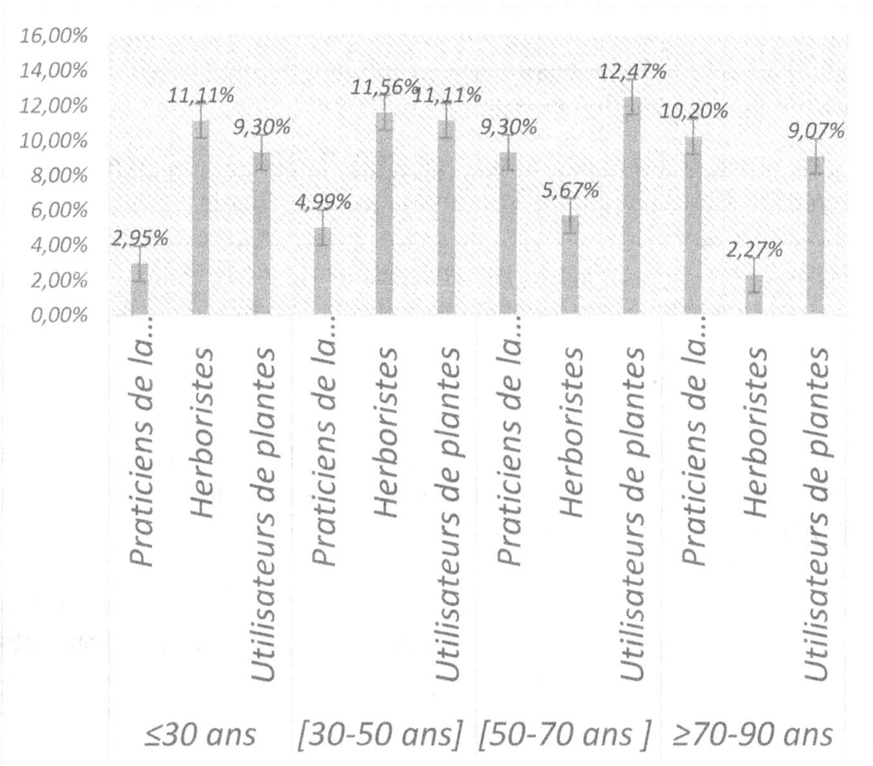

Figure 8 : Données sociodémographiques de l'enquête

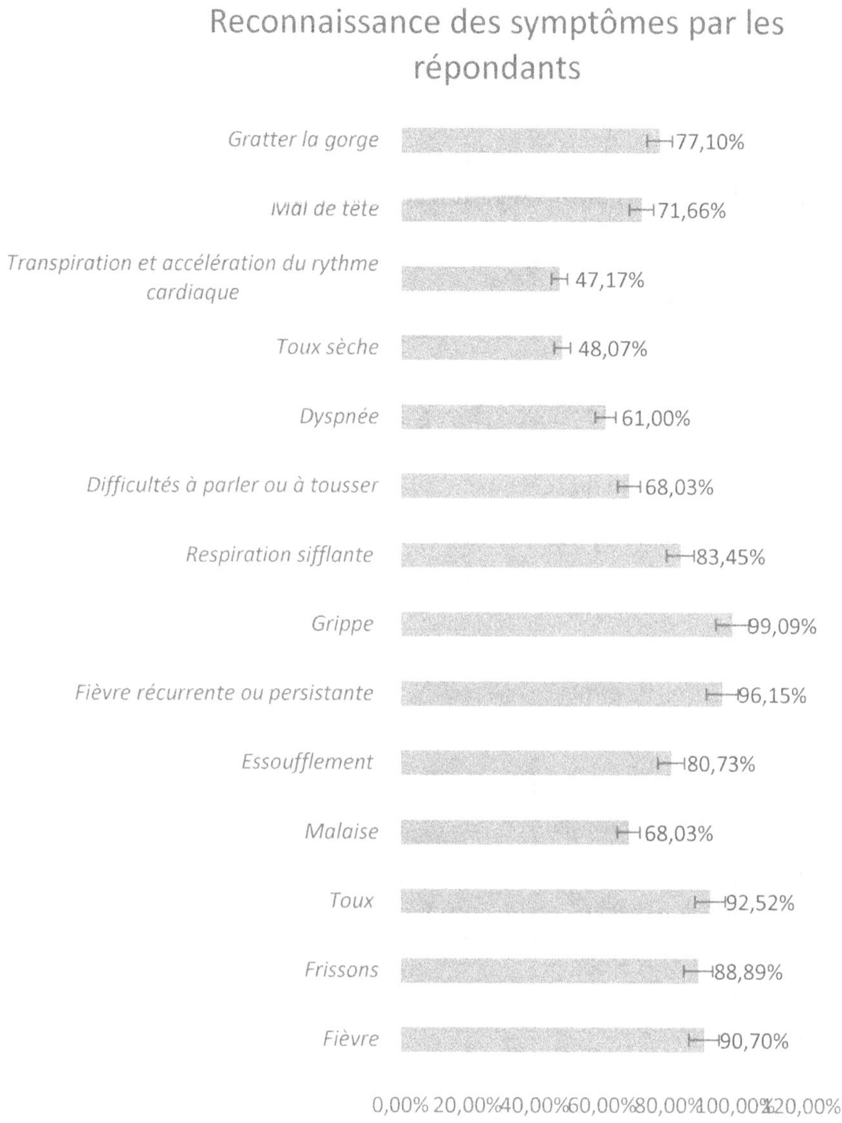

Tableau 1 : Espèces, Modes de préparation et voies d'Administration

Variables	Modalités	N	%	P Values
Espèces Utilisées	Epices	91	20,63%	< 0,05
	Agrumes	54	12,24%	< 0,05
	Herbacées	51	11,56%	< 0,05
	Huiles essentielles	16	3,63%	< 0,001
	Légumes feuilles	64	14,51%	< 0,05
	Ecorces et racines des ligneux	116	26,30%	-
	Reste d'Animaux	22	4,99%	< 0,001
	Minéraux	27	6,12%	< 0,001
Préparation	Sauces	251	56,92%	-
	Décoctions	91	20,63%	< 0,05
	Vaporisation	41	9,30%	< 0,001
	Baume	27	6,12%	< 0,002
	Bain	31	7,03%	< 0,003
Voies d'Administration	Orale	351	79,59%	-
	Nasale	49	11,11%	< 0,01
	Topique	41	9,30%	< 0,001

Nous présentons quelques apports endogènes des MT Africaines à la riposte contre la pandémie.

Remèdes potentiels en MT Africaine contre Covid-19 : L'apparition du Coronavirus en Afrique et les prédictions catastrophistes sur l'Afrique semblent avoir boosté les praticiens de la Médecine Traditionnelle (PMT) et les chercheurs africains dans la recherche d'une solution contre ce virus émergent. Sur le continent, assez de recherches sont menées pour trouver une panacée contre COVID-19. La pandémie COVID-19 est inouïe et, par ricochet, un traitement contre n'en existe de façon spécifique. Autant dans la médecine conventionnelle (MC), les recherches sont en cours pour développer un arsenal de traitement contre la pandémie, autant en Médecine Traditionnelle, les recherches le sont pour trouver les remèdes sinon la panacée contre COVID-19 (**Vroh, 2020**).

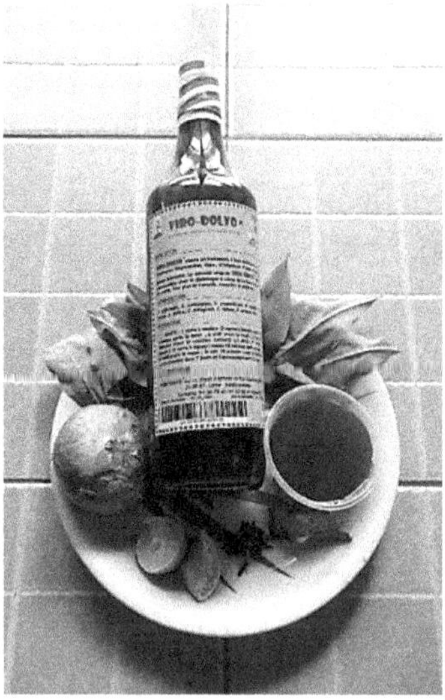	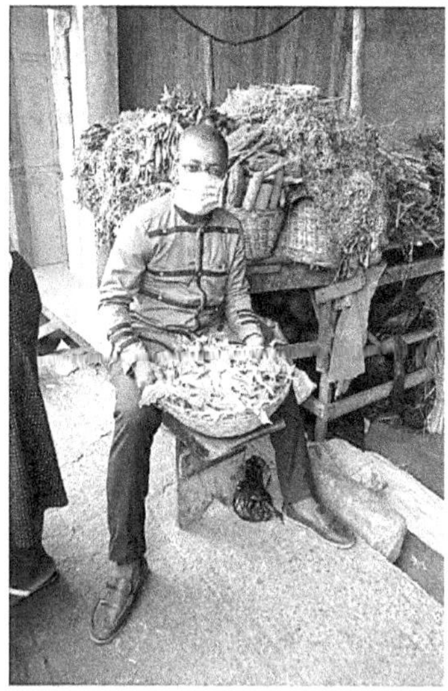
Figure 9 : Iconographie de Viro-Dolvo et de ses ingrédients, un MTA fabriqué à Lomé, au Togo et traitant des infections virales à tropisme respiratoire telle COVID-19 *(Photo BIOPHYTOPHARMA),* ***11 Juin 2020.***	*Figure 10 : Un Praticien de la Médecine Traditionnelle qui explique les bonnes pratiques aux herboristes dans le marché local de Be, à Lomé, au Togo* *(Photo BIOPHYTOPHARMA),* ***11 Juin 2021***

En Afrique de l'Ouest tout comme dans le reste du continent, des remèdes traditionnels sont utilisés contre des maladies présentant les mêmes symptômes que la COVID-19. Ces remèdes jouissent d'une évidence ethnomédicinale et sont formalisés : Covid-organic's (Madagascar) ; Manacovid (République démocratique du Congo) ; Apivirine (Bénin-Burkina-Faso) ; Protocole de Mgr. Samuel Kleda, Artequinidine Tincture, Pression et puissance Miracle, Dtzi et Baume, Africthoum covid-19 (Cameroun) ; Viro-Dolvo et Man fight Covid(Togo) (Cedric et al., 2021; Nabaloum, 2020; Pitchboule, 2020a, 2020b).

Ces recettes formalisées présentent une efficacité sur la base d'une évidence thérapeutique ethnomédicinale, de leur qualité hygiénique via l'expertise des contrôles qualité microbiologique et de leur innocuité au travers des études scientifiques. Elles ne constituent que la partie visible de l'Iceberg ethnomédicinale constitué en majorité de plantes et d'autres ressources naturelles. Il faudra voir en cette prouesse, un éveil des PMT et une collaboration sans faille des scientifiques en attente d'une stratégie sanitaire gagnante pour l'Afrique, de la part de ses leaders politiques.

Discussion

Les résultats de cette étude et les preuves tangibles sur le terrain prouvent l'essor de la Médecine Traditionnelle comme une médecine efficace et durable. Les recettes recensées sont bien appréciées par les populations qui en plus de la confiance, trouvent une entière satisfaction. Au-delà des recettes, les populations ont eu recours à plusieurs plantes traitant préalablement des affections virales et respiratoires aigues et dont les valeurs thérapeutiques ont été prouvées par la recherche scientifique. Nous pouvons citer l'ail et l' oignon (Augusti, 1996; Kendler, 1987) ; l' Anis , le Basilic doux, la Cannelle, le Céleri, le Clou de girofle, le curcuma (Lestari and Indrayanto, 2014; Pulido-Moran et al., 2016), le gingembre (Gigon, 2012; Lina and Dounya, 2017), le Gingembre, le Laurier, la Menthe poivrée, la noix de muscade, le persil (feuilles), le Poivre, l'orange , le Citron, la Citronnelle. Ces plantes se sont rendus potentiellement efficaces contre le coronavirus et documentés (Cedric et al., 2021; Haidara et al., 2020; Zara et al., 2020).

La stratégie conquérante de l'Afrique pour une santé publique panafricaine au cours de cette pandémie et en post pandémie

Une stratégie gagnante de l'Afrique devra passer par un éveil salutaire continu des acteurs clés des médecines traditionnelles, la recherche continue de l'efficacité et de l'innocuité grâce aux collaborations avec les scientifiques et de la promotion des pouvoirs publics.

L'éveil salutaire des PMT : L'impact de la pandémie de la COVID-19 sur la vie active des populations de l'Afrique de l'Ouest, offre à la Confédération des Associations de Médecine Traditionnelle de l'Afrique de l'Ouest (CAMTAO), l'occasion de se mobiliser et de collaborer avec les autorités sanitaires en vue d'impulser des dynamiques qui facilitent un engagement communautaire effectif. La CAMTAO met en avant une médecine de terrain avec une méthodologie aussi rigoureuse que celle mise en route dans l'attente d'un vaccin dont l'efficacité fait objet d'une polémique scientifique (CAMTAO, 2022; Niaré, 2023; Sidibé, 2021). Cet éveil salutaire des PMT et de la CAMTAO est soutenu par l'esprit innovateur, indépendant et solidaire des scientifiques africains qui procèdent à la fourniture de médicaments à base de plantes à efficacité prouvée, pour les patients. Au niveau basal, les responsables des districts sanitaires et des programmes en santé maternelle et infantile, ont impliqué la CAMTAO dans les campagnes de sensibilisation de proximité (CAMTAO, 2022; Niaré, 2023; Sidibé, 2021). Les vertus des alicaments en mesure de booster le système immunitaire, ont été largement explicitées aux citoyens. Un accent particulier a été mis sur l'usage des plantes aux vertus antivirales, pour la récupération nutritionnelle et immunologique (COMUL, 2020; Diaconu, 2020; Gbekley et al., 2020).

La MT a fait ses preuves d'évidence thérapeutique ethnomédicinale : aujourd'hui, la Médecine Traditionnelle s'est enrichie de ses expériences fructueuses au cours de ces deux dernières décennies. En effet, elle a connu une importante amélioration dans les pays africains, tant du point de vue de la présentation des produits que de celui de l'offre de soins (Iwuoha et al., 2020). Cette offre très diversifiée, bénéficie actuellement d'une production semi-industrielle, avec des procédés qui garantissent la stabilité, la standardisation, la qualité, l'innocuité et l'efficacité. Cette médecine peu onéreuse (notamment en milieu rural) rencontre de nos jours des succès incontestables, surtout dans le traitement de certaines maladies spécifiques telles que: les ulcères et plaies dites incurables, les fractures, les maladies non transmissibles, les maladies de la prostate, les infertilités, les troubles psychiques, les hépatites, la drépanocytose, l'hypertension artérielle, les affections opportunistes du sida ainsi que les maladies respiratoires chroniques (El Rhazi, 2010). L'évidence ethnomédicinale de nombreuses plantes n'est plus à démontrer car, depuis des milliers d'années, les plantes et les MTA ont été utilisées sans un danger pour la population en cas d'une utilisation rationnelle. Dans le contexte actuel où toutes les régions en Afrique ne sont pas prises en charge par la couverture sanitaire, la MT fait ses preuves et ses prouesses vont de la capacité à booster l'immunité à la capacité à traiter la pneumonie, un stade critique de la Maladie COVID-19 : Covid-organic's, Manacovid, Apivirine, Man fight Covid, Protocole de Mgr. Samuel Kleda, Artequinidine Tincture, Pression et puissance Miracle, Dtzi et Baume, Africthoum covid-19 et Viro-Dolvo sont quelques-uns des remèdes.

L'innocuité clinique et l'efficacité thérapeutiques de la MT sont à l'honneur : Par preuve de l'innocuité et l'efficacité des produits, la MTA est à l'honneur dans les instances scientifiques, les colloques, les réseaux scientifiques. Au niveau du Conseil Africain et Malgache pour l'Enseignement Supérieur, institution faitière de l'Enseignement Supérieure en Afrique et à Madagascar, le Programme Thématique de Recherche du CAMES (PTRC)-Pharmacopée et Médecine

Traditionnelles Africaines (PMTA) plaide pour une contribution des ressources de la pharmacopée et médecine traditionnelles africaines, dans la lutte contre le COVID-19 (Sanogo, 2020). Les universités et centres de recherche de l'espace CAMES ne sont jamais restés muets lorsque le monde est confronté à un grave problème de société. Dès lors, les Programmes thématiques de recherche du CAMES (PTRC) multi-pays où des chercheurs travaillent ensemble sur des solutions mutuellement bénéfiques au bien-être de nos populations sont mis à l'épreuve et renforcée dans ce contexte du COVID-19. Les PTRC saisissent cette opportunité pour développer de manière interdisciplinaire ou singulière des approches innovantes idoines, pour (i) sensibiliser sur la pandémie (ii), contribuer à endiguer la propagation du Coronavirus, (iii) proposer des solutions préventives et de traitement des patients atteints et (iv) réfléchir sur des actions à mener pour minimiser les conséquences économiques et sociales de ce fléau dans les Etats d'Afrique et de Madagascar (Sanogo, 2020). Dans le cas présent du Coronavirus (COVID 19), l'initiative du Programmes thématiques de recherche (PTR)-Pharmacopée et Médecine Traditionnelles Africaines (PMTA), PTRC-PMTA qui mérite l'attention et les encouragements de toutes les parties prenantes du CAMES entend mettre à profit dans la lutte contre le COVID 19, les pratiques endogènes séculaires qui s'adossent sur des réalités locales. Ainsi, à l'initiative de la Coordonnatrice du PTR-PMTA, un projet de recherche sur la contribution de la Pharmacopée africaine dans la lutte contre le COVID-19 est communiqué (Sanogo, 2020).

L'organisation mondiale de la santé et ses filiales en Afrique reconnaissent la prouesse de la MT : Pour sa part, L'OMS-Afro et l'OOAS se félicitent des efforts d'innovation déployés dans le monde entier pour la reconversion des médicaments depuis des décennies et la mise au point de nouvelles molécules dans le cadre de la recherche de traitements potentiels pour COVID-19 (OMS, 2020). Ils encouragent tous les innovateurs à travailler par l'intermédiaire de leurs autorités réglementaires nationales pour garantir un soutien approprié et une approbation éthique de ces initiatives qui peuvent apporter un réconfort et soulager les symptômes de la COVID-19 car rien ne prouve que la médecine actuelle puisse prévenir ou guérir la maladie. L'OMS ne recommande l'automédication avec aucun médicament, y compris les antibiotiques, comme moyen de prévention ou de guérison de COVID-19. Toutefois, plusieurs essais cliniques sont en cours, qui portent à la fois sur des médicaments occidentaux et traditionnels africains et fournira des informations actualisées dès que les résultats cliniques seront disponibles

(OMS, 2023). Dans le contexte actuel, l'Organisation mondiale de la santé (OMS) a sollicité récemment la contribution de la médecine traditionnelle dans la recherche d'un traitement de la maladie à coronavirus et il est évident que cet appel vient soutenir la volonté d'impliquer la MT dans la gestion de la pandémie (OMS, 2023). L'implication sur le plan national des politiques est de mise pour concrétiser cette contribution. Étonnamment, à ce jour, aucune institution officielle, ni aucun gouvernement, n'a entrevu la contribution de la médecine traditionnelle dans toute son intégralité. Malgré les preuves de l'évaluation scientifique, les Praticiens de la Médecine Traditionnelle sont juste associés pour servir de relais aux institutions publiques pour la diffusion des messages de santé publique alors même que la médecine traditionnelle continue d'être le premier recours pour la majorité de la population, à travers ses praticiens, ses produits, ses pratiques thérapeutiques.

L'Afrique, région à risque épidémique majeur doit recourir à la médecine traditionnelle : au tout début de la Pandémie, l'Oms a exprimé sa plus grande préoccupation envers l'Afrique dont la plupart des pays ont des systèmes de santé publique assez faibles. Le continent a été perçu comme le plus grand foyer à risque de propagation de la maladie, lorsqu'on se réfère à ses liens commerciaux très denses avec la Chine. Le faible niveau d'instruction de la population africaine (pour comprendre l'étiologie de la maladie et les modes de prévention) et les liens sociaux étroits sont des arguments supplémentaires (ONU, 2023). Malgré ces facteurs de risque, le nombre de cas de COVID-19 connaît toujours un faible accroissement et cela s'explique par une disposition particulière propre à l'Afrique : le respect des mesures barrières et le recours à la médecine traditionnelle (Lepira et al., 2020; Ray, 2021). L'apport de la MT dans la gestion de nombres de maladies en Afrique est un secret de polichinelle. Toutefois, cet apport reste autant informel que formel. La cause est que les recherches sur les MTA et les plantes en vue de prouver leur efficacité et innocuité nécessaire à l'Autorisation de Mise sur le Marché reviennent assez chères pour les communautés et les dépositaires de ces MTA. La Médecine Traditionnelle Africaine, ses médicaments et ses thérapies sont l'objet de nombre de critiques en Afrique et dans le monde (Thomford et al., 2020, 2015). Cette situation est souvent présentée aux autorités politiques afin de les appuyer tant sur le plan national que sur le plan international car les enjeux de l'utilisation des ressources endogènes sont multiples allant de la promotion des savoirs endogènes locaux à la valorisation des produits médicaux *Made In Africa*.

Le rôle du politique devient crucial : Il faudra un sursaut politique pour se frayer un chemin et amorcer le destin de la Médecine Traditionnelle Africaine. Dans le concert des Nations, pour la riposte aux épidémies émergentes, beaucoup de médicaments et de vaccins contre le COVID-19 sont déjà en expérimentation partout ailleurs dans le monde. La seule alternative qui s'impose à l'Afrique, c'est de se ressourcer et d'examiner les possibilités que pourrait offrir sa médecine traditionnelle, qui constitue un secteur potentiellement riche, mais peu exploité dans toutes ses composantes. Il faudra que les gouvernements africains aient confiance à leurs ressources endogènes et qu'ils mettent à l'épreuve les Praticiens de la Médecine Traditionnelle. Ils doivent leur donner les moyens pour inventorier les pratiques efficaces sur la base de l'évidence ethnomédicinale. Il faudra que les gouvernements mettent en place des cadres de réflexion scientifique et appuient ceux qui existent déjà autour des produits et pratiques de la médecine traditionnelle afin d'apporter la preuve de l'innocuité, de l'efficacité et de la qualité des remèdes traditionnels et ainsi s'harmoniser avec l'agenda 1990 de l'OMS qui préconisait l'intégration des guérisseurs traditionnels dans les programmes nationaux de lutte contre les maladies prioritaires afin de rechercher différentes stratégies, les essayer, les évaluer, les adapter et les adopter. Il s'agit d'exploiter les ressources disponibles, accessibles, acceptables et financièrement abordables. C'est dans la ligne droite de ce soutien politique à la MT, que le politique malgache fit figure de leader le 20 avril 2020, en appuyant les scientifiques pour une validation CVO pour être prise tant sur le plan national que sur le plan international. Le président, convaincu que Madagascar tient un médicament efficace contre le Covid-19 pouvant limiter et atténuer ses effets sur le corps humain « L'Afrique sauve le monde », a mis fin au suspense sur l'incapacité de la MT à soigner le COVID-19. C'est la première fois qu'un dirigeant africain apporte un réel soutien public à la MTA.

Nécessité de s'inspirer de l'expérience-réussite du modèle chinois, indien et asiatique : Dans le contexte actuel, bien avant l'apparition des premiers cas en Afrique, la chine d'où est apparue la maladie a eu recourt à la médecine traditionnelle. Selon les autorités de l'Administration nationale de la médecine traditionnelle chinoise, la combinaison de la MTC et de la médecine occidentale dans le traitement au COVID-19 s'est révélée efficace par le grand nombre de patients guéris. En effet la plupart des patients atteints de coronavirus (COVID-19) en Chine, qui se sont rétablis et sont sortis de l'hôpital, ont reçu un traitement de la médecine traditionnelle chinoise (MTC). La MTC a été impliquée dans le traitement de cas confirmés de COVID-19 dans tout le pays, représentant 92,5% du total, selon les données officielles (Dubois, 2003). Par rapport à ceux qui ne sont traités que par la MTC ou la médecine occidentale, une équipe d'experts a confirmé que le traitement intégré de la MTC et de la médecine occidentale pouvait atténuer plus rapidement les symptômes tels que la fièvre, la toux et la fatigue, ainsi que réduire efficacement les risques de transformation de symptômes légers et réguliers en cas graves ou critiques, afin d'améliorer le taux de récupération et de réduire le taux de mortalité. Les prouesses de la MTC seraient dues (i) au traitement de la MTC qui se concentre sur l'amélioration des défenses naturelles de l'organisme contre une épidémie, ainsi que sa propre capacité à se rétablir tout en maintenant l'équilibre global ; (ii) au traitement clinique de la MTC personnalisé et ciblé en fonction des différences de géographie, de climat et de condition physique d'un patient ; (iii) à la publication d'une note par la commission qui a également encouragé la promotion des plans de traitement efficaces de la MTC dans la prévention et le contrôle de l'épidémie au niveau communautaire, faisant jouer pleinement le rôle unique de la MTC (Dubois, 2003). Sur le continent asiatique, d'autres pays tels que l'inde et le Vietnam s'emploient à faire usage de leurs savoirs endogènes.

La stratégie sanitaire gagnante pour une santé publique panafricaine nécessite un une nouvelle perception post-pandémie de la MTA : Les patrimoines de connaissances traditionnelles sur les traitements ne peuvent être mis à l'écart et un travail de recherche pour vérification est nécessaire (Gbekley et al., 2021, 2017, 2015). Dès lors, une nouvelle perception s'installe : l'après pandémie COVID-19 a pleinement impliqué la médecine traditionnelle au rang des médecines modernes ou associé la médecine moderne à la traditionnelle afin de venir à bout des problèmes de santé publique **(Nguendo-Yongsi et al., 2020**). La réflexion sur la complémentarité des médecines mérite d'être sérieusement approfondie, en commençant par reconsidérer tous les acteurs du secteur traditionnel qui réalisent de véritables prouesses en matière de guérison. L'implication du président de Madagascar en personne a montré la voie au politique pour une meilleure valorisation de la MT puisque seule l'implication totale des pouvoirs publics pourra démontrer les réelles potentialités de la MTA et l'enjeu de la collaboration entre MTA et MC. L'Afrique devra se garder d'attendre des résultats de recherches étrangères de nouvelles molécules pour de nouveaux médicaments qui couteront plus chers et dont on ne connait pas les effets secondaires. Elle devra garder à l'esprit que les Chinois qui sont en train de vaincre la maladie dans leur pays ont impliqué, en plus de chercheurs de la médecine moderne, des médecins traditionnels dans la recherche de remèdes. Se servant de la prouesse de la médecine chinoise, ayurvédique, les autorités sanitaires africaines devraient concentrer l'effort de recherche sur les remèdes traditionnels déjà existants et disponibles en Afrique avec des effets connus, associés à des protocoles de la MC. Il s'agirait bien là de la stratégie sanitaire gagnante de l'Afrique (Onyeji, 2020).

Les données présentées sont à titre exploratoire et ne représentent pas l'exhaustivité des pratiques en cours sur le continent africain mais font une introduction luminaire sur les pratiques endogènes au sein de la population. Les règles de barrières ont été d'une part la raison de l'approche de l'enquête et entretien en ligne. Cette méthodologie est celle adoptée par d'autres études faites en période de confinement (Cedric et al., 2021; Tchinang, 2020).

Conclusion

Avec l'avènement de la COVID-19, la Médecine Conventionnelle a connu une certaine limite. En Afrique, il a fallu l'intervention de la médecine traditionnelle pour contribuer à trouver un remède (covid-organics, Manacovid, Apivirine, Protocole de Mgr. Samuel Kleda, Artequinidine Tincture, Pression et puissance Miracle, Dtzi et Baume, Africthoum covid-19 Man fightCovid-19 et Viro-dolvo etc.) pour la population dans les premières heures de cette pandémie mondiale dont l'ampleur n'est plus à démontrer. La collaboration de nombreux scientifiques, couplée à l'évidence ethnomédicinale de la MT en Afrique ont été d'un grand appui dans le recours à la MT pour trouver la panacée contre COVID-19. En outre, cette réussite précise le rôle crucial des chercheurs, de l'administration sanitaire et du pouvoir publique dans la promotion de la MT au service du peuple et de l'humanité. Devant le besoin croissant de solutions aux problèmes de santé inextricables, imposant la nécessité d'associer la médecine traditionnelle, Il faudra un changement de paradigme qui donnerait la place réelle de la MT. Plus que jamais il faudra mettre à contribution les innombrables ressources dont regorge la médecine traditionnelle. En tant que leaders communautaires, les Praticiens de la Médecine Traditionnelle, des professionnels aux profils variés (phytothérapeutes, psychothérapeutes, spiritualistes, médico-droguistes, etc.) doivent être consultés à des fins de médiation sociale pour instaurer la confiance nécessaire au contrôle de la COVID-19 actuellement et pour les autres pandémies ultérieures.

Références bibliographiques

AUGUSTI, K.T., 1996. Therapeutic values of onion (Allium cepa L.) and garlic (Allium sativum L.). Indian J. Exp. Biol. 34, 634–640.

CAMTAO, 2022. Médecine traditionnelle de l'Afrique de l'ouest - Bulletin - Newsletter N°04 [WWW Document]. Scribd. URL https://fr.scribd.com/document/596283878/MEDECIN-TRADITIONNELLE-CAMTAO-Bulletin-Newsletter-N-04 (accessed 6.28.23).

CDC, 2023. Coronavirus Disease 2019 (COVID-19) | CDC [WWW Document]. URL https://www.cdc.gov/coronavirus/2019-ncov/index.html (accessed 4.12.23).

CDC, 2020. Coronavirus Disease 2019 (COVID-19): Community-Related Exposures. Centers for Disease Control and Prevention. Available Httpswwwcdcgovcoronavirus2019-Ncovphppublic-Health-Recomm. March 30, 2020; Accessed: April 2, 2020.

CDC, 2019. Novel Coronavirus, Wuhan, China: Interim Healthcare Infection Prevention and Control Recommendations for Patients Under Investigation for 2019 Novel Coronavirus. CDC. Available Httpswwwcdcgovcoronavirus2019-Ncovinfection-Control.

CEDRIC, K.S., BAUDELAIRE, B.J., CHRISTOPHER, F.-N., SYLVESTRE, B.B., BLAISE, N.-Y.H., 2021. Médecine traditionnelle et lutte contre la COVID-19 au Cameroun. Int. J. Sci. Acad. Res. 2, 1051–1057.

COMUL, 2020. Brochure sur le renforcement de l'immunité pour la population togolaise par plantes alimentaires intervenant dans la stimulation/modulation de l'immunite.

DIACONU, C.C., 2020. A novel coronavirus threatens the world. Arch. Balk. Med. Union 55, 11–13. https://doi.org/DOI: 10.31688/ABMU.2020.55.1.1113

DUBOIS, J.-C., 2003. Médecine chinoise et syndrome respiratoire aïgu sévère (SRAS) : un autre regard. Acupunct. Moxibustion 2, 138–145.

El RHAZI, K., 2010. Transition nutritionnelle, facteurs associés et émergence des maladies chroniques au Maroc : étude transversale en population générale adulte (These de doctorat). Bordeaux 2.

GBEKLEY, E.H., AGBODEKA, K., KAROU, S.D., ANANI, K., ADJRAH, Y., TOUDJI, G., GBEASSOR, M., 2017. Composés bioactifs isolés des plantes à propriété anti-diabétique: Revue de littérature/Isolated bioactive plant compounds with anti-diabetic property: Review. Int. J. Innov. Appl. Stud. 19, 839–849.

GBEKLEY, E.H., Idoh, K., Titikpina, N., Agbodeka, K.A., Anani, K., Katawa, G., Djeri, B., Tchacondo, T., Damintoti Karou, S., Ameyapoh, Y.,

Jacques, S., 2021. The Togolese Medicinal Recipe, Diabeto-Dolvo® Exerted Antidiabetic Effects in Wistar Rats. J. Appl. Biosci. 157, 16223–16236. https://doi.org/10.35759/JABs.157.8

GBEKLEY, E.H., STEPHANE, E., AMEGBO, D.K., DAMINTOTI, K.S., 2020. COVID-19 en Afrique: réflexion sur le double fardeau nutritionnel. PAMJ - One Health 3. https://doi.org/10.11604/pamj-oh.2020.3.2.24551

GBEKLEY, H.E., KAROU, S.D., GNOULA, C., AGBODEKA, K., ANANI, K., TCHACONDO, T., AGBONON, A., BATAWILA, K., SIMPORE, J., 2015. Étude ethnobotanique des plantes utilisées dans le traitement du diabète dans la médecine traditionnelle de la région Maritime du Togo. Pan Afr. Med. J. 20, 437. https://doi.org/10.11604/pamj.2015.20.437.5660

GIGON, F., 2012. Le gingembre, une épice contre la nausée. Phytothérapie 10, 87–91.

HAIDARA, M., DIARRA, M.L., DOUMBIA, S., DENOU, A., DEMBELE, D., DIARRA, B., SANOGO, R., 2020. Plantes médicinales de l'Afrique de l'Ouest pour la prise en charge des affections respiratoires pouvant se manifester au cours de la Covid-19. Int. J. Biol. Chem. Sci. 14, 2941–2950. https://doi.org/10.4314/ijbcs.v14i8.22

IWUOHA, V.C., EZEIBE, E.N., EZEIBE, C.C., 2020. Glocalization of COVID-19 responses and management of the pandemic in Africa. Local Environ. 25, 641–647. https://doi.org/10.1080/13549839.2020.1802410

KENDLER, B.S., 1987. Garlic (Allium sativum) and onion (Allium cepa): A review of their relationship to cardiovascular disease. Prev. Med. 16, 670–685. https://doi.org/10.1016/0091-7435(87)90050-8

LEPIRA, F., YANNICK, M., NLANDU, Y., RISASSY, J.-R., KEVAANI[2], R., LEPIRA[2], D., TONDUANGU, MANGALABOYI, J., FRANÇOIS, C., LEPIRA, B., 2020. 14-Lenteur-de-propagation-de-la-COVID-19-en-Afrique-subsaharienne.

LESTARI, M.L.A.D., INDRAYANTO, G., 2014. Chapter Three - Curcumin, in: Brittain, H.G. (Ed.), Profiles of Drug Substances, Excipients and Related Methodology. Academic Press, pp. 113–204. https://doi.org/10.1016/B978-0-12-800173-8.00003-9

LINA, E.N.E.H.H., DOUNYA, M., 2017. Le gingembre et l'immunité (Working Paper). SNV.STU.

NABALOUM, A.A., 2020. BURKINA ET BENIN : Trois médicaments contre la COVID-19 à l'essai. Afr. Sub-Saharienne. URL https://www.scidev.net/afrique-sub-saharienne/news/covid-19-essais-cliniques-burkina-benin-06042020/ (accessed 7.13.23).

NGUENDO-YONGSI, H.B., PAKA, E.E., MAKITA-IKOUAYA, E., NIANG-DIENE, A., SOP, M.S., BESTANDJI, S., LABII, B., ZINEDDIN, D., ROUAMBA, J., 2020. Riposte africaine à la pandémie du COVID-19: une urgence sanitaire pour les villes. Espace Géographique Société Marocaine.

NIARE, R., 2023. Etude des plantes médicinales utilisées ou citées dans la prise en charge de la maladie à coronavirus (SRAS-Cov-2) dans la littérature (Thesis). USTTB.

OMS, 2023. "Solidarity" clinical trial for COVID-19 treatments [WWW Document]. URL https://www.who.int/emergencies/diseases/novel-coronavirus-2019/global-research-on-novel-coronavirus-2019-ncov/solidarity-clinical-trial-for-covid-19-treatments (accessed 4.12.23).

OMS, 2020. L'OMS soutient une médecine traditionnelle reposant sur des éléments scientifiques probants [WWW Document]. OMS Bur. Régional Pour Afr. URL https://www.afro.who.int/fr/news/loms-soutient-une-medecine-traditionnelle-reposant-sur-des-elements-scientifiques-probants (accessed 4.12.23).

ONU, 2023. COVID-19 Response | United Nations [WWW Document]. URL https://www.un.org/en/coronavirus?gclid=CjwKCAjwrdmhBhBBEiwA4Hx5g7hr_5jK8otZowH_F0aMNV2_vOeBrRGIUErYxpjp7HLY4OMz5IwmgxoCLeUQAvD_BwE (accessed 4.12.23).

ONYEJI, C.O., 2020. Management of coronavirus disease 2019 (covid-19)–is there a role for complementary and herbal medicinal products? Afr. J. Tradit. Complement. Altern. Med. 17, 33–38.

PITCHBOULE, L., 2020a. Les chroniques de Ragidro : Artemisia, Artemisinine, Covid Organics.

PITCHBOULE, L., 2020b. Les chroniques de Ragidro:# Artemisia# Artemisinine# Covid Organics–Madagascar-Tribune. com.

PULIDO-MORAN, M., MORENO-FERNANDEZ, J., RAMIREZ-TORTOSA, C., RAMIREZ-TORTOSA, Mc., 2016. Curcumin and Health. Molecules 21, 264. https://doi.org/10.3390/molecules21030264

RAY, N., 2021. Impacts de la pandémie de Covid-19 sur le contrôle des autres maladies en Afrique - Après les vagues, le tsunami. Rev. Médicale Suisse 17, 521.

SANOGO, R., 2020. Contribution des ressources de la médecine et de la pharmacopée traditionnelles africaines dans la lutte contre le Covid-19 - [WWW Document]. Société Fr. Ethnopharmacol. URL http://www.ethnopharmacologia.org/covid-19/informations-grand-public/contribution-des-ressources-de-la-medecine-et-pharmacopee-traditionnelles-dans-la-lutte-contre-le-covid-19/ (accessed 4.12.23).

SIDIBE, F., 2021. Valorisation des ressources de la médecine traditionnelle (PhD Thesis). USTTB.

SOHRABI, C., Alsafi, Z., O'Neill, N., Khan, M., Kerwan, A., Al-Jabir, A., Iosifidis, C., Agha, R., 2020. World Health Organization declares global emergency: A review of the 2019 novel coronavirus (COVID-19). Int. J. Surg.

TCHINANG, F.T.K., 2020. Thérapies plurielles dans la riposte à la covid-19 : des controverses à l'intégration de la médecine traditionnelle dans un contexte de pandémie en Afrique.

THOMFORD, N.E., DZOBO, K., CHOPERA, D., WONKAM, A., SKELTON, M., BLACKHURST, D., Chirikure, S., DANDARA, C., 2015. Pharmacogenomics Implications of Using Herbal Medicinal Plants on African Populations in Health Transition. Pharm. Basel 8, 637–63. https://doi.org/10.3390/ph8030637

THOMFORD, N.E., YAHAYA, E.S., EKOR, M., AWORTWE, C., 2020. Turning up the volume for precision herbal medicine in Africa in an era of COVID-19 and planetary biodiversity loss. OMICS J. Integr. Biol. 24, 682–684.

VROH, B.T.A., 2020. Diversity of plants used in traditional medicine against the main symptoms of COVID-19 in sub-Saharan Africa: review of the literature. Ethnobot. Res. Appl. 20, 1–14.

WU, Z., Mc GOOGAN, J.M., 2020. Characteristics of and Important Lessons From the Coronavirus Disease 2019 (COVID-19) Outbreak in China: Summary of a Report of 72 314 Cases From the Chinese Center for Disease Control and Prevention. JAMA Netw.

ZARA, R., RANDRIAMAMPIANINA, L., RANDRIANARIVO, R., RAKOTO-RANOROMALALA, D., VICTOR, J., 2020. Potentialités de l'aérodiffusion de plantes aromatiques de Madagascar contre la Covid-19. REVUT Sci. J. 1, 43–50. https://doi.org/10.46857/rsj.2020.1.6.43-50

INNOVATIONS TECHNOLOGIQUES ET DISPOSITIFS PRATIQUES DE LA CONTINUITE PEDAGOGIQUE EN CONTEXTE DE COVID 19 A L'UNIVERSITE ALASSANE OUATTARA (COTE D'IVOIRE)

ESSOI Messoun Alain

Résumé

Cet article explore les différentes innovations technologiques et dispositifs pratiques mis en place pour assurer la continuité pédagogique à l'université Alassane Ouattara (Côte d'Ivoire) pendant la pandémie de Covid-19. Il résulte d'une enquête de terrain au sein de cet espace universitaire sur une population cible de 1600. Au cours de cette étude, nous examinons les outils numériques utilisés pour les cours en ligne, les plateformes virtuelles pour les examens et la communication avec les étudiants, ainsi que les dispositifs pour maintenir l'interaction et l'engagement des apprenants. Alors, comment les enseignants ont-ils adapté leur pratique pédagogique pour répondre aux besoins des étudiants face à la pandémie de Covid 19 ? Quel est l'impact de ces dispositifs pratiques et innovations technologiques sur l'apprentissage et la réussite des étudiants en situation de confinement ? Comment l'Université Alassane Ouattara à l'instar des autres universités peut-elle anticiper les défis futurs liés à une éventuelle crise sanitaire pour mieux répondre aux besoins de ses apprenants ? La presente étude vise à analyser les innovations technologiques et les dispositifs pratiques utilisés pour assurer la continuité pédagogique sur l'espace universitaire pendant la pandémie de Covid-19. Les resultats à partir d'une méthodologie de recherche comprenant à la fois des enquêtes quantitatives et qualitatives, ont permis à terme, le renforcement des compétences numériques des acteurs universitaires, l'amélioration du taux d'exécution des cours à 93%, la réduction du taux de contamination des acteurs soit 0,22%.

Mots clés : *Innovation, règle, pratique, dispositif, mécanisme, continuité pédagogique*

Technological innovations and practical devices for educational continuity in the context of Covid 19 at Alassane Ouattara University (Côte d'Ivoire).

Abstract

This article explores the various technological innovations and practical devices put in place to ensure educational continuity at Alassane Ouattara University (Côte d'Ivoire) during the Covid-19 pandemic. It results from a field survey within this university space on a target population of 1600. During this study, we examine the digital tools used for online courses, virtual platforms for exams and communication with students, as well as devices to maintain learner interaction and engagement. So how have teachers adapted their teaching practice to meet the needs of students in the face of the Covid 19 pandemic? What is the impact of these practical devices and technological innovations on the learning and success of students in a situation of confinement? How can Alassane Ouattara University, like other universities, anticipate future challenges linked to a possible health crisis to better meet the needs of its learners? This study aims to analyze the technological innovations and practical devices used to ensure educational continuity in the university space during the Covid-19 pandemic. The results, based on a research methodology including both quantitative and qualitative surveys, have ultimately made it possible to strengthen the digital skills of university actors, improve the course execution rate to 93%, reduce the rate of contamination of actors, i.e. 0.22%.

Keywords: *Innovation, rule, practice, device, mechanism, pedagogical continuity*

Introduction

La crise sanitaire liée au Covid-19 a profondément bouleversé les institutions éducatives en général et les établissements d'enseignement supérieur plus spécifiquement. Face à la nécessité de maintenir les activités pédagogiques malgré les mesures de confinement et de distanciation sociale, les acteurs du monde universitaire ont été contraints de repenser leurs méthodes d'enseignement afin d'assurer la continuité pédagogique. En Côte d'Ivoire, dès l'annonce des premiers cas de la maladie, *des stratégies de lutte ont été initiées par les autorités* (Conseil de gouvernement tenu en mars 2020). Selon l'UNESCO, *la continuité pédagogique, vise la continuité des enseignements à un apprenant ou qu'il soit à partir de procédés numériques axés sur des manuels scolaires et universitaires de base mis en œuvre par les enseignants et autres formateurs* (Rapp Unesco, 2020). Dans ce contexte, l'université Alassane Ouattara, à l'instar de ses paires, a dû rapidement mettre en place des dispositifs pratiques et des innovations technologiques pour permettre aux apprenants de poursuivre leurs apprentissages à distance. Cet article se propose d'explorer les différentes solutions mises en place pour assurer une continuité pédagogique efficace en ces temps de crise sanitaire. À travers l'examen de ces initiatives, nous tenterons de comprendre leurs avantages, leurs limites et leur impact sur les processus d'apprentissage des étudiants. Cette institution universitaire a dévoilé son plan de riposte contre la Covid 19 tout en poursuivant la formation de ses apprenants. Mais comment a-t-elle pu assurer la continuité pédagogique, en dépit de la propagation de la pandémie ? Cette préoccupation a conduit les acteurs du système à repenser des actions et moyens pour mettre en œuvre cette option pédagogique nouvelle. La présente problématique invite à analyser les stratégies de la CSPC-19-UAO dans la mise en œuvre des enseignements à distance, d'une part et, d'autre part, à statuer sur la mobilité des ressources nécessaires à la mise en œuvre effective de la continuité pédagogique.

Ainsi, à partir d'une double approche méthodologique comprenant des enquêtes à la fois qualitatives et quantitatives, nous analyserons les usages des technologies et dispositifs pratiques de continuité pédagogique par les enseignants et les étudiants pendant la pandémie de Covid-19 à l'université. Mieux, nous explorerons les perceptions et les expériences des acteurs universitaires en matière d'innovations technologiques et de continuité pédagogique en contexte de Covid-19. De plus, plusieurs études de cas effectués pourraient être menées pour examiner en profondeur les approches spécifiques adoptées par les universités pour faire face à la pandémie et pour comprendre les facteurs qui ont contribué à leur succès ou entravé celui-ci.

Pour une meilleure compréhension de l'étude, notre argumentation s'articule autour de quatre points en liaison avec les résultats obtenus sur le terrain. Il s'agit *primo*, de la présentation des outils, méthodes et état des savoirs de la recherche, s*ecundo*, les résultats de l'étude et *tertio*, la discussion des résultats de la recherche.

1. Outils et méthodes de collecte de données de l'étude

Il est important de connaitre le cadre spatial concerné, d'en cerner son historique et son fonctionnement avant d'y mener une quelconque réflexion scientifique. Il convient alors de présenter l'Université Alassane Ouattara, l'espace d'investigation de la présente étude (voir carte 1).

I.1. Présentation de l'Université Alassane Ouattara (UAO)

À Bouaké, l'université Alassane Ouattara est située à l'ouest de la ville. Au plan organisationnel, l'ex centre universitaire de Bouaké, créé en 1992, devient l'Université Alassane Ouattara par décret n°2012-984 du 10 octobre 2012. Elle compte à ce jour (rentrée universitaire 2019-2020) environ vingt-cinq mille (25 000 étudiants)[55], répartis dans quatre UFR et quatre Centres de recherche, encadrés par (1094)[56]enseignants chercheurs permanents et agents du Personnel Administratif et Technique (PAT).

[55] Scolarité centrale de l'UAO (rentrée universitaire 2019-20120

[56] Services de la vice-présidence chargée de la pédagogique de l'UAO.

Carte 1 : Localisation de l'Université Alassane Ouattara à partir de la cartographie de la ville de Bouaké

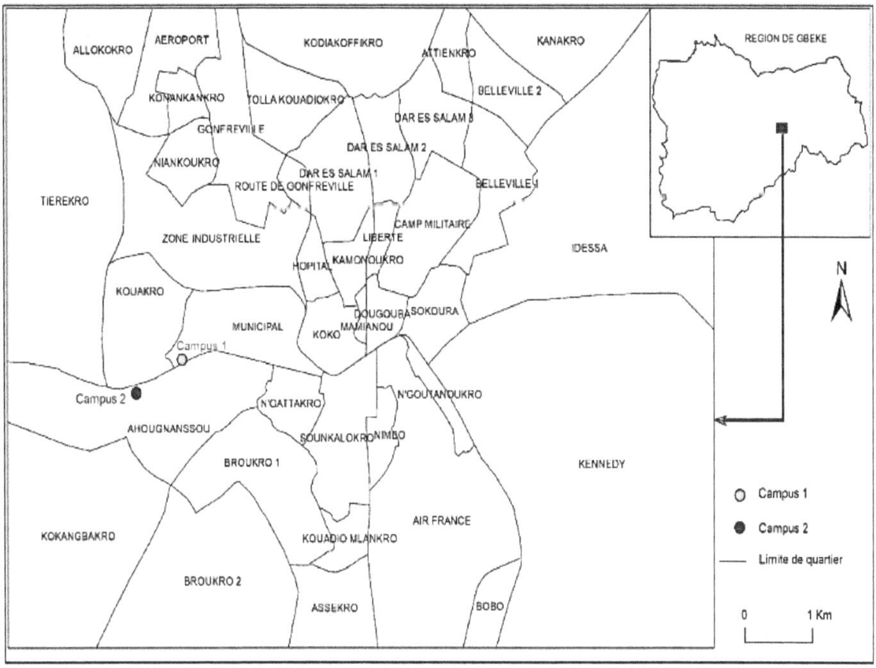

Source : INS, 2015 et nos recherches,2020

I.1.1. Approche méthodologique de la recherche

La présente étude a été réalisée entre le 10 mars 2020 et le 20 janvier 2021, soit dix (10) mois d'investigation. La rédaction proprement dite a été effectuéee entre le 15 fevrier et le 20 mai 2021, soit trois (03) mois. La collecte d'information s'est faite en deux étapes : les données secondaires, d'une part, et, d'autre part, les enquêtes du terrain. Pour le traitement statistique des données recueillies, nous avons utilisé le logiciel *Sphinx V5*. De plus, l'expression spatiale des faits observés et des données recueillies à l'échelle des zones investiguées s'est faite à travers l'élaboration de cartes et graphiques grâce aux logiciels *QGIS 2.18* et *Excel 2010*. La deuxième quant à elle, a permis de mener des observations directes (participantes, des enquêtes par questionnaire et des entretiens). Ainsi, en complément des données recueillies auprès du ministère en charge de la santé (antenne régionale de l'INHP), plusieurs autres données ont contribué à la réalisation de ce travail de recherche. Aussi, dans le cadre de cette étude, des données statistiques concernant des informations relatives au nombre de personnes contaminées, suspectées et des statistiques sur les acteurs universitaires ont été recueillies et traitées en accord avec la cellule de riposte contre la Covid 19 (CSPC-19-UAO).

Conformément au respect scrupuleux des mesures barrières du gouvernement parmi lesquelles la distanciation sociale, notre choix s'est porté sur un échantillonnage assez réduit. Ainsi, l'échantillon d'enquête estimé à 1 600 personnes est détaillé dans le tableau 1.

Tableau 1 : Répartition de la population enquêtée à l'Université Alassane Ouattara en 2021

Acteurs	Effectif total	Pourcentage (%)	Nombre d'enquêtés
Enseignants	789	30	**235**
PAT	337	34	**115**
Étudiants	25 000	5	**1250**
Total			**1600**

Source : nos calculs, 2020

1.2. État des savoirs de la recherche et discours sur les notions clés de l'étude : dynamique, dysfonctionnement, continuité, discontinuité, chaos et résilience

1.2.1. Discours sur les notions clés de l'étude

La continuité pédagogique pendant la pandémie de Covid-19 a posé de nombreux défis aux acteurs du système d'enseignements scolaires et universitaires. Bon nombre d'enseignants, d'apprenants et de familles ont payé un lourd tribut dans la poursuite des programmes d'enseignements pédagogiques durant cette période. Ainsi, pour assurer la continuité de l'apprentissage, les établissements d'enseignements scolaires, ont dû mettre en place des modalités d'enseignement à distance, y compris des cours en ligne et des missions à domicile. Cependant, cela a également nécessité une adaptation rapide des enseignants, des apprenants et des parents qui ont dû s'adapter à une nouvelle façon d'apprendre et de communiquer.

La continuité pédagogique, cette approche pédagogique innovante en cette période de crise sanitaire, a également révélé des inégalités sociales et économiques entre les acteurs du système. De nombreux apprenants ne disposent pas de moyens ou d'accès aux technologies nécessaires pour suivre les cours en ligne, tandis que d'autres éprouvent des difficultés à se concentrer ou à apprendre à distance. En conséquence, plusieurs établissements, avec l'aide de la tutelle et des partenaires sociaux, ont initié des moyens de soutenir leurs apprenants les plus vulnérables, à travers la distribution de tablettes ou d'ordinateurs portables, la fourniture de connexions Internet et l'adaptation des programmes d'enseignement à leurs besoins.

Au total, la continuité pédagogique en temps de Covid-19 dans le monde et en Côte d'Ivoire plus spécifiquement a mis en évidence la flexibilité et l'adaptabilité nécessaires pour naviguer dans des temps incertains. Elle souligne également l'importance de l'éducation pour les apprenants de tous les niveaux (scolaires, secondaires et universitaires) et la nécessité de leur assurer un accès équitable à la formation en toutes circonstances.

À présent, intéressons-nous à certaines notions dont la clarification sémantique nous aiderait dans la compréhension et la mise en œuvre de cette étude. Il s'agit des notions de *continuité, discontinuité, dynamisme, disfonctionnement, chaos et résilience*. Le rapport entre ces notions serait d'un apport scientifique inestimable dans la présente réflexion. La pandémie de Covid-19 a mis en évidence à la fois des situations de continuité et de discontinuité, de dynamisme et de disfonctionnement, de chaos et de résilience dans notre société.

D'une part, la continuité est présente dans certains aspects de nos vies, par exemple, le travail et les études peuvent continuer grâce aux technologies de communication à distance. Les liens sociaux peuvent également continuer grâce aux réseaux sociaux et aux applications de messagerie instantanée. Ces éléments ont permis de maintenir un semblant de normalité pendant la pandémie.

D'autre part, il y a eu des ruptures importantes dans notre vie quotidienne y compris dans les systèmes d'enseignement et de formation. Les confinements et les restrictions de déplacements ont perturbé les interactions sociales traditionnelles, déjà existantes. Les établissements d'enseignements, les restaurants, les cinémas et les lieux de travail ont été fermés ou ont fonctionné avec des mesures de précaution drastiques. Le choc économique causé par la pandémie a entraîné des pertes d'emplois massives et une augmentation de la pauvreté. Ce dynamisme de la pandémie a également mis en évidence des disfonctionnements dans les systèmes de santé et de sécurité sociale. Les hôpitaux, les professionnels de la santé et les travailleurs sociaux ont été confrontés à une surcharge de travail et à un manque de ressources pour faire face aux besoins croissants. Les gouvernements ont pris des décisions parfois incohérentes ou controversées, entrainant parfois des désagréments énormes. Le chaos qui a accompagné la pandémie a eu un impact sur la résilience de la société. La capacité de la société à se remettre de troubles et d'adversités est cruciale dans cette période de crise à Covid 19. Les individus et les communautés ont montré une grande capacité à s'adapter face à la pandémie, en trouvant des solutions innovantes pour faire face aux nouvelles contraintes et en soutenant les plus vulnérables.

En somme, le rapport entre les notions de continuité, de discontinuité, de dynamisme, de disfonctionnement, de chaos et de résilience est complexe et changeant en période de Covid. La pandémie a permis de mettre en évidence différentes dimensions des fonctionnements socio-économiques, politiques et sanitaires. Le défi qui reste à relever est de comprendre ces dynamiques pour renforcer la résilience de la société face à des crises futures.

1.2.2. État des savoirs de la recherche

Même si, au départ, cette notion évoquait *les questions très techniques de l'organisation des cycles scolaires et des liens entre le premier et le second degré* selon S. WAGNON (2020, p.37), elle vise, aujourd'hui, en contexte purement éducationnel, la préservation du lien pédagogique (savoirs et connaissances) entre enseignants et apprenants dans un même espace d'étude. De plus en plus, l'opinion sur les opportunités d'usages de cette option pédagogique innovante a beaucoup évolué. En effet, nombreux sont les parents qui restent encore dubitatifs sur le bien-fondé de cette innovation pédagogique. Pour certains, *la continuité pédagogique est un apprentissage unidirectionnel qui n'offre pas assez clairement d'information sur ce que les apprenants retiennent réellement une idée que partage (K.* SEOYONG, 2020, p.48). Pour l'auteur, les parents d'apprenants ne savent pas si leurs enfants étudient ou se contentent de passer du temps devant l'objet numérique (téléphones, ordinateur). Aussi pour d'autres auteurs comme M. SHARPLES, 2020, p.92, *il est important de fournir des retours et suivis réguliers pour toutes les parties citées plus haut.* En aucun cas, la Visio pédagogie, seule, ne saurait être plus efficace que l'enseignement à distance en lien avec les nombreuses disparités infrastructurelles et didactiques que connaissent les pays en voie de développement. Nous estimons pour notre part que de nouvelles obligations sont à instaurer pour un meilleur déroulement de l'enseignant à distance qui se veut révélateur des disfonctionnements et des défaillances qui jalonnent l'ensemble des systèmes éducationnels de formation scolaire et universitaire. Pour ce faire, d'importantes stratégies pour réguler le bon fonctionnement de cette approche innovante sont annoncées. Ainsi, de façon fonctionnelle, ces stratégies sont axées sur quatre concepts comme outils opératoires : *les technologies, les contenus didactiques, la pédagogie et l'évaluation des apprenants en termes de suivi* (B. CHAKROUN, 2020, p.14). Dans la pratique, ils font référence à *l'accès à des solutions d'apprentissage à distance, la disponibilité de contenus en ligne conformes au programme d'enseignement national, l'état de préparation pédagogique des enseignants, des parents et éducateurs et le suivi des progrès des apprenants* (R.D. BROWN et D. ALBARRACIN, 2005, p.74). Ces dispositions innovantes favorisent a priori la règlementation des termes de continuité pédagogique en vigueur à savoir, la poursuite du rythme de l'apprentissage des apprenants, l'accompagnement dans leurs études, l'aide à l'organisation dans les travaux des apprenants. Malgré les disfonctionnements et autres paradoxes rencontrés, la continuité pédagogique demeure actuelle et factuelle dans un contexte de rareté infrastructurelle imposant aux acteurs l'usage de nouveaux outils technologiques de référence.

1.3. La stratégie de riposte anti-Covid de l'UAO, un modèle de lutte contre la Covid 19 dans l'écosystème universitaire national

1.3.1. La Cellule Scientifique Pluridisciplinaire contre la Covid 19 (CSPC-19-UAO) et son ubiquité pratique sur l'espace universitaire

Dénommée Cellule Scientifique Pluridisciplinaire de lutte contre la Covid 19 [**CSPC-19-UAO**], cette entité universitaire se veut un cadre de réflexion scientifique sur la Covid 19 à l'Université Alassane Ouattara. Il s'agit, pour les autorités universitaires, en créant ce comité d'éveil, de proposer un plan de riposte efficace contre la pandémie dans l'espace commun de travail. En perspectives, elle vise la préservation des acquis didactiques afin d'assurer la continuité des enseignements sur la base de l'engagement de tous les acteurs en présence. Dès lors, pour assurer efficacement sa mission, la CSPC-19-UAO s'est imposé une structuration dont la nomenclature se présente comme suit : quatre (04) Commissions techniques, pluridisciplinaires, une brigade de lutte contre la Covid 19 et une (01) commission spéciale pour la continuité pédagogique sur l'espace universitaire (voir figure 5).

Figure 1 : Schématisation des différentes Commissions stratégiques de la CSPC-19-UAO

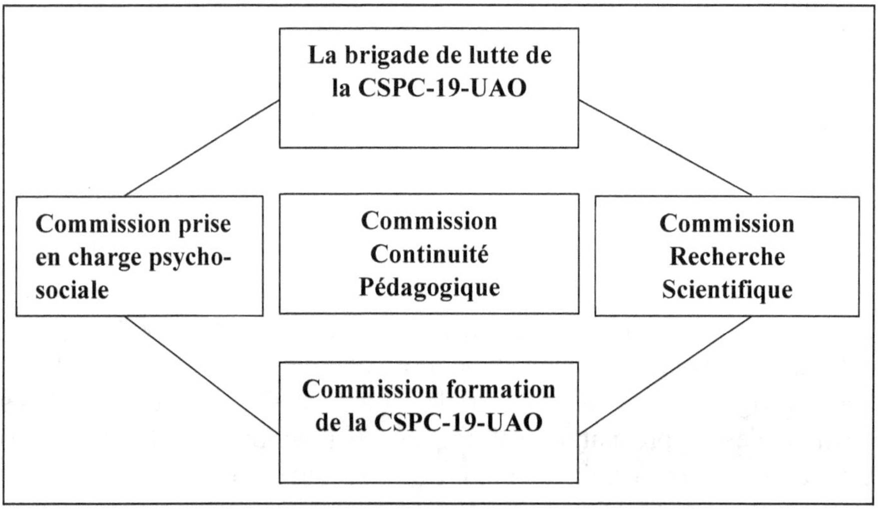

Source : nos recherches auprès de la CSPC-UAO, 2020

III.2. L'applicabilité des mesures barrières et de protection contre la Covid 19, une réalité à l'UAO

Mise en place dans le cadre de la lutte contre la Covid 19 dès la réouverture des universités, la CSPC-19-UAO a réussi à imposer le respect des mesures de protection contre cette pandémie. En effet, plusieurs actions sont menées sur l'espace universitaire dans le but de préserver la santé des acteurs clés (Enseignants, Pat et étudiants). Avec l'aide de la gouvernance universitaire, la CSPC-19-UAO a sensibilisé les acteurs sur les différentes mesures barrières édictées par l'État ivoirien, à savoir :

- Le port obligatoire de masques de protection contre la Covid 19 ;
- le lavage systématique des mains via des points de lavages disposés aux différentes entrées et sorties de l'espace universitaire ;
- le respect de la distanciation sociale d'environ un mètre ;
- L'installation de dispositifs et de kits de prévention contre la Covid 19 sur tout l'espace universitaire ;

- la désinfection, la dératisation et l'aseptisation par des équipes qualifiées de l'antenne régionale de la santé et de l'INHP des artères universitaires et environs ;
- la mise en pratique de la continuité pédagogique dans le but de minimiser le risque de contamination de la maladie par l'apprentissage en ligne et à distance des apprenants de niveau Master 1 et 2.

Planche 1 : Dispositifs de prévention anti Covid 19 mis en place par la

Photo 3 : Point de lavage des mains en plein espace universitaire à l'UAO

Photo 4 : Séance de désinfection dans un amphithéâtre à l'UAO

CSPC-19- UAO

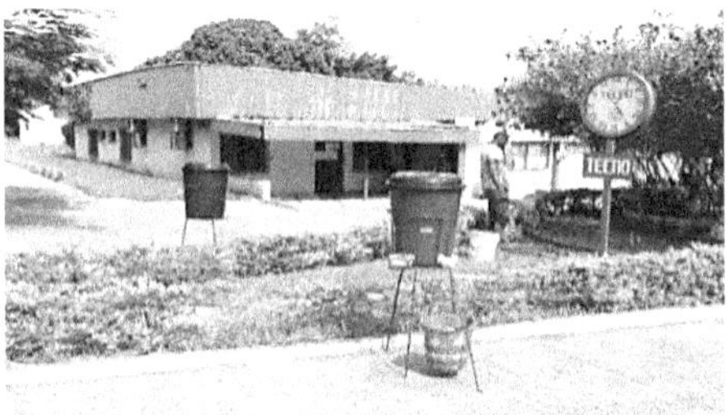

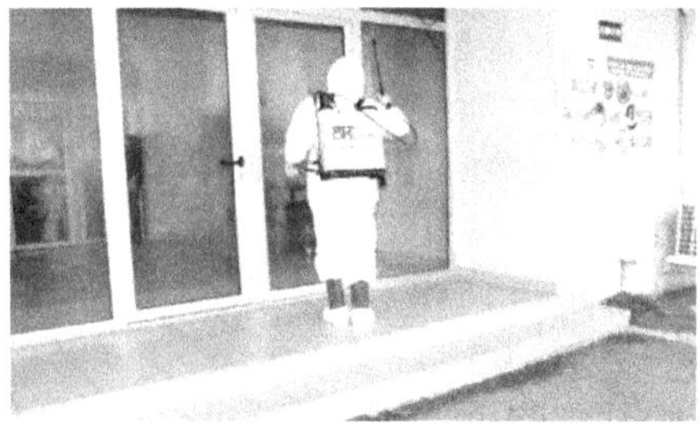

Source : nos prises de vue,2020

La combinaison de ces différentes techniques de recherche a permis d'obtenir sur le terrain les résultats suivants, structurés autour de trois grands axes. Il s'agit, premièrement, des résultats axés sur les stratégies d'ordre pédagogique et logistique, respectivement pendant la fermeture et à la réouverture de l'Université. Deuxièment, des résultats axés sur l***es*** stratégies d'ordre logistique après la réouverture de l'université. Troisièment, des résultats axés sur la mesure de l'impact des stratégies de continuité pédagogique à l'UAO.

2. Présentation des résultats

2.1. Axe 1 d'analyse : Les stratégies de continuité pédagogique pendant la fermeture de l'UAO

- La Formation des acteurs universitaires sur la continuité pédagogique en ligne

Figure 2 : Répartition du nombre d'acteurs formés sur la continuité pédagogique en ligne

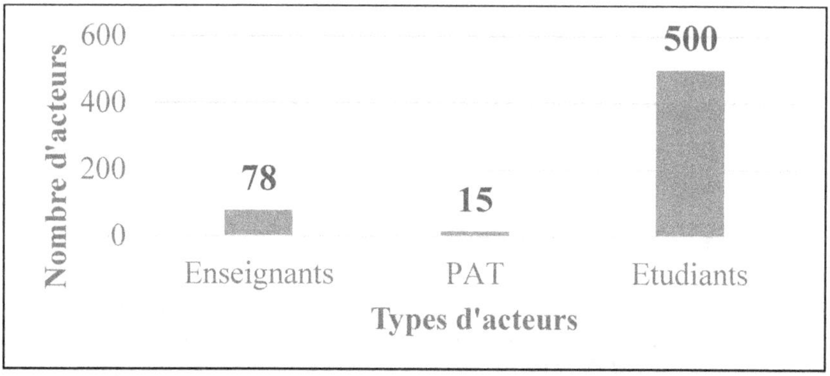

Source : nos recherches, 2020

Le premier élément d'analyse des stratégies mises en place pendant la fermeture de l'Université Alassane Ouattara dans la phase de la lutte contre la Covid a concerné la formation des acteurs-parties prenantes aux initiatives pédagogiques et fonctionnelles de l'institution. À l'observation de la figure 2, nous constatons que cette formation en ligne des acteurs s'est faite de façon hétéroclite en les prenant en compte dans toute leur diversité. Ainsi, nous avons enregistrés 78 enseignants chercheurs, 15 agents administratifs et techniques et 500 étudiants ; soit 593 acteurs de l'institution, formés aux techniques de la continuité pédagogique en ligne. La photo ci-dessous montre une séance de formation des acteurs de l'université sur les techniques de la continuité pédagogique en ligne.

- La mise en ligne des syllabus et exécution des enseignements magistraux

Figure 3 : Répartition du nombre de syllabus mis en ligne via les mails et groupes whatsapp

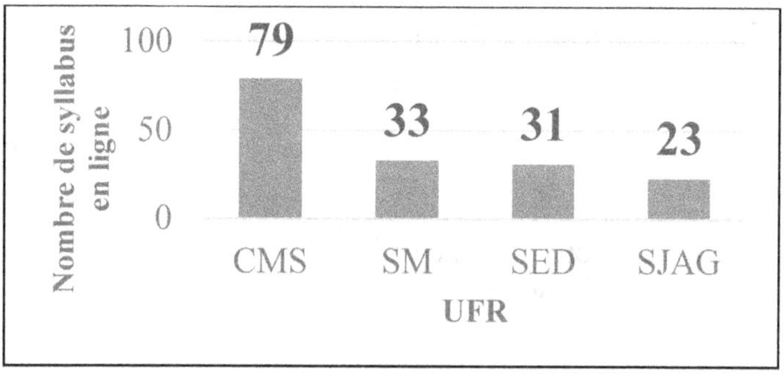

Source : nos enquêtes, 2020

Au niveau de la figure 3, nous observons que le déroulement pratique de la continuité pédagogique en ligne a permis le déploiement en ligne de plusieurs syllabus et cours magistraux via des plateformes numériques (groupe WhatsApp, Facebook conçues pour la circonstance). Concernant la répartition des syllabus dans les quatre UFR lors de la phase expérimentale, 166 syllabus ont ainsi été rendus publics via les plateformes numériques dédiées et comme suit : 79 syllabus au niveau de l'UFR CMS, 33 à l'UFR Sciences médicales, 31 à l'UFR Sciences économiques et 23 au niveau de l'UFR Sciences juridiques.

Figure 4 : Répartition du nombre de cours magistraux dispensés en ligne pour les niveaux Master

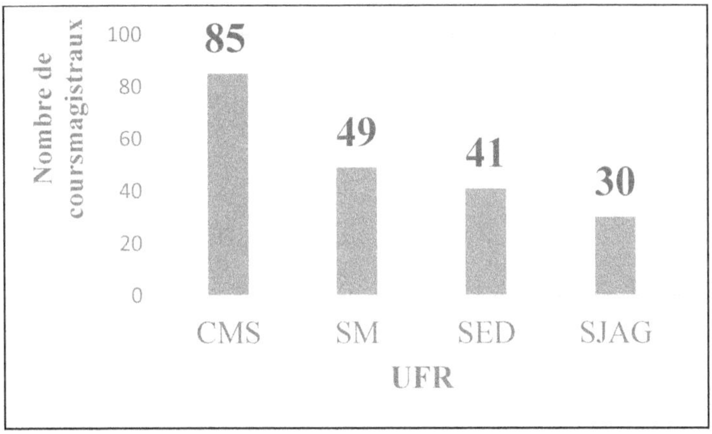

Source : nos recherches, 2020

La figure 4 montre que la diffusion des syllabus via les plateformes d'échanges numériques a permis de dispenser d'importants cours magistraux en ligne. Ainsi, au niveau des quatre UFR expérimentales, ce sont au total 205 cours magistraux (CM) qui ont été exécutés et répartis comme suit : 85 CM dispensés à l'UFR CMS, 49 CM en Sciences médicales, 41CM en Sciences économiques et 30 CM à l'UFR Sciences juridiques. Cette première phase expérimentale de la mise en œuvre de la continuité pédagogique s'est poursuivie durant l'année académique 2019-2020 sur l'ensemble des Unités de Formation et de Recherche (UFR) comme nous pouvons le constater sur la figure 5.

- **Mise en ligne des syllabus et exécution des enseignements magistraux**

Figure 5 : Répartition du nombre de cours dispensés en ligne selon les mois à l'UAO

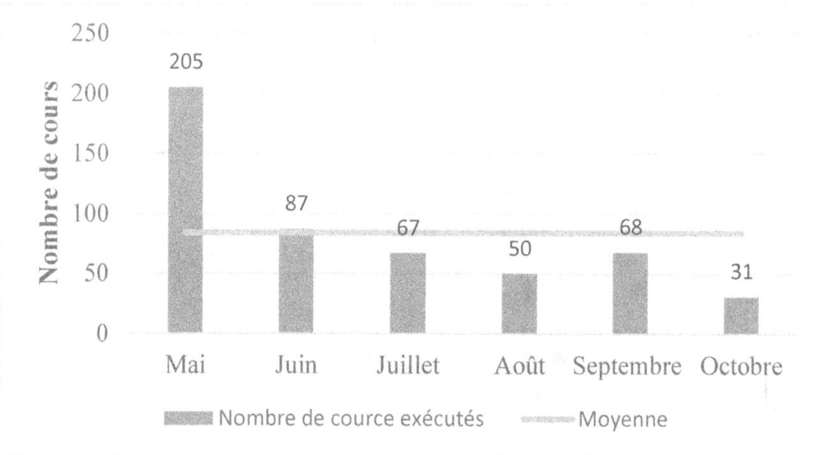

Source : Nos recherches, 2020

À l'analyse de la figure 5, l'on constate une diminution du nombre de cours dispensés à mesure que les mois se succèdent. Ainsi, du mois de mai à octobre 2020, nous sommes passés de 205 cours magistraux exécutés à 31. Au moins de mai 2020, le nombre de cours exécutés, estimé à 205 s'explique par l'effectivité de la reprise des cours au plan national et qui a suscité à la fois l'engouement, l'engagement et la participation de tous les acteurs. Au mois d'octobre (mois des élections présidentielles en Côte d'Ivoire), et à nouveau les établissements scolaires et universitaires ont fermé pour permettre aux élèves et étudiants en âge de voter d'accomplir leur devoir citoyen (le vote).

Outre ces stratégies d'ordre pédagogique préalablement initiées dans le cadre de la mise en œuvre de la continuité pédagogique en contexte de Covid 19 à l'UAO, d'autres stratégies d'ordre logistique ont permis une bonne assise des précédentes.

2.2. Axe 2 d'analyse : Les stratégies d'ordre logistique après la réouverture de l'université Alassane Ouattara

- La création de la cellule anti-COVID dénommée la CSPC-19-UAO

En gros, l'essentiel des stratégies mises en place par cette commission désignée pour lutter contre la Covid 19 à l'UAO s'est illustré par plusieurs actions d'envergure sur le terrain. Au nombre de ces dispositifs de lutte figure la distribution de kits anti-Covid sur tout l'espace universitaire. Ainsi, durant la période d'exercice de la CSPC-19, ce sont au total 150 000 cache-nez, 100 000 gels et lotions distribués, 100 points d'installation de lave mains et 5 points de prise de température qui ont été observés sur l'espace universitaire. Les différentes planches ci-dessous sont une illustration des dispositions de lutte contre la pandémie.

Planche 2 . Kits anti-COVID et dispositifs

Photo 10 : Point de prise de température grand public sise au campus 1

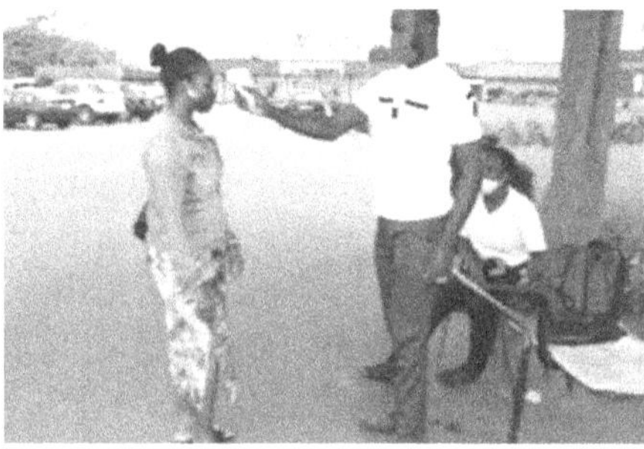

Photo 11 : Point de lavages des mains grand public sis au campus 1

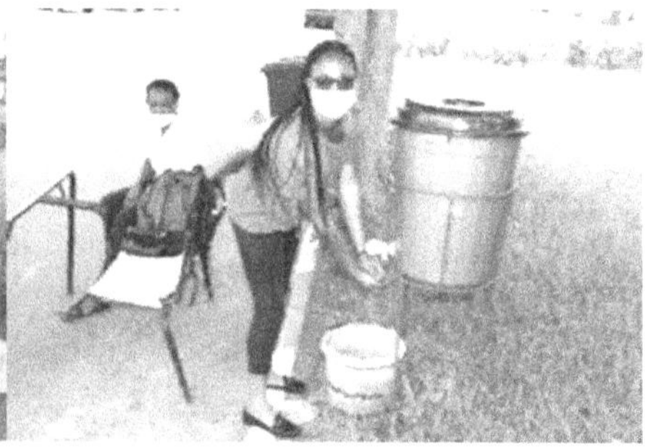

Source : nos prises de vue, 2020

- La désinfection, la dératisation et l'aseptisation des grandes artères de l'UAO

À ces programmes de distribution de kits anti-Covid 19 s'ajoutent d'autres dispositions pratiques en termes de prévention contre la maladie à Corona virus à savoir, la désinfection, la dératisation et l'aseptisation de l'ensemble des espaces de l'UAO. Comme nous pouvons le constater sur la planche 4, des séances de désinfection dans de grands amphithéâtres de l'institution universitaire.

Planche 3 : Séance de désinfection à l'université Alassane Ouattara

Photo 4 : Désinfection de l'amphi KF au campus 1 Photo 5 : Désinfection du décanat du campus 2

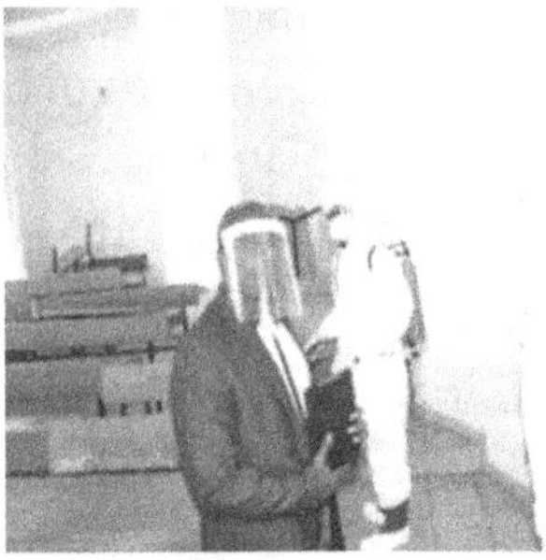

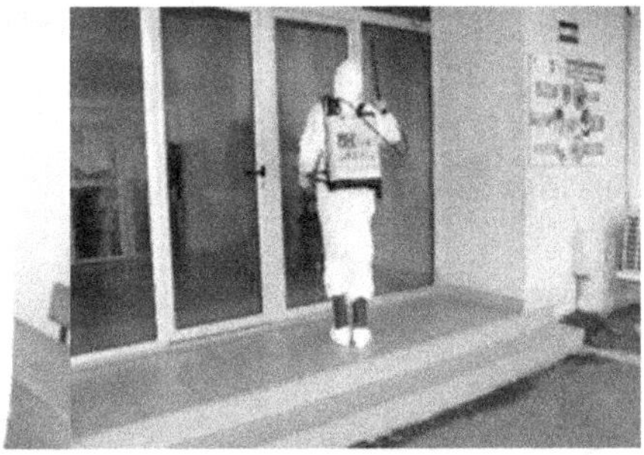

Source : nos prises de vue, 2020

2.3. Axe 3 d'analyse : La mesure de l'impact stratégies de continuité pédagogique à l'UAO

La conjugaison de toutes ces actons stratégiques dans la lutte contre la Covid 19 à l'Université Alassane Ouattara a eu un impact important sur la mise en œuvre effective de la continuité pédagogique. Nous en décelons deux impacts majeurs relevés respectivement à partir du taux d'exécution des cours et d'évaluation des apprenants en ligne durant cette période.

- Impact 1 à partir du taux d'exécution des cours

Figure 6 : Répartition du taux d'exécution des cours dispensés en ligne dans les UFR de l'UAO

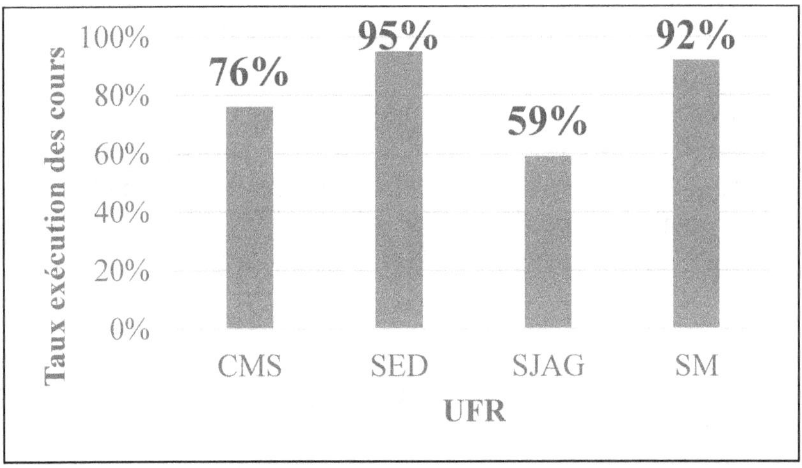

Source : Nos recherches, 2020

En observant la figure 6, nous constatons que, grâce aux stratégies d'ordre pédagogique et logistique, l'exécution des cours en ligne comme en présentiel a connu un franc succès dans l'ensemble des UFR de l'UAO. Ainsi, nous enregistrons respectivement 76% de cours exécutés à l'UFR-CMS, 95% en Sciences économiques, 59% en Sciences juridiques et 92%en Sciences médicales.

Au-delà du taux d'exécution des cours, l'impact a été également perceptible au niveau du taux d'évaluation en ligne des apprenants qui a connu à son tour un réel pic.

- Impact 2 à partir du taux d'évaluation en ligne

Figure 7 : Répartition du taux d'évaluation en en ligne des étudiants

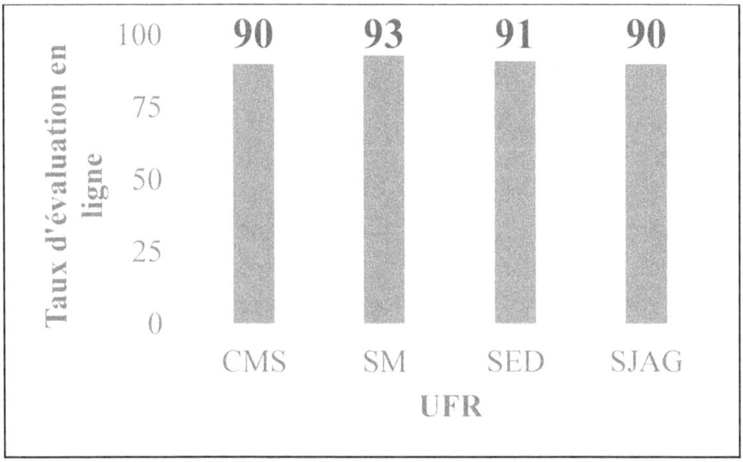

Source : Nos recherches, 2020

Ainsi, à la lumière de la figure 7, nous observons respectivement 90% de taux d'évaluation des étudiants à l'UFR-CMS, 93% en Sciences médicales, 91%en Sciences économique et 90% en Sciences juridiques.

3. Discussion des résultats

Notons que l'essentiel des mesures de lutte contre la Covid-19 sur l'espace universitaire de Bouaké a connu un bien franc succès eu égard au dynamisme des acteurs sur le terrain. Ce dynamisme observé chez les acteurs est dû à une totale adhésion qui s'explique par la théorie de l'engagement. En effet, le concept de la *continuité pédagogique*, pour le comprendre, est à cerner à un double niveau. D'un côté, il s'agit d'une volonté partagée de la part des acteurs du processus éducationnel de poursuivre la formation des apprenants à travers l'enseignement à distance. De l'autre, ce concept trouve son essence dans l'accès aux mesures d'accompagnement infrastructurel sans lesquelles, il ne peut y avoir poursuite pédagogique. La théorie de l'engagement incite chez les acteurs universitaires à un engagement collaboratif sans faille dans l'épreuve de continuité de la formation pédagogique et scientifique sur l'espace universitaire à Bouaké. L'engagement collaboratif des acteurs universitaires comme le stipule R. E. MAYER, (2003), *améliore les capacités de l'apprenant dans sa volonté d'apprendre dans des situations où il existe un fort taux d'échecs scolaires et universitaires.* De ce fait, l'apprenant mis en situation de groupe de travail avec d'autres personnes d'expériences diverses, essaie de comprendre tant bien que mal tous les phénomènes sociocognitifs. Ainsi, pour C A. KIESLER (1971, p.87), la théorie de l'engagement au risque de s'enraciner dans les méandres d'une interactivité numérique inopportune, *vise l'interactivité interhumaine en hissant au sommet de la chaine d'action leur engagement et leur travail d'apprenant.*

Dans le cadre de la lutte contre la Covid-19, la politique de continuité pédagogique et la formation des acteurs constituent un préalable dans les plans d'ajustements pédagogiques d'urgence (PAPU), initiés par les autorités universitaires. Il s'agit, pour chaque acteur ayant adhéré au projet, de continuité pédagogique de recevoir des formations initiatiques en informatiques et bien d'autres logiciels spécialisés. Ainsi, grâce à ces formations initiées via ces nouveaux logiciels adaptés à la continuité pédagogique en ligne, l'UAO a pu achever l'ensemble de ses enseignements inscrits au programme académique 2019-2020.

Outre ces stratégies d'ordre pédagogique, bien d'autres d'ordre logistique ont permis à la CSPC-19 d'atteindre les objectifs à elle fixés par les autorités de l'UAO. Au nombre de ces stratégies mises en œuvre, figurent plusieurs mesures et dispositions indispensables à la conduire des politiques de continuité pédagogique en contexte de Covid 19. S'agissant des mesures de contrôle et de protection contre la maladie, les différentes commissions instituées ont travaillé de concert pour atteindre les objectifs assignés à la CSPC-19-UAO. Outre les brigades de sécuritaires existantes, le comité d'éveil a également initié des campagnes de sensibilisation en faveur des acteurs exerçant sur l'espace universitaire. Plusieurs enseignes informatives via des messages téléphoniques et des capsules dans la presse écrite universitaire (campus info) ont été utilisés avec un fort impact sur l'adhésion des acteurs. De même, la CSPC-19 a mis à la disposition de sa population, des moyens de prévention et de prise en charge rapide de cas suspects ou atteints de la maladie. Toutes ces mesures prises ont permis de préserver des vies de bien d'acteurs universitaires contre la pandémie. Une satisfaction visible au regard des chiffres réalisés par la CSPC-19 sur sa période d'exercice avec cinquante-huit (58) cas de contamination et zéro (00) cas de décès en décembre 2020. Bien qu'emplie d'opportunités, la continuité pédagogique a été révélatrice d'importants disfonctionnements. À l'Université Alassane Ouattara, ces disfonctionnements portent essentiellement sur *l'isolement, le mal-être, la précarité grandissante, la fracture numérique, les inégalités des conditions de vie dans une période de confinement,* selon le rapport (2020) de la FAGE[57]. C'est dans ce contexte d'extrême précarité infrastructurelle que l'UAO a conduit à bon port sa stratégie de lutte contre la Covid-19 par instauration de la politique de continuité pédagogique en ligne. Au total, la continuité pédagogique, au-delà de son usage traditionnel à l'intérieur des systèmes éducatifs mondiaux, affiche bien d'autres objectifs surtout en contexte de crises (épidémiologiques, guerre, conflits). Depuis l'apparition de la Covid 19 qui a bouleversée les habitudes éducationnelles, la continuité pédagogique devient ainsi une option pédagogique innovante remplie d'opportunités pour les institutions universitaires des pays en développement. À l'UAO, elle a tenu toutes ses promesses sous l'égide de la CSPC-19 dans le contexte de la crise sanitaire. Ainsi, elle a permis à terme, le renforcement des compétences numériques des acteurs universitaires, l'amélioration du taux d'exécution des cours à 93%, la réduction du taux de contamination des acteurs soit 0,22%.

La question de la temporalité des cours à l'université Alassane Ouattara durant la periode de de Covid-19 est un enjeu majeur pour l'ensemble des acteurs de cette institution, principalement, les enseignants et les apprenants.

- Tout d'abord, au niveau de l'organisation des cours.

Partant des mesures de distanciation sociale, l'université Alassane Ouattara a dû passer à des cours en ligne sur la période de la fermeture et même à la réouverture entre mai et set oût 2021) ou en présentiel (après la réouverture à partir de septembre 2021) avec un nombre limité d'étudiants par classe. Cela a nécessité une réorganisation des emplois du

[57] L FAGE ; est une Organisation estudiantine Française, membre affilié à CNESER et au CNOUS, spécialisés dans la prise en charge socio-économique et l'amélioration des conditions de vie et le bien-être des étudiants vivant sur les espaces universitaires français voir européens

temps et des horaires des cours, afin de permettre à tous les étudiants de suivre leurs cours dans des conditions optimales.

- Ensuite, du point de vue de la flexibilité des horaires.

Plusieurs apprenants ont eu des contraintes personnelles ou professionnelles qui rendaient difficile le suivi des cours aux heures habituelles. Dans ce cas, les autorités ont dû recourir à des stratégies pour trouver des solutions alternatives, telles que l'enregistrement des cours ou des sessions de rattrapage, afin de permettre à tous les étudiants de suivre les enseignements à leur rythme. De ce fait, la durée des cours peut également être modifiée. Certaines Unités de Formation et de Recherche (UFR) et centres de recherche ont choisi de réduire la durée des cours en ligne, pour éviter la fatigue des étudiants qui passent de nombreuses heures devant leur écran. Par contre, d'autres ont choisi de maintenir la durée habituelle des cours, en adaptant les méthodes et les activités pédagogiques pour maximiser l'engagement des étudiants.

- Enfin, la question des pauses entre les cours.

Les pauses entre les cours sont essentielles pour permettre aux étudiants de se reposer et de se déconnecter, notamment lorsqu'ils ont des cours en ligne à la suite. Il a été donc important pour l'ensemble des UFR de prévoir des temps de pause suffisants pour préserver la santé mentale et le bien-être des étudiants.

In fine, la question de la temporalité des cours à l'université Alassane Ouattara en période de Covid-19 est complexe et nécessite une adaptation des horaires, de la flexibilité et une attention particulière à la santé mentale des étudiants. L'université Alassane Ouattara doit trouver davantage de solutions adaptées pour permettre aux apprenants de suivre les cours dans les meilleures conditions possibles.

À noter la continuité des enseignements en période de Covid-19 a posé de nombreux défis. A ce niveau, les enseignants ont dû s'adapter rapidement à de nouvelles méthodes d'enseignement en ligne, ce qui a demandé du temps et des ressources pour se former et se familiariser avec les technologies nécessaires. Certains enseignants ont également rencontré des difficultés à adapter leur contenu pédagogique à un environnement en ligne, notamment pour les cours qui nécessitent une interaction en face-à-face. De plus, la transition vers l'enseignement en ligne a posé des défis d'accessibilité pour certains étudiants. Tout le monde n'a pas un accès facile à Internet ou aux équipements informatiques nécessaires. Cela a créé des inégalités dans l'accès à l'éducation, avec certains étudiants étant potentiellement exclus ou ayant des difficultés à suivre les cours en ligne.

En ce qui concerne la discontinuité des enseignements, la pandémie de Covid-19 a entraîné l'interruption de nombreux cours et programmes, notamment ceux qui nécessitent une présence en personne, tels que les stages ou les travaux de laboratoire. De nombreux étudiants ont vu leurs projets éducatifs perturbés, ce qui a pu avoir un impact sur leur progression et leur planification. Les universités ont dû travailler dur pour trouver des solutions alternatives et compensatoires, tels que des stages en ligne ou des projets de recherche à distance, afin de minimiser les effets négatifs de la discontinuité.

Conclusion

À la fin de ce travail de recherche, nous pouvons dire que la question de la continuité et de la discontinuité des enseignements en période de Covid-19 à l'université a été un défi majeur pour les établissements d'enseignement supérieur. Alors que de nombreuses universités en général et l'Université Alassane Ouattara ont pu poursuivre leurs cours en ligne, cela a posé des défis en termes de formation des enseignants, d'accessibilité pour les étudiants et de perturbation des programmes éducatifs préalablement établis. La pandémie a mis en évidence l'importance de développer des solutions flexibles et alternatives pour assurer la continuité de l'éducation, même dans des circonstances difficiles. Cette enquête a révélé, 58 contaminés sur les 26 094 acteurs que compte l'établissement universitaire, aucun décès enregistré, les cours exécutés à plus de 93%, et ce, en dépit de la fermeture des amphithéâtres. Il ressort des résultats de cet article que, malgré la précarité infrastructurelle dans l'espace universitaire, la politique de continuité pédagogique en ligne pourrait être une réponse au problème de massification dans les universités africaines en général et particulièrement en Côte d'Ivoire.

Références bibliographiques

ALBARRACIN D., DURANTINI M.R., et al, (2006), *Conclusions empiriques et théoriques d'une analyse des résultats des interventions de prévention du VIH*, Les sciences psychologiques, Vol 15, Bassili, pp.73-78

ASDIH, C., (2017), *Coéducation, compétences parentales et professionnelles*, éditions Administration & Éducation. 153. p. 31-36

BISSON-VAIVRE, C-l. et KHERROUBI M., (2017), *Parents « gêneurs » ou « acteurs »*. Administration & Éducation, Vol.154, pp. 5-8.

BROWN R. D., et ALBARRACIN, D, (2005), *Attitudes au fil du temps : jugement et changement d'attitude,* Comprendre le comportement dans le contexte du temps : théorie, recherche et applications, pp. 187

CHABROL C et RADU M., Psychologie *de la communication et persuasion*, Bruxelles : De Boeck, collection « Ouvertures psychologiques », 2008. – 315 p.

CHAKROUN B., (2020), les politiques et les systèmes d'apprentissage tout au long de la vie, en ouvrant le cinquième webinaire consacré au Covid-19 tenu le 17 avril.

CERISIER J-F., (2020,), L'éducation en temps de confinement. Quelle leçon pour les établissements scolaires en termes d'autonomie ? France Forum, Institut Jean Lecanuet, Le monde d'après III, pp.63-65

DORN, N., SOUTH N., (1985), Message *en bouteille : aperçu théorique et bibliographie annotée sur les mass media et l'alcool*, Edition Aldershot, UK : Gower, p. 184

FRAU-MEIGS, D. (2020), *Pédagogie à distance : les enseignements de l'e-confinement*, tiré de The conversation, pp. 15-22.

FEYFANT A. (2015), *Coéducation : quelle place pour les parents ?* Dossier de veille de l'IFÉ. 98, ENS de Lyon, p. 94

GAUSSEL M., (2020), *La continuité pédagogique à la recherche d'une véritable coéducation*, Eduveille. IFE, pp. 12-13

GIRANDOLA F. et JOULE R-V, (2012), *La Communication engageante : aspects théoriques, résultats et perspectives*, l'année psychologique, Vol 112, pp. 115-143

KEARSLEY G, (1998), *Expériences d'enseignement dans des environnements d'enseignement électronique et à distance*, Technologie éducative, Vol. 38, n ° 5, pp.20-23

KIESLER C.A., (1971), La psychologie de l'engagement, la Presse Académique, New York, p. 187

MONCEAU G., & LARIVÉ S., (2019), *Tentations et tentatives d'éduquer les parents*, Sociétés et jeunesses en difficulté, p. 22

MABILON-BONFILS B. et JAILLET A, (2020), *Débat : Entre l'État, les profs et les parents, le temps d'un nouveau contrat scolaire ?*, in conversation, consulté le 19 décembre 2020 sur le site https://doi.org/10.4000/rechercheseducations.34207

PÉRIER P., (2020), *Des parents invisibles : l'école face à la précarité familiale*, Presses Universitaires de France, Paris, p.28

RAPPORT UNESCO, (2020), Impact de la maladie à Corona virus sur l'éducation, assemblée générale extraordinaire, le monde, paris.

SEOYONG K., (2020), *Analyse de l'impact des croyances sur la santé et des facteurs de ressources sur les comportements préventifs contre la pandémie de COVID-19,* International Journal of Environmental Research and Public Health, Vol 17, p.101

WAGNON S., (2020), *La continuité pédagogique : méandres et paradoxes en temps de pandémie*, Revue recherches & éducations mise, consulté le 12 janvier 2021, https://doi.org/10.4000/rechercheseducations.10451

Structures éditoriales du groupe L'Harmattan

L'Harmattan Italie
Via degli Artisti, 15
10124 Torino
harmattan.italia@gmail.com

L'Harmattan Hongrie
Kossuth l. u. 14-16.
1053 Budapest
harmattan@harmattan.hu

L'Harmattan Sénégal
10 VDN en face Mermoz
BP 45034 Dakar-Fann
senharmattan@gmail.com

L'Harmattan Cameroun
TSINGA/FECAFOOT
BP 11486 Yaoundé
inkoukam@gmail.com

L'Harmattan Burkina Faso
Achille Somé – tengnule@hotmail.fr

L'Harmattan Guinée
Almamya, rue KA 028 OKB Agency
BP 3470 Conakry
harmattanguinee@yahoo.fr

L'Harmattan RDC
185, avenue Nyangwe
Commune de Lingwala – Kinshasa
matangilamusadila@yahoo.fr

L'Harmattan Congo
67, boulevard Denis-Sassou-N'Guesso
BP 2874 Brazzaville
harmattan.congo@yahoo.fr

L'Harmattan Mali
ACI 2000 - Immeuble Mgr Jean Marie Cisse
Bureau 10
BP 145 Bamako-Mali
mali@harmattan.fr

L'Harmattan Togo
Djidjole – Lomé
Maison Amela
face EPP BATOME
ddamela@aol.com

L'Harmattan Côte d'Ivoire
Résidence Karl – Cité des Arts
Abidjan-Cocody
03 BP 1588 Abidjan
espace_harmattan.ci@hotmail.fr

Nos librairies en France

Librairie internationale
16, rue des Écoles
75005 Paris
librairie.internationale@harmattan.fr
01 40 46 79 11
www.librairieharmattan.com

Librairie des savoirs
21, rue des Écoles
75005 Paris
librairie.sh@harmattan.fr
01 46 34 13 71
www.librairieharmattansh.com

Librairie Le Lucernaire
53, rue Notre-Dame-des-Champs
75006 Paris
librairie@lucernaire.fr
01 42 22 67 13

www.ingramcontent.com/pod-product-compliance
Lightning Source LLC
LaVergne TN
LVHW011139061026
849535LV00003B/539